全国高职高专药学类专业规划教材（第三轮）

中医学基础

第 3 版

（供中医药类、药学类专业用）

主 编 李 淼 王 雷

副主编 何 威 伍梅芳 杨银芳 侯辰阳

编 者 （以姓氏笔画为序）

王 雷（山东中医药高等专科学校）

王育虎（山东医药技师学院）

王海峰（四川中医药高等专科学校）

伍梅芳（长沙卫生职业学院）

李 淼（漳州卫生职业学院）

杨银芳（楚雄医药高等专科学校）

何 威（泉州医学高等专科学校）

张 军（芜湖市中医医院）

罗红柳（重庆三峡医药高等专科学校）

侯辰阳（山东医学高等专科学校）

曹志远（山东中医药高等专科学校）

蔡秋梅（漳州卫生职业学院）

中国健康传媒集团
中国医药科技出版社 ·北京

内 容 提 要

本教材是"全国高职高专药学类专业规划教材（第三轮）"之一。教材内容涵盖中医理论体系概述、中医哲学基础（精气学说、阴阳学说、五行学说）、中医生理学基础（藏象、气血津液、经络、体质）、中医病理学基础（病因、病机）、中医诊疗基础（诊法、辨证、养生防治康复原则）及实训六大部分。每章明确学习目标，强化课程思政，正文前以情境导入，正文中适量设置知识链接，章后设重点小结、目标检测。本教材为书网融合教材，即纸质教材有机融合PPT、微课、习题等数字资源。

本教材主要供全国高等职业院校中医药类、药学类等专业师生教学使用。

图书在版编目（CIP）数据

中医学基础／李淼，王雷主编. -- 3版. -- 北京：中国医药科技出版社，2025.5. --（全国高职高专药学类专业规划教材）. -- ISBN 978-7-5214-5344-7

Ⅰ. R22

中国国家版本馆CIP数据核字第2025SN1009号

美术编辑　陈君杞
版式设计　友全图文

出版　**中国健康传媒集团** | 中国医药科技出版社

地址　北京市海淀区文慧园北路甲22号

邮编　100082

电话　发行：010 - 62227427　邮购：010 - 62236938

网址　www. cmstp. com

规格　889mm×1194mm $\frac{1}{16}$

印张　16 $\frac{1}{2}$

字数　479千字

初版　2015年7月第1版

版次　2025年6月第3版

印次　2025年6月第1次印刷

印刷　天津市银博印刷集团有限公司

经销　全国各地新华书店

书号　ISBN 978-7-5214-5344-7

定价　**59.00元**

获取新书信息、投稿、为图书纠错，请扫码联系我们。

数字化教材编委会

主　编　李　淼

副主编　蔡秋梅　韩春雯

编　者　(以姓氏笔画为序)

王　雷 (山东中医药高等专科学校)

王育虎 (山东医药技师学院)

王海峰 (四川中医药高等专科学校)

伍梅芳 (长沙卫生职业学院)

李　淼 (漳州卫生职业学院)

杨银芳 (楚雄医药高等专科学校)

何　威 (泉州医学高等专科学校)

张　军 (芜湖市中医医院)

张木兰 (漳州卫生职业学院)

罗红柳 (重庆三峡医药高等专科学校)

侯辰阳 (山东医学高等专科学校)

曹志远 (山东中医药高等专科学校)

韩春雯 (漳州卫生职业学院)

蔡秋梅 (漳州卫生职业学院)

出版说明

全国高职高专药学类专业规划教材，第一轮于2015年出版，第二轮于2019年出版，自出版以来受到各院校师生的欢迎和好评。为深入学习贯彻党的二十大精神，落实《国务院关于印发国家职业教育改革实施方案的通知》《关于深化现代职业教育体系建设改革的意见》《关于推动现代职业教育高质量发展的意见》等有关文件精神，适应学科发展和高等职业教育教学改革等新要求，对标国家健康战略、对接医药市场需求、服务健康产业转型升级，进一步提升教材质量、优化教材品种，支撑高质量现代职业教育体系发展的需要，使教材更好地服务于院校教学，中国健康传媒集团中国医药科技出版社在教育部、国家药品监督管理局的领导下，组织和规划了"全国高职高专药学类专业规划教材（第三轮）"的修订和编写工作。本轮教材共包含39门，其中32门为修订教材，7门为新增教材。本套教材定位清晰、特色鲜明，主要体现在以下方面。

1. 强化课程思政，辅助三全育人

贯彻党的教育方针，坚决把立德树人贯穿、落实到教材建设全过程的各方面、各环节。教材编写将价值塑造、知识传授和能力培养三者融为一体。深度挖掘提炼专业知识体系中所蕴含的思想价值和精神内涵，科学合理拓展课程的广度、深度和温度，多角度增加课程的知识性、人文性，提升引领性、时代性和开放性，辅助实现"三全育人"（全员育人、全程育人、全方位育人），培养新时代技能型创新人才。

2. 推进产教融合，体现职教特色

围绕"教随产出、产教同行"，引入行业人员参与到教材编写的各环节，为教材内容适应行业发展献言献策。教材内容体现行业最新、成熟的技术和标准，充分体现新技术、新工艺、新规范。

3. 创新教材模式，岗课赛证融通

教材紧密结合当前实际要求，教材内容与技术发展衔接、与生产过程对接、人才培养与现代产业需求融合。教材内容对标岗位职业能力，以学生为中心、成果为导向，持续改进，确立"真懂（知识目标）、真用（能力目标）、真爱（素质目标）"的教学目标，从知识、能力、素养三个方面培养学生的理想信念，提升学生的创新思维和意识；梳理技能竞赛、职业技能等级考证中的理论知识、实操技能、职业素养等内容，将其对应的知识点、技能点、竞赛点与教学内容深度衔接；调整和重构教材内容，推进与技能竞赛考核、职业技能等级证书考核的有机结合。

4. 建新型态教材，适应转型需求

适应职业教育数字化转型趋势和变革要求，依托"医药大学堂"在线学习平台，搭建与教材配套的数字化课程教学资源（数字教材、教学课件、视频及练习题等），丰富多样化、立体化教学资源，并提升教学手段，促进师生互动，满足教学管理需要，为提高教育教学水平和质量提供支撑。

前言 PREFACE

　　"中医学基础"是学习中医、中药的入门课，也是中医药类、药学类专业的专业基础课程。教材重点介绍了中医学的核心概念、基本理论和基本技能，通过学习"中医学基础"，为学习中医、中药其他课程奠定基础。

　　本教材编写保持了中医理论体系的相对完整性，结合职业教育特点，注重理论知识够用、理论服务于实践，合理安排教学内容。全书共11章、6个实训项目。中医理论体系概述部分介绍了中医学理论体系架构：中医理论体系的形成、发展、基本特点。中医哲学基础部分介绍了我国古代朴素的辩证法：精气学说、阴阳学说、五行学说，也即中医的方法论。中医生理学基础部分介绍了人体的基本组织构造：藏象、气血津液、经络、体质。中医病理学基础部分介绍了疾病发生、发展、变化相关的病因、病机。中医诊疗基础部分介绍了诊法、辨证、养生防治康复原则。教材在诊法、辨证方面增设实训内容，突出职业教育的技能要求。

　　与上版教材相比较，本教材进一步明晰了各章节素质要求，明确课程思政目标；增设思维导图式"重点小结"，使章节重点内容更加清晰；增加微课等数字资源，增强教材线上线下教学的适用性，提升学生学习兴趣。教材设计了"学习目标""情境导入""知识链接""重点小结""目标检测"等栏目，依托"医药大学堂"在线学习平台配套课件、习题、微课等数字资源，增加教材的信息量和可读性、趣味性。

　　教材第一、二、十一章由李淼老师编写，第三章由王雷老师编写，第四章由何威老师编写，第五章由伍梅芳老师编写，第六章由杨银芳老师编写，第七章由侯辰阳老师编写，第八章由王海峰老师编写，第九章由罗红柳、张军老师编写，第十章由蔡秋梅、王育虎老师编写，实训部分由曹志远老师编写。教材配套微课视频由漳州卫生职业学院"中医学基础"课程团队录制。

　　教材在编写过程中，参考中医药专业相关著作，在此，谨向原作者表示真诚的感谢，并向参与教材编写的各相关学校表示衷心的感谢！

　　受编者能力所限，编写不妥之处，诚恳希望广大师生在使用过程中，提出宝贵意见，以便进一步提高与完善。

编　者
2025年3月

CONTENTS 目录

第一章 中医理论体系概述

学习目标

知识目标：通过本章学习，应能掌握整体观念、辨证论治的概念，及病、症、证的区别；熟悉中医理论体系、整体观念的基本内容、辨证与论治的关系、同病异治及异病同治的概念；了解中医理论体系的形成和发展概况。

能力目标：能鉴别症状与证候的不同，能运用整体思维学习中医学的基础知识与基本技能，具备中医的思辨能力。

素质目标：通过本章学习，培养爱国情感和中华民族自豪感，增强中医理论自信、文化自信，能热爱中医药事业，能自觉弘扬中医药文化。

情境导入

情境：患儿，男，5岁，7月来诊，因发热2周，体温38.5～40.2℃住院治疗，入院后以西药治疗一周仍高热不退，午后高热。应家属要求前往诊视，见患儿体倦乏力，汗出热不退，咽喉微痛，口渴不欲饮，食粥则呕吐，纳呆，大便溏，一日2～3次，舌边红苔白腻。

分析：患儿高热发于夏季，当从暑温病考虑（整体观念），然而患儿体倦乏力，纳呆便溏，苔白腻，口不渴又为湿邪内郁之表现，故本病辨证为暑温挟湿之证。论治以香薷饮与平胃散合方加减，解表清暑，健脾利湿（整体观念），效如桴鼓。

思考：1. 中医如何观察人体？
　　　　2. 中医治疗疾病主要是针对什么治疗？

中医学是在中国古代的朴素哲学思想影响和指导下，在实践中产生并不断发展的医学科学，是我国人民长期同疾病作斗争的经验总结，有独特的理论体系和丰富的诊疗经验。千百年来，一直有效地指导着临床实践，为我国民族繁衍昌盛作出了巨大贡献。

中医学基础阐述了中医理论体系、中医哲学基础、中医生理学基础、中医病理学基础及中医诊疗基础等内容，是中医学各分支学科的基础。

中医理论体系是以整体观念为指导思想；以精气、阴阳、五行学说为哲学基础；以脏腑经络、精气血津液、病因病机为生理病理学基础；以辨证论治为诊疗特色的医学理论体系，是研究人体生理、病理、疾病的诊断与防治，以及养生康复的一门科学体系。

第一节　中医理论体系的形成与发展

PPT

一、中医理论体系的形成 微课1

中医学发源于先秦，其理论体系形成于战国到秦汉时期。中医理论体系是在中国古代哲学思想的影响和指导下，在中华民族传统文化的基础上，通过长期的医疗保健的经验积累和理论总结而形成的。中医理论体系的初步形成，是以《黄帝内经》《难经》《伤寒杂病论》《神农本草经》，即中医四大经典的问世为标志。

1. 《黄帝内经》　简称《内经》，成书于战国至秦汉时期，是多朝代多人总结当时医学成就形成的集体著作，是现存最早的中医理论经典著作，包括《素问》《灵枢》两部分，共18卷162篇。《内经》对人体结构、生理、病理以及对疾病的诊断、治疗、预防、养生等问题，做了系统的全面阐述，其内容有藏象、经络、病因、病机、诊法、辨证、治则、针灸及汤液治疗等，内容十分丰富。《内经》还对当时哲学领域中一系列重大问题，诸如阴阳、五行、气、天人相应、形神关系等进行了深入探讨。在疾病发生方面，强调"正气"的主导作用，认为"正气存内，邪不可干"。在疾病的防治上，倡导"防重于治"，提出"治未病"的观点。养生保健方面倡导"保精、养气、御神"，这些理论至今仍然正确，在学术上有很高价值。《内经》的成书，奠定了中医药学理论体系的基础。

2. 《难经》　是继《内经》之后中医学又一经典著作，相传为战国秦越人（扁鹊）所著。它采集《内经》精要质疑问难，全书共设81个问答，称为"八十一难"。内容涉及脏腑、疾病、经络、针灸等方面，尤其是脉诊和奇经的论述，具有创见性，对命门、三焦提出了新观点，从而补充了《内经》的不足。

3. 《伤寒杂病论》　是东汉张仲景所著，经后人整理分为《伤寒论》和《金匮要略》两书，前者以外感病为主，后者以内伤杂病为主。书中分为若干条目，每条先介绍临床表现，然后根据病机分析认定为某种证候，最后根据其证候确定治法及处方用药。《伤寒论》载方113首，《金匮要略》载方262首，这些方剂一直被后世所沿用，被誉为"方书之祖"，如桂枝汤、小柴胡汤、真武汤等。仲景以六经辨证为纲治外感，用脏腑辨证治杂病，开创了中医临床辨证论治先河，为后世历代医家之楷模。

4. 《神农本草经》　成书于汉代，托名神农所著，是我国现存最早的药物学专著。该书收载药物365种，据养生、治病及有无毒性分上、中、下三品，上品药无毒，主益气；中品药无毒或有毒，主治病，补虚；下品药有毒，主除病邪、破积聚。该书还提出药物性味，归类寒热温凉四性，酸苦甘辛咸五味，为中药理论奠定了基础。

总之，历经先秦、秦、汉这一时期，中医药学无论在人体结构、生理、病理、诊法、辨证及治则治法等基础理论方面，还是在运用中药于临床方面，都有丰富的经验和知识积累，逐步形成了完整的理论体系，为后世中医药学的发展奠定了坚实的基础。

▎**知识链接**

神农与中药的起源

我国古代的许多典籍中都有"神农尝百草"的传说，《淮南子》载："尝百草之滋味，水泉之甘苦，令民知所辟就，一日而遇七十毒。"神农不应被看作是一个具体的人，而应把他当作古代劳动人民的代表。古人在最初的生产实践中，在饥不择食的情况下，不可避免会误食一些有毒或有剧烈生理效应的动植物，经过无数次的反复试验，就形成对某些动植物可食，某些不能食，某些动植物可以用来治病的认识，这样逐渐积累了中药的知识。

二、中医理论体系的发展

中医理论体系的发展，是随着中国社会文化科学技术的发展，人们在长期与疾病斗争的实践中，运用相应历史时期的先进文化科学技术成就，不断地完善、提高而发展的。自晋、唐、宋、金、元，至明清诸多医家，在《黄帝内经》《伤寒杂病论》等经典著作的基础上，在各自的临床经验和理论研究中，从不同角度完善了中医学理论体系。

（一）魏晋隋唐时期

1. 王叔和　晋代，著有《脉经》，该书首次全面系统论述了诊脉的理论与方法，是我国第一部脉学专著。

2. 皇甫谧　晋代，著有《针灸甲乙经》，该书总结了魏晋以前的针灸学成就，建立了较为完整的针灸理论体系，是我国现存最早的针灸学专著。

3. 巢元方　隋朝，著有《诸病源候论》，是我国第一部病因证候学专著，论述了内、外、妇、儿等多学科疾病的证候，对后世病证分类的发展有很大影响。

4. 孙思邈　唐代，著有《千金要方》《千金翼方》，收集了唐以前的医学理论、方药、诊法、治法、食养等，代表了唐代医学的先进水平和成就，堪称我国第一部医学百科全书。孙思邈还提出医生在医德方面的要求和所要达到的境界，开中国医学伦理学之先河。

> **知识链接**
>
> **孙思邈《大医精诚》节选**
>
> 凡大医治病，必当安神定志，无欲无求，先发大慈恻隐之心，誓愿普救含灵之苦。若有疾厄来求救者，不得问其贵贱贫富，长幼妍媸，怨亲善友，华夷愚智，普同一等，皆如至亲之想。亦不得瞻前顾后，自虑吉凶，护惜身命。见彼苦恼，若己有之，深心凄怆。勿避险巇、昼夜寒暑、饥渴疲劳，一心赴救，无作工夫形迹之心。如此可为苍生大医，反此则是含灵巨贼。

5.《新修本草》　世称《唐本草》，由唐代政府颁布，苏敬等人撰写，是中国历史上第一部药典，也是世界上最早的国家药典。

（二）宋金元时期

1. 陈无择　宋代，著有《三因极一病证方论》，提出著名的三因学说，即将病因分为内因、外因、不内外因三类，也是现代病因分类的雏形。

2. 钱乙　宋代，著有《小儿药证直诀》，系统论述了小儿生理、病理特点，是我国第一部儿科学辨证论治专著。

3. 金元四大家　以刘完素、张子和、李东垣和朱丹溪为代表的四大学派，世称"金元四大家"。

（1）刘完素　倡导"火热论"，认为"六气皆从火化""五志过极皆能生火"。用药以寒凉为主，后世称为"寒凉派"，主要著作有《河间六书》。

（2）张子和　认为疾病的形成都在于邪气所致，主张"邪去则正安"提出汗、吐、下攻邪三法，后世称为"攻下派"，主要著作有《儒门事亲》。

（3）李东垣　尊崇《内经》"人以脾胃为本"，力主"内伤脾胃，百病由生"的理论，治病以补脾胃为主，故后世称为"补土派"，主要著作有《脾胃论》《内外伤辨惑论》。

（4）朱丹溪　认为相火最易妄动而耗阴，提出"阳常有余，阴常不足"的论点，主张滋阴降火，后世称为"滋阴派"，主要著作有《格致余论》。

金元四大家，虽立论不同，但都是从不同侧面发展了中医理论，繁荣了中医学术，丰富了辨证治疗方法。

（三）明清时期

1. 赵献可　明代，在《内经》《难经》的基础上提出了命门学说，认为命门寓阴阳水火，为人身之主，强调命门之火在养生、防病中的重要意义。

2. 李时珍　明代，著成《本草纲目》，载药 1892 种，被誉为"东方医药巨著"，先后被译成多国文字流传于世，是中国药学史上一座里程碑。

3. 温病学派　明清时期温病学派的形成和发展，是中医理论的创新和突破。

（1）吴又可　明代，著有《温疫论》，创立了传染病病因学的"戾气学说"，提出了治疗传染病较完整的学术见解，为温病学说的形成奠定了基础。

（2）叶天士　清代，著有《温热论》，首创卫气营血辨证，阐明了温热病发生发展规律，为温病学的辨证论治作出重大贡献。

（3）吴鞠通　清代，著有《温病条辨》，创立了三焦辨证理论，使温病学得到了进一步发展。

4. 王清任　清代医家，著有《医林改错》，改正了古代医家在人体解剖方面的一些错误，发展了瘀血致病理论与治疗方法。

（四）近现代时期

中西汇通派的代表人物有唐宗海，著有《中西医汇通医书五种》，提出"西医亦有所长，中医岂无所短，……不存疆域异同之见，但求折中归于一是"；张锡纯，著有《医学衷中参西录》，主张"采西人之所长，以补吾人之所短"，确立了衷中参西的汇通原则，对中西药物并用进行了大胆的尝试。中华人民共和国成立后，党和政府十分重视中医药事业的发展，全国中医药高等院校、中医医院、中医药科研机构先后成立，培养了大量的中医及中西医结合人才，学术研究取得了令人瞩目的成果。中医药成为我国卫生事业的重要组成部分，在保障人民健康和防治疾病方面发挥了越来越大的作用。近年来，中医药现代化的开展，进一步丰富了中医药理论体系，促进了中医药学的发展。

第二节　中医理论体系的基本特点

PPT

中医理论体系有两个基本特点，一是整体观念，二是辨证论治。

一、整体观念　微课2

整体是指完整性、统一性以及相互联系性。中医理论认为人体是一个有机整体，构成人体的各部分之间，结构上不可分割，功能上相互协调，相互为用，病理上相互影响；人生活在自然和社会环境之中，人体的生理功能和病理变化，也必然受到自然和社会环境的影响。这种机体自身整体性及其内外环境统一性的思想称之为整体观念。

（一）人体是一个有机的整体

1. 生理方面的整体性　主要表现为五脏一体观和形神一体观。

（1）五脏一体观　人体结构是多层次的，包括五脏（肝、心、脾、肺、肾）、六腑（胆、胃、小肠、大肠、膀胱、三焦）、形体组织（筋、脉、肉、皮、骨）和官窍（眼、舌、口、鼻、耳、前阴、后阴）等。这些脏腑、组织、官窍，通过经络系统的联系沟通，形成了一个结构完整、功能统一的整体，在这个整体中，又以五脏为核心，形成了五个生理系统。五脏之间既分工又合作，既相互协作又相互制约，共同维持着人体复杂的生理活动。这种以五脏为中心，在组织结构及机能活动上相统一的观点，就称为"五脏一体观"。

（2）形神一体观　"形"是广义的，包括构成人体的脏腑、经络、形体、官窍，以及分布、贮藏、运行于其中的精、气、血、津液等物质。神的涵义有广义与狭义之分：广义的神指生命活动的外在表现；狭义的神指人的精神意识、思维活动。形是神的载体，神是形的生命体现，形与神是相互依附，不可分离的，形神统一是生命存在的保证。形健则神旺，形弱则神衰；反之，神存才有形体的生命现象，神去则形体只能是个没有生命的躯壳。形与神的结合与统一，称之为"形神一体观"。

2. 病理方面的整体性 中医在分析病证时认为，局部的病变，可引起整体性病理反映，内脏有病，可反映于相应的五体、官窍；五脏中一脏有病，可影响他脏。如心开窍于舌，心火旺，则舌尖红或糜烂疼痛，心血瘀阻时，则舌色紫暗或有瘀点；肝的疏泄功能失常，不仅可见有两胁胀满等肝脏本身出现病变，还会影响脾的运化功能而出现食欲不振、腹痛腹泻等症状。

形与神之间在病理上也是相互影响的。例如，肝火旺盛者，可见烦躁易怒；反之，愤怒、抑郁的情绪也会影响肝的疏泄功能而致肝气郁滞。

3. 诊治方面的整体性 在诊察疾病时，察外知内，可以通过观察分析五体、官窍、色脉等外在的病理表现，来推测内在脏腑的病理变化，从而作出正确诊断，为治疗提供可靠依据。如《灵枢·本脏》说："视其外应，以知其内脏，则知所病矣。"

在治疗疾病时，中医学强调在整体层次上对病变部分进行调节，注重因时、因地、因人制宜，使之恢复常态。如用清肝火的方法治疗暴发火眼，用清胃火的方法治疗实火牙痛，用宣肺的方法治疗感冒咳嗽，用补肾的方法治疗脱发、耳聋等，这些都是整体观念的体现。

在疾病康复时，应形神共调，尤其应当重视调理精神情志在整个疾病治疗和康复过程中的作用，即强调首先"治神"。在养生方面，强调形动神静、形神共养。既要饮食有节，起居有常，不妄作劳，又要加强身体锻炼以养其形，使形健而神旺；恬淡虚无，调畅情志以养神，使神清而形健。

（二）人与自然环境的统一性

人类生活在自然界中，自然界存在着人类赖以生存的必要条件，阳光、空气、水、温度、磁场、引力、生物圈等。同时，自然环境的变化又直接或间接地影响着人体的生命活动。这种人与自然环境息息相关的认识，即"天人合一"的整体观。

知识链接

天人合一的医学内涵

天人合一是指人作为"小宇宙"是如何与天地这个大宇宙相应的，其内涵一是人天同构，这是《内经》天人合一观的最粗浅层次，认为人的身体结构体现了天地的结构；二是人天同象与同类，指事物内在的运动方式、状态或显象具有同一性，通过已知的自然现象推知隐藏的内脏功能是中医取象比类思想的具体体现；三是人天同数，指人与天气运数理的相应，把时间的周期性和空间的秩序性有机地结合，强调人体自然节律是与天文、气象密切相关的。总之，这是将生命过程及其运动方式与自然规律进行类比，是以自然法则为基质，以人事法则为归宿的系统理论。

1. 自然环境对人体生理的影响 自然环境主要包括自然气候和地理环境，古人以"天地"名之。天地阴阳二气处于不断的运动变化之中，故人体的生理活动必受天地之气的影响而有相应的变化。

（1）季节气候对人体的影响 一年四季气候变化的规律一般是春温、夏热、秋凉、冬寒，自然界的生物在这种规律性影响下，出现春生、夏长、秋收、冬藏等相应的变化，而人体生理也随季节气候的规律性变化而出现相应的适应性调节，如人体的脉象可随季节气候的变化而有相应的春弦、夏洪、秋毛、冬石的规律性变化。夏季天气火热时，人体以出汗散热来适应，表现为肌肤疏松、汗多、尿少；冬季天气寒冷时，人体为了保温，肌肤密闭而少汗，表现为汗少、尿多。

（2）昼夜晨昏对人体的影响 人体气血阴阳运动不仅随季节气候变化，而且受昼夜晨昏变化的影响。《素问·生气通天论》说："故阳气者，一日而主外，平旦人气生，日中而阳气隆，日西而阳气已虚，气门乃闭。"这种人体阳气白天趋于体表，夜间潜于内里的运动趋向，反映了人体昼夜阴阳二气的盛衰变化而出现的适应性调节。

（3）地域环境对人体的影响　主要指地势的高低、地域性气候、水土、物产及人文地理、风俗习惯等对人体的影响。地域气候的差异，地理环境和生活习惯的不同，在一定程度上也影响着人体的生理活动和脏腑功能，进而影响体质的形成。如江南多湿热，人体腠理多疏松；北方多燥寒，人体腠理多致密。长期居住某地的人，一旦迁居异地，常感到不适应，或生皮疹，或生腹泻，习惯上称为"水土不服"。这是由于地域环境的变化，机体暂时不能适应，但经过一段时间后就逐渐适应了。这说明地域环境对人体生理确有一定影响，而人体的脏腑也具有适应自然环境的能力。

人对生存环境的适应不是消极的、被动的，而是积极的、主动的。随着科学技术的发展，人类自身不仅能主动地适应自然，而且能在一定程度上改造自然。

2. 自然环境对人体病理的影响　人类适应自然环境的能力是有限的，如果自然环境变化剧烈或异常，超越了人体的适应能力，或机体的调节功能失常，不能对自然环境的变化作出适应性调节时，就会导致疾病的发生。

（1）季节气候对疾病的影响　在四时气候的异常变化中，每一季度都有其不同特点。因此，除一般性疾病外，常可发生一些季节性多发病或时令性流行病。如春季多温病，夏季多腹泻、痢疾，秋季多疟疾，冬季多伤寒。在疾病发展过程中，或某些慢性病恢复期，也往往由于气候剧变或季节交替而使病情加重、恶化或旧病复发。如关节疼痛的病证，常在寒冷或阴雨天气时加重，哮喘往往在春夏缓解、秋冬发作。

（2）昼夜变化对疾病的影响　昼夜变化对疾病也有一定影响，一般白天病情较轻，傍晚加重，夜间最重，这是因为人体阳气和疾病邪正斗争受到昼夜变化的影响。故《灵枢·顺气一日分为四时》曰："夫百病者，多以旦慧、昼安、夕加、夜甚……朝则人气始生，病气衰，故旦慧；日中人气长，长则胜邪，故安；夕则人气始衰，邪气始生，故加；夜半人气入藏，邪气独居于身，故甚也。"

（3）地域环境对疾病的影响　某些地方性疾病的发生，与地域环境的差异密切相关，如瘿瘤、血吸虫病、克山病等。地域环境不同，不仅可以导致人体体质差异，也可以因为气候、水土的因素形成不同性质的致病因素，导致地域性的多发病与常见病。

3. 自然环境对疾病防治的影响　由于自然环境的变化时刻影响着人的生命活动和病理变化，因而在疾病的防治过程中，必须重视外在自然环境与人体的关系，在养生防病时顺应自然规律，在治疗过程中遵循因时因地制宜的原则。

（1）气候变化对疾病防治的影响　在养生防病中，要顺应四时气候变化的规律，"春夏养阳，秋冬养阴"，以与自然环境保持协调统一，使精神内守，形体强健。在气候变化剧烈或急骤时，要"虚邪贼风，避之有时"，防止病邪侵犯人体而发病。在治疗疾病时，要充分了解气候变化的规律，并根据不同季节的气候特点来考虑治疗用药，即所谓"因时制宜"，原则一般是春夏慎用温热，秋冬慎用寒凉。

（2）地域环境对疾病防治的影响　人体的生理病理变化还受地域影响，故在养生防病中，要选择适宜的地理环境，充分利用大自然所提供的各种条件，并积极主动地适应和改造自然环境，以提高健康水平，预防疾病的发生。我国的地理特点是西北地势高而东南地势低，西北偏于寒凉干燥而东南偏于温热湿润，故治疗时应因地制宜，西北少用寒凉之药，而东南慎用辛热之品。

（三）人与社会环境的统一性

人不单是生物个体，而且是社会中的一员，具有社会属性，政治、经济、文化、法律、婚姻、人际关系等社会因素，必然通过与人的信息交换影响着人的各种生理、心理和病理变化，而人也在认识世界和改造世界的过程中，维持着生命活动的稳定、有序、平衡、协调，即人与社会环境的统一性。

1. 社会环境对人体生理的影响 社会环境不同，造就了个人的身心功能与体质的差异。一般说来，良好的社会环境，有力的社会支持，融洽的人际关系，可使人精神振奋，勇于进取，有利于身心健康；而不利的社会环境，可使人精神压抑，或紧张、恐惧，从而影响身心功能，危害身心健康。政治经济地位的不同，对人的身心功能也有重要影响。从而影响人体脏腑的功能和气血的流通。因此，由于个人所处的环境不同，政治经济地位不同，在身心功能和体质特点上有一定差异。

2. 社会环境对人体病理的影响 社会环境常有变更，人的社会地位、经济条件也随之变化。社会地位及经济状况的剧烈变化，常可导致人的精神活动的不稳定，从而影响人体脏腑精气的功能而致某些身心疾病的发生。不利的社会环境，如家庭纠纷、邻里不和、亲人亡故、同事之间的关系紧张等，可破坏人体原有的生理和心理的协调和稳定，不仅易引发某些身心疾病，而且常使某些原发疾病如冠心病、高血压病、糖尿病、肿瘤的病情加重或恶化，甚至死亡。

3. 社会环境对疾病防治的影响 由于社会环境的改变主要通过影响人体的精神活动而对人体的生理功能和病理变化产生影响，因而预防和治疗疾病时，必须充分考虑社会因素对人体身心功能的影响，尽量避免不利的社会因素对人的精神刺激，创造有利的社会环境，获得有力的社会支持，并通过精神调摄提高对社会环境的适应能力，以维持身心健康，预防疾病的发生，并促进疾病向好的方面发展。

总之，中医学认为人体是一个有机整体，而且人与自然、社会也是一个统一体。人体自身结构的完整与功能的统一、形与神俱，以及人与自然、社会环境相适应是人体健康的保证，人体自身的稳态及其与自然、社会环境协调的破坏则标志着疾病的发生。因此，中医学在讨论生命、健康、疾病等重大医学问题时，不仅着眼于人体自身，而且重视自然环境和社会环境对人体的各种影响。

二、辨证论治 📱微课3

辨证论治是中医认识疾病和治疗疾病的基本原则，是中医学对疾病的一种特殊的研究和处理方法。又称辨证施治，包括辨证和论治两个过程。

（一）病、证、症的概念与关系

1. 病 即疾病，是致病邪气作用于人体，人体正气与之抗争而引起的机体阴阳失调、脏腑形体损伤、生理功能失常或心理活动障碍的一个完整的生命过程。病具有特定病因、发病形式、病机、发病规律及转归，反映了某一疾病全过程的总体属性，如感冒、痢疾、麻疹、中风等。

2. 证 即证候，是疾病过程中某一阶段或某一类型的病理概括，一般由一组相对固定的、有内在联系的、能揭示疾病某一阶段或某一类型病变本质的症状和体征构成。证提示了疾病的病因、病位、病性和邪正关系，能反映出疾病过程中某一阶段或某一类型的病理变化本质。如风寒束表、心脉痹阻、肝阳上亢、肾虚水泛等。

3. 症 即症状和体征的总称，就单个症状而言，是疾病过程中表现出的个别、孤立的现象。症状与体征相对来说，症状是指患者异常的主观感觉或行为表现（如恶寒发热、恶心呕吐、咳嗽、头痛、腰酸、烦躁易怒等）；体征是指能被检查到的异常客观征象（如肿块、面色、舌象、脉象等）。

4. 病、证、症的区别与联系 症是病和证的基本要素，病和证都由症所构成。有内在联系的症状和体征组合在一起即构成证候，反映疾病某一阶段或某一类型的病变本质；各阶段或类型的证候合起来，便是疾病的全过程。一种疾病由不同的证候组成，而同一证候又可见于不同的疾病过程中。就病与证而言，两者虽然都是对疾病本质的认识，但是病的重点是全过程，而证的重点在现阶段，所以证比病更具体、更具有可操作性。症与证两者的区别在于现象与本质的不同，所以证是确定治法、处方遣药的依据。

（二）辨证论治的概念与关系

1. 辨证 即辨识证候，就是将四诊（望、闻、问、切）所收集的有关病情资料（包括病史、症状和体征等），运用中医学理论进行分析、综合，辨清疾病的原因、性质、部位及发展趋向，然后概括、判断为某种性质的证候的过程。

2. 论治 即论证治疗，是依据辨证的结果，确立相应的治则、治法，选择适当的治疗手段（或措施），并付诸实施的过程。论治过程的步骤，一般分为因证立法、随法选方和据方施治等方面。

3. 辨证与论治的关系 辨证是论治的前提和依据，论治是辨证的延续、目的和对辨证正确与否的检验。辨证和论治是诊治疾病过程中相互衔接、不可分割的两个方面，是理论与实践相结合的体现，是理、法、方、药理论体系在临床上的具体应用，因而是指导中医临床诊治的基本原则。

（三）同病异治与异病同治

1. 同病异治 是指同一疾病，可因人、因时、因地的不同，或由于病情的发展、病机的变化，以及邪正消长的差异，治疗时根据不同的情况，采取不同的治法。如水肿病证，若见腰以下肿甚，属阴水，水湿之邪在里在下，故用利小便法，使水湿通过小便而排出；若见腰以上肿甚，属阳水，水湿之邪在表在上，故用发汗法，使水湿通过汗液而散除。

2. 异病同治 是指不同的病证，在发展的过程中，出现了相同的病机变化或相同的证候表现时，可以采用相同的方法进行治疗。如脱肛、胃下垂、宫颈脱垂，虽是不同的疾病，但均可辨证为中气下陷证，故均可采用补气升提法治疗。

由此可见，中医学诊治疾病的着眼点是对证候的辨析和因证候而治。证同则治同，证异则治异，是辨证论治的精神实质。

（四）辨证与辨病相结合

辨证与辨病都是认识疾病的思维过程，中医强调辨证，也不忽视辨病，辨病抓住疾病的基本矛盾，辨证抓住疾病当前的主要矛盾。辨证与辨病相结合，可深化对疾病本质的认识，使诊断更为全面、准确，治疗更具针对性和全局性。

在临床上，要做到辨病与辨证相结合，必须贯彻"以辨病为先，以辨证为主"的诊治原则。即首先运用辨病思维来确诊疾病，对某一病的病因、病变规律和转归预后有一个总体的认识；再运用辨证思维，根据该病当时的临床表现和检查结果来辨析该病目前处于病变的哪一阶段或是哪一类型，从而确立该病的证候，然后根据证候来确定治则治法和处方遣药。

　　总之，辨证论治是中医学诊治疾病过程中相互联系、不可分割的两个方面，是中医理法方药在临床上的具体运用，是指导中医临床工作的基本原则。事物的现象是宏观与微观的统一，随着科学技术的进步，人们的观察已从宏观世界进入到微观世界，既立足于感官的观察，又借助于科学仪器，延伸感官的直觉观察，以弥补其不足。中医学在辨证过程中既要基于感官直接观察，从宏观、整体上把握疾病的现象，又要不囿于感官的直接观察，应用各种科学方法和手段去获取感官直接观察难以取得的资料，使观察更科学、更全面，把辨证的水平提高到一个新的高度。

目标检测

答案解析

选择题

1. 下列不属于中医四大经典的是（　　）
   A. 《黄帝内经》　　　　　　B. 《难经》　　　　　　　　C. 《伤寒杂病论》
   D. 《诸病源候论》　　　　　E. 《神农本草经》

2. 开创了中医临床辨证论治先河的是（　　）
   A. 《黄帝内经》　　　　　　B. 《难经》　　　　　　　　C. 《伤寒杂病论》
   D. 《小儿药证直诀》　　　　E. 《温疫论》

3. 我国现存最早的药物学专著是（　　）
   A. 《神农本草经》　　　　　B. 《新修本草》　　　　　　C. 《本草纲目》
   D. 《本草拾遗》　　　　　　E. 《经史证类备急本草》

4. 在中医病因学方面提出著名的"三因学说"的医家是（　　）
   A. 张仲景　　　　　　　　　B. 巢元方　　　　　　　　　C. 李时珍
   D. 吴又可　　　　　　　　　E. 陈无择

5. 主张"邪去则正安"提出汗、吐、下攻邪三法，后世称为"攻下派"的医家是（　　）
   A. 张仲景　　　　　　　　　B. 张从正　　　　　　　　　C. 刘完素
   D. 李杲　　　　　　　　　　E. 朱丹溪

6. 创立卫气营血辨证论治理论的医家是（　　）
   A. 赵献可　　　　　　　　　B. 张景岳　　　　　　　　　C. 叶天士
   D. 吴鞠通　　　　　　　　　E. 王清任

7. 中医学的基本特点之一是（　　）
   A. 同病异治　　　　　　　　B. 异病同治　　　　　　　　C. 同病同治
   D. 辨证论治　　　　　　　　E. 审因论治

8. 人体是一个有机的整体，其核心是（　　）
   A. 脑　　　　　　　　　　　B. 五脏　　　　　　　　　　C. 六腑
   D. 经络　　　　　　　　　　E. 气血

9. 中医"证"的含义是（　　）
   A. 阴阳失调的表现
   B. 对疾病所表现症状的综合认识
   C. 对疾病症状与体征的分析过程
   D. 对疾病某一阶段或某一类型的病理概括
   E. 对疾病症状与体征的调查过程

10. 异病同治的依据是（　　）

    A. 病机相同　　　　　　B. 原因相同　　　　　　C. 病种相同

    D. 病邪相同　　　　　　E. 某一症状相同

（李　森）

书网融合……

| 重点小结 | 微课1 | 微课2 | 微课3 | 习题 |

第二章　中医哲学基础——精气阴阳五行

学习目标

知识目标：通过本章学习，应能掌握精气、阴阳、五行的概念和基本内涵，阴阳学说、五行学说的基本内容；熟悉阴阳学说、五行学说的应用；了解精气学说的相关内容。

能力目标：能运用精气学说、阴阳学说、五行学说分析人体的生理病理、指导疾病的诊断防治。

素质目标：通过本章学习，树立尊重中国传统哲学的理念，能认识事物的本原及对立统一、系统平衡的关系，倡导和谐共处，能贯彻协调发展理念。

情境导入

情境：患者，男，51岁。自诉：咳嗽2年余，经反复治疗，反复发作，至今未见好转，迁延日久，十分苦恼。常气逆胁痛，咳嗽阵发性加重，咽干少痰，咳嗽时面红目赤，常伴有心烦口苦，甚至痰中带血，舌苔薄黄少津，脉弦数，左关尤甚。

分析：五行学说中，金克木，即肺金克肝木。《黄帝内经》云："五脏六腑皆令人咳，非独肺也。"患者的咳嗽实际属于木火刑金，即肝火炽盛，反侮肺金，令其咳嗽不止。在临床上只要清肝火，则肺火自降；疏泄肝气，则肺气肃降，咳嗽自愈。

思考：1. 什么是金克木、木火刑金？
　　　　2. 中医为什么要引入阴阳、五行学说？

中医哲学中精气学说、阴阳学说和五行学说属于我国古代的朴素辩证法，是古人认识自然、解释自然的方法论和世界观，对中医理论体系的形成和发展产生重要的影响。

中医理论体系大约形成于战国至秦汉时期。这一时期出现了"诸子峰起，百家争鸣"的哲学发展盛况，中国古代哲学思想得到长足发展。代表当时先进文化的精气学说、阴阳学说和五行学说等哲学理论，对我国古代天文、历法、地理、农业、军事、政治等自然社会科学领域产生重要的影响，同样对中医学的形成与发展产生了深刻的影响。古代医学家们在长期的医疗实践的基础上，将精气学说、阴阳学说和五行学说的基本观点和方法融入医学领域，与中医学原有的理论和经验相结合，借以阐释自然和人体的生理功能及病理变化，并用以指导中医临床的诊断和治疗，最终成为中医理论体系的重要组成部分。

中医学的医学观、方法论和理论体系，具有明显的中国传统文化的特征，是最具中华民族原创思维的学科之一。中医学历经数千年而不衰，至今仍屹立于世界医学之林，这是因为其理论与方法的科学性和优势所决定的。因此，要学习和研究中医学就必须首先学习中国的古代哲学文化，掌握中医哲学的基本理论和基本方法。

第一节　精气学说

PPT

精气学说是古代阐释宇宙本原及其发展规律的古代哲学理论。此学说产生于先秦，后被发展成为

"气一元论"。精气学说对中医理论的影响非常深刻，是中医理论中独具特色的内容和组成部分。

一、精气的概念

在中国古代哲学中，精与气的意义基本上是统一的，精气的哲学概念是指存在于宇宙中的运行不息的、无形可见的极细微的物质，是构成宇宙万物的本原，也是推动宇宙万物发生、发展与变化的动力之源。

精气是中国古代对世界本原的认识，从云气、水气到宇宙自然，无不涵盖其中，可谓"至大无外、至小无内"。但在中国古代哲学上，气又是一个涵盖物质与精神、自然与社会的哲学范畴，其内涵既是客观存在的实体，又是主观的道德精神，兼容并包，错综复杂。因此，气的泛义是指任何现象，包括物质现象和精神现象。精是气的精粹部分。

二、精气学说的基本内容

精气学说是有关宇宙生成和发展变化的一种古代哲学思想，其内涵十分丰富，与中医学关系密切的内容有以下几点。

（一）精气是构成宇宙的本原

精气是天地万物的本原。在天体自然演变的初期，整个宇宙弥漫着混沌不定的无形物质，这就是气。精气是构成天地万物的最基本元素。《素问·天元纪大论》云："太虚寥廓，肇基化元，万物资始，五运终天，布气真灵，揔统坤元，九星悬朗，七曜周旋，曰阴曰阳，曰柔曰刚，幽显既位，寒暑弛张，生生化化，品物咸章。"《老子》亦说："万物负阴而抱阳，冲气以为和。"阴气和阳气感应交合于天地之间，氤氲而化生万物，故天地间万物之化生，皆源于气。

精气也是人生命的本原，是构成生命的基本物质。《素问·宝命全形论》曰："人生于地，悬命于天，天地合气，命之曰人。"《难经》曰："气者，人之根本也。"人体是一个不断发生着升降出入的气化作用的机体。人的生长壮老已，健康与疾病，皆本于气，故《医权初编》曰："人之生死，全赖乎气。气聚则生，气壮则康，气衰则弱，气散则死。"构成天地万物的气，有无形和有形两种基本状态。习惯上把弥散状态的气称为"气"，而把有形质的实体称为"形"。形与气之间处于不断的转化之中，如《医门法律》所说："气聚则形存，气散则形亡。"

（二）运动是精气的根本属性

精气是活动力很强、运动不息的精微物质。《素问·天元纪大论》说："物生谓之化，物极谓之变。"自然界的一切事物的纷繁变化，都是精气运动的结果，如动物之生、长、壮、老、已，植物之生、长、收、藏，无生命物质的生、化、聚、散等，无不根于精气的运动。

《素问·阴阳应象大论》云："清阳为天，浊阴为地，地气上为云，天气下为雨，雨出地气，云出天气。"阴气浊重，降而凝聚成为有形的物体；阳气清轻，升而化散为无形的太虚。天地阴阳之气上升下降，彼此交感而形成天地间的万事万物。《素问·六微旨大论》曰："气之升降，天地之更用也……升已而降，降者谓天，降已而升，升者谓地，天气下降，气流于地，地气上升，气腾于天。高下相召，升降相因，而变作矣。""出入废，则神机化灭；升降息，则气立孤危。故非出入，则无以生、长、壮、老、已；非升降，则无以生、长、化、收、藏。"天地、人体之气动而不息，运动是气的根本属性。

（三）精气是天地万物的中介

精气充斥于天、地、万物之间，成为万物感应的中介。气环流贯通于有形与无形之间，浸入、潜出地进行着升降出入、凝聚发散等更迭与交换活动。借此，大千世界一气牵系，相互贯通、相互影响，天、地和万物联系成为一个有机的整体。故《灵枢·岁露论》说："人与天地相参也，与日月相应也。"感应是指事物之间的相互感动、相互影响、相互作用，事物间的相互感应是自然界普遍存在的现象。由于形由气化，气充形间，气能感物，物感则应，故以气为中介，有形之物之间，有形之物与无形之物之间，不论距离远近，皆能相互感应。如各种乐器共振、声音共鸣、磁石吸铁、日月吸引海水形成潮汐，以及日月、昼夜、季节气候影响人体生理和病理变化等，都是以气为中介而相互感应的自然现象。

中医学基于天人相应思想，认为自然界和人类、自然界的各种事物和现象、人体的五脏六腑与生理功能，以及生命物质与精神活动之间，虽然千差万别，但不是彼此孤立毫无联系的，而是相互影响、相互作用、密切联系的，在差异中具有统一性，遵循共同的规律，是一个统一的有机整体。故《素问·至真要大论》曰"天地之大纪，人神之通应也"。

中医学吸纳了古代精气学说哲学理论，将"气"作为基本的物质基础，阐述自然与人体的构成与运行规律，对中医理论体系的构建产生深远的影响。现代研究发现：古代"气"的内涵涵盖了现代自然科学中"物质""能量""信息"三大元素，在解释自然规律和生命规律上有着无与伦比的完美性。气聚则形存，呈现物质存在；气散则形亡，则以能量、信息存在。这与我们现代量子物理学中的宇宙全息论的观点不谋而合。

三、精气学说在中医学中的应用

中国古代哲学的精气学说奠基于先秦至秦汉时期，这一时期的精气学说渗透到中医学理论的各个方面，对中医学的形成与发展，尤其对中医学精气生命理论和整体观念的构建，产生了深刻的影响。

（一）说明人体生理变化

精气学说关于精气是宇宙万物本原的认识，对中医学中精是人体生命本原，气是人体生命之维系，人体脏腑、形体官窍由精化生，人体功能由气推动、调控等理论的产生，具有极为重要的影响作用。

中医学中的气，是指人体内活力很强、不断运动且无形可见的极细微物质，既是人体的重要组成部分，又是激发和调控人体生命活动的动力源泉，感受和传递各种生命信息的载体。中医学气的概念，一方面是源于古人运用"近取诸身，远取诸物"的观察思维方法，对人体生命之气（如呼吸之气、身体热气、导引锻炼时体内上下流动之气等）的观察、体悟、抽象和纯化；一方面受到古代哲学的深刻影响，如中医学关于气是人体生命活动的动力，是维持人体生命活动之根本的认识，与古代哲学关于气是运动不息的，是推动宇宙万物发生、发展和变化的动力等思想对中医渗透有关。

中医学将哲学中的"气一元论"作为一种思维方法，类比人体内的各种气也有共同的化生之源，即先天之精化生元气，元气为人体之气的根本，各脏腑和经络之气都是由元气所化生。古代哲学认为天地之气的运动规律是天气下降，地气上升，阳降阴升，交感合和，协调有序；古代医家运用类比思维，将人体比作一个小天地，认为人体之气的运动类同于天地之气，在下之气上升，在上之气下降，阴升阳降，协调平衡。中医对气感应和传递信息的认识，也是受古代哲学中气是宇宙万物联系中介的思想影响而产生的，认为人体内各种生命信息皆可通过在体内升降、出入运行的气来感应和传递，从而构建了人体之内各脏腑经络形体官窍之间的密切联系。

中医学中的精，又称精气，指藏于脏腑中的液态精华物质，是气的精粹部分，是构成人体和维持人体生命活动的最基本物质，包括遗传于父母的先天之精和来源于水谷的后天之精。古代哲学的精学说渗透于中医学中，对中医学精理论的产生，发挥了重要的方法论作用。古代哲学认为精是宇宙万物的共同本原，类比于人体，精是人体身心之源，是构成人体和维持人体生命活动的最基本物质。人体各脏腑、形体官窍，是由精化生的"同源异构体"，它们之间存在着密切的联系。推动人体生命活动的气和调控人体生命活动的神也由精化生，精是气和神的化生本原。

（二）说明人体的病理变化

中医学认为，凡疾病之表里虚实，顺逆缓急，无不因气所致，故《素问·举痛论》谓"百病生于气也"。《景岳全书·诸气》亦云"凡病之为虚为实，为寒为热，至其病变，莫可名状，欲求其本，则止一气足以尽之。盖气有不调之处，即病本所在之处也"。因此，一切疾病的发生发展都与气的生成和运行失常有关。

（三）指导临床诊断和治疗

1. 诊断方面 中医诊断中，神气的存亡是生命活动的标志，神以精气为物质基础，是脏腑气血盛衰的外露征象。故《四诊抉微》曰"神者，正气也"。审查"胃气"如何，是决定疾病顺逆、生死的关键。有胃气则生，无胃气则死。

2. 治疗方面 中医学认为，疾病的发生取决于邪气和正气双方的矛盾斗争，正气在发病上居主导地位。故曰"正气存内，邪不可干""邪之所凑，其气必虚"。因此，治疗的基本原则不外乎扶正和祛邪。气得其和为正气，失其和为邪气。治气贵在于"调"，这里的"调"，是调和之意，不仅仅是用理气药来调畅气机，而是指通过各种治疗方法来调整脏腑的阴阳失调，使机体重新建立阴阳气血升降出入的动态平衡，即"谨察阴阳之所在而调之，以平为期"。

（四）判断疾病的预后转归

从形气关系来判断疾病的轻重顺逆和预后，是中医诊断中的重要内容。《素问·玉机真脏论》曰"形气相得，谓之可治""形气相失，谓之难治"。《灵枢·邪气脏腑病形》曰"见其色而不得其脉，反得其相胜之脉，则死矣；得其相生之脉，则病已矣"。正所谓"得神者昌，失神者亡"。

（五）构建中医学整体观念

中医学的整体观念是对人体自身的完整性及人与自然、社会环境相统一的认识。精气学说认为精气是宇宙万物的构成本原，人类为自然万物之一，与自然万物存在着"同构性、同源性、同频性"。运行于宇宙的精气，充塞于各个有形之物之间，具有传递信息的中介作用，使万物之间产生感应。这种哲学观念渗透于中医学理论之中，促使中医学形成了同源性思维和相互联系的观点。中医学认为"人与天地相参""天人相应"，人与自然、社会环境之间，通过气的中介作用时刻进行着各种物质与信息的交流，如通过肺、鼻及皮肤进行体内外的气体交换，通过感觉器官感受着自然与社会环境中的各种信息。自然、社会环境的各种变化，又可对人体的生理、病理产生一定的影响。正是因为气的中介作用，才使人与自然、人与社会之间表现出统一性，从而构建了表达人体自身完整性，以及人与自然社会环境统一性的整体观念。

第二节 阴阳学说 <small>微课 1</small>

PPT

阴阳学说，是研究阴阳的内涵及其运动变化规律，并用以阐释宇宙万事万物的发生、发展和变化的一种古代哲学理论。它是古人探索宇宙本质和解释宇宙的一种世界观和方法论，属于中国古代唯物论和辩证法的范畴。

阴阳的概念大约形成于西周，西周时期的著作中已有"阴阳"一词的多处记载。《周易》中的易卦由阴爻（——）和阳爻（——）组成。"——"表示阴，"——"表示阳，阴爻和阳爻分别以符号的形式标示了阴阳的概念。《周易》把阴阳从哲学高度进行概括，指出"一阴一阳之谓道""立天之道，曰阴与阳"，把阴阳的存在及其运动变化视为宇宙的基本规律。后世则用太极阴阳图来形象表达阴阳的变化规律。古人将阴阳学说作为认识世界的一种方法论，阴阳学说被广泛应用于天文、地理、气象、历法、农学、医学等自然科学之中，促进了这些自然科学的不断发展。

春秋战国时期，医学家们开始将阴阳的概念应用于医学理论之中。《黄帝内经》运用阴阳学说来阐释医学中的许多问题，说明人体的生理功能、病理变化，并用以指导疾病的诊断与防治。从此，阴阳学说与医学密切结合，牢不可分，成为中医理论体系的重要组成部分。阴阳学说是中医理论体系的哲学基础和重要内容，是理解和掌握中医理论的一把钥匙。故《景岳全书·传忠录》云："医道虽繁，而可以一言蔽之者，曰阴阳而已……设能明彻阴阳，则医理虽玄，思过半矣。"可见，阴阳学说在中医理论体系中的地位非常重要。

知识链接

太极图

太极图是宇宙万物阴阳二气自然流转的形象表达，此图可追溯到6000多年前，是中国文化特有的一种同型、同构数学模型的图式逻辑体系，表达了中国宇宙的本原论、演化论与建构论，及"道"的精神与"器"的物体观念的模型化逻辑思维等内涵。此图有多种版本，以明初赵㧑谦改造的由两个半圆合成的太极图流传较广，而古太极图（今以田合禄所制的原始天文实测太极图）内涵最准确、丰富，最能反映古人立竿测影所得的太阳视运动立体投影的内涵实质。

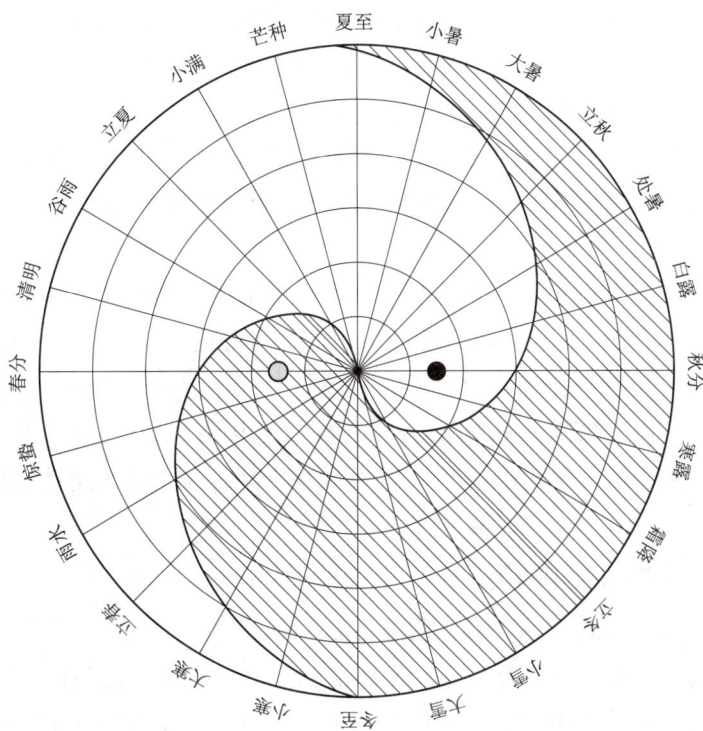

太极图

一、阴阳的概念、特性及归类

（一）阴阳的概念

阴阳是宇宙中相互关联的事物或现象对立双方属性的概括，既可代表相互对立的事物，又可以代表同一事物内部相互对立的两个方面。故《类经·阴阳类》说："阴阳者，一分为二也。"

阴阳的最初含义是指日光的向背。《说文解字》说："阴，暗也，阳，高明也，山之南，水之北也。"向阳的地方光明，为阳；背阳的地方黑暗，为阴。先民们生活中发现，宇宙自然中存在大量类同阴阳的对立事物和现象，因此，在阴阳最朴素意义基础上进行了引申，将天地、水火、升降、动静、雌雄等相对立的事物和现象，都以阴阳来概括，完成了阴阳概念的哲学提升。

阴阳学说是中国古代朴素的对立统一理论，是用以认识自然和解释自然的一种世界观和方法论。需要强调一点，中医阴阳是以"气"作为物质基础的，而不是单纯的哲学概念。《四圣心源·阴阳变化》说："阴阳未判，一气混茫。气含阴阳，则有清浊，清则浮升，浊则沉降，自然之性也。"

（二）阴阳的特性

1. 普遍性 阴阳学说认为，世界本身是阴阳二气对立统一的结果。阴阳二气的相互寓含和相互作用，促成了宇宙中万事万物的发生，推动和调控着万事万物的发展和变化。宇宙中一切事物和现象的发生、发展和变化，都是阴和阳的对立统一矛盾运动的结果。由此可见，阴阳是自然界的根本规律，所以《素问·阴阳应象大论》说："阴阳者，天地之道也，万物之纲纪，变化之父母，生杀之本始，神明之府也。"

2. 关联性 阴阳的关联性指以阴阳所分析的事物和现象必须是相关联的，应是在同一范畴、同一层次。如果不具有相互关联性的事物与现象，就不能用阴阳来说明，如将日与男，月与女分阴阳，不仅毫无实际意义，甚至是荒唐的。

3. 相对性 事物的阴阳属性并不是绝对的，而是相对的。阴阳的属性是在与自己的对立面的比较中确定的，并随着条件的变化而改变。例如90℃的水与60℃的水相比属阳，但与100℃的水相比则属阴。

4. 可分性 宇宙间任何相互关联的事物都可以概括为阴阳两类属性，而任何一种事物的内部又可以分为相互对立的两个方面，即阴可再分阴阳，阳亦可再分阴阳，如此分下去，以至无穷。例如，昼为阳，夜为阴；而上午为阳中之阳，下午为阳中之阴；前半夜为阴中之阴，后半夜为阴中之阳。一年四季，亦可如此分。所以《素问·阴阳离合论》说："阴阳者，数之可十，推之可百；数之可千，推之可万；万之大，不可胜数，然其要一也。""其要一"就是紧紧抓住事物的阴阳属性加以分析、运用。

（三）事物和现象属性的阴阳归类

《素问·阴阳应象大论》云："水火者，阴阳之征兆也。"古人通过长期观察，发现生活中水与火这一对具体事物的矛盾最为突出、最为典型、最为常见，因此被古代医家用来指代阴阳特征，体现了中医独特的"意象"思维。水具有寒凉、幽暗、趋下等特性，可作为阴性事物或现象的代表；火具有温暖、光亮、向上等特性，可作为阳性事物或现象的代表。

一般说，凡是运动的、外向的、上升的、温热的、无形的、明亮的、兴奋的都属于阳；静止的、内守的、下降的、寒冷的、有形的、晦暗的、抑制的都属于阴。阴和阳的相对属性引入医学领域，将人体中具有外向、中空、弥散、推动、温煦、兴奋、升举等特性的事物和现象统属于阳；而将具有内守、实体、凝聚、宁静、凉润、抑制、沉降等特性的事物和现象统属于阴，见表2-1。

表 2 - 1　事物和现象属性的阴阳归类

属性	时间	空间	温度	湿度	季节	重量	亮度	事物运动	
阳	白天	上、外	温热	干燥	春夏	轻	光亮	上升	动
阴	黑夜	下、内	寒凉	湿润	秋冬	重	晦暗	下降	静

二、阴阳学说的基本内容

阴阳学说的基本内容，包括对立制约、互根互用、交感互藏、消长平衡和相互转化五个方面。

（一）对立制约

阴阳对立制约，是指属性相反的阴阳双方在一个统一体中的相互排斥、相互制约、相互斗争。阴阳学说认为自然界一切事物都存在着相互对立的两个方面，如天与地、上与下、内与外、出与入、动与静、升与降、明与暗、寒与热、昼与夜等。

阴阳双方的相互对立，主要表现于它们之间的相互制约、相互对抗、相互斗争。例如水可以灭火，火可以使水蒸发；温热可以驱散寒冷，冰冷可以降低高温。阴阳对立、制约、斗争的结果，使事物趋于动态平衡。如四季有温、热、凉、寒的气候变化。夏季阳热盛，但夏至一阴生，夏至以后阴气渐生，用以制约炎热的阳；而冬季阴寒盛，但冬至一阳生，冬至以后阳气随之而复，用以制约严寒的阴。春夏的温热是因春夏阳气上升抑制了秋冬的寒凉之气；秋冬之所以寒冷是因为秋冬阴气上升抑制了春夏的温热之气，这是自然界阴阳相互制约、相互斗争的结果。人体之阴阳也是在对立斗争中取得统一，维持着动态平衡，即所谓"阴平阳秘"。如心位居于上，其性类火，属于阳；肾位居于下，其性类水，属于阴；心火必须下降于肾，才能使肾水不寒；肾水亦必须上济于心，才能使心火不亢。这种"水火既济""心肾相交"的动态平衡，是人体内阴阳对立制约的结果，也是生命活动的必要条件。

阴阳既是对立的，又是统一的，统一是对立的结果，没有对立就没有统一，没有相反也就没有相成。正是由于阴和阳之间的相互对立制约才维持了阴阳之间的动态平衡，因而促进了事物的发生、发展和变化。阴阳的相互对抗、相互斗争、相互制约，不仅推动着自然界一切事物的发展变化，也贯穿于人体生命过程的始终。阴阳通过相互对抗达到相互制约，在相互制约中取得动态平衡。如果阴阳双方中的一方过于亢盛或不及，都会导致对另一方的"制约太过"或"制约不足"，使两者之间的动态平衡遭到破坏，从而导致疾病的发生。故《素问·阴阳应象大论》所谓："阴胜则阳病，阳胜则阴病。"

（二）互根互用

阴阳互根互用是指阴阳之间的相互依存、相互资生、相互为用的关系。阴阳学说认为阴阳两个方面不仅是相互对立、相互制约的，而且又是相互依存、相互为用的。互根，即相互依存，互为根本；互用，即相互资生、促进和助长。阴依存于阳，阳依存于阴，双方均以对方存在为自己存在的前提。"阳根于阴，阴根于阳，无阳则阴无以生，无阴则阳无以化"，如上为阳，下为阴，没有上，无所谓下；没有下，也无所谓上。左为阳，右为阴，没有左，无所谓右；没有右，也无所谓左。热为阳，寒为阴，没有热，无所谓寒；没有寒，也无所谓热。阴阳对立制约属矛盾的斗争性，而阴阳互根互用属矛盾的统一性；阴阳一分为二，又合二为一，既对立又统一，这是阴阳学说辩证思维的显著特点。

阴阳学说运用阴阳互根互用关系，广泛地阐释自然界的气候变化和人体的生命现象。如春夏阳气生而渐旺，阴气也随之增长，天气虽热而雨水增多；秋冬阳气衰而渐少，阴气随之潜藏，天气虽寒而降水较少，如《素问·阴阳应象大论》所谓："阳生阴长，阳杀阴藏。"从而维持自然界气候的相对稳定。《素问·阴阳应象大论》亦云："阴在内，阳之守也，阳在外，阴之使也。"这说明了阴阳在事物统一体中双方互为其用的关系。结合人体生理来说，阴指物质，阳指功能；物质居于体内，所以说"阴在内"；功能表现在外，所以说"阳在外"；在外的阳是内在物质运动的表现，所以说阳为"阴之使"；在内的阴是产生功能活动的物质基础，所以说阴为"阳之守"。这充分说明了阴阳在事物统一体中双方互为其用的关系。

阳依赖于阴而存在，阴依赖于阳而存在。如果人体阴阳的互根关系遭到破坏，阴阳双方就失去了互为存在的条件，有阴无阳谓之"孤阴"，有阳无阴谓之"独阳"，"孤阴不生，独阳不长"，机体的生生不息之机也就遭到破坏，甚至"阴阳离决，精气乃绝"而死亡。

（三）交感互藏

阴阳交感是指阴阳二气在运动中相互感应而交合的过程。阴阳交感是宇宙万物赖以生成和变化的根源。精气是宇宙万物构成的本原，由于精气的自身运动而产生了相互对立的阴阳二气。阳气升腾而为天，阴气凝结而为地，天之阳气下降，地之阴气上升，天地阴阳二气相互作用，感应而交合，形成云、雾、雷电、雨露等，在阳光雨露的沐浴滋润下，生命得以诞生，从而化生万物，使自然界充满勃勃生机，正如《周易》所谓"天地感而万物化生"。《素问·六微旨大论》亦云："天气下降，气流于地；地气上升，气腾于天。故高下相召，升降相因，而变作矣。"因此，如果没有阴阳二气的交感运动，就没有生命，也就没有自然界。

阴阳交感是在阴阳二气运动的过程中进行的，阴阳二气的运动是阴阳交感得以实现的基础，没有阴阳二气的运动，也就不会发生阴阳交感。阴阳交感是阴阳二气在运动过程中的一种最佳状态，这种最佳状态的实现来自于阴阳二气在运动过程中的平衡协调，即中国文化所崇尚的"和"文化。"道生一，一生二，二生三，三生万物，万物负阴而抱阳，冲气以为和"，"冲气"即是运动着的和谐之气，阴阳二气在运动中达到和谐状态时就会发生感应而交合，从而产生了万物，产生了人类，产生了自然界，"天地氤氲，万物化醇；男女构精，万物化生"。

阴阳互藏，是指相互对立的阴阳双方的任何一方都包含着另一方，即阴中涵阳，阳中涵阴，阴中有阳，阳中有阴。如《类经·运气类》说："天本阳也，然阳中有阴；地本阴也，然阴中有阳，此阴阳互藏之道。"事物或现象的阴阳属性是相对的，是依据其所涵属阴与属阳成分的比例大小而决定的。阴中涵阳，是指属阴的事物或现象也含有属阳的成分，但该事物或现象的整体属性仍为阴；阳中涵阴，是指属阳的事物或现象也含有属阴的成分，但该事物或现象的整体属性仍为阳。

阴阳互藏是阴阳二气交感合和的动力根源。《周易·乾传》云："本乎天者亲上，本乎地者亲下。"天气虽然在上，但内涵地之阴气，即阳中有阴，有"亲下"之势，故天气在其所涵地之阴气的作用下下降于地；地气居下，但内寓天之阳气，即阴中涵阳，有"亲上"之势，故地气在其所涵天之阳气的鼓动下上升于天，故《素问·天元纪大论》云："动静相召，上下相临，阴阳相错，而变由生也。"可见，阴升阳降而致天地二气交感相错的内在动力机制在于阴阳互藏之道。

阴阳互藏又是构建阴阳双方相互依存、相互为用关系的基础。阴中寓阳，因而阴依阳而存在，阴以阳为根而化；阳中涵阴，因而阳依阴而存在，阳以阴为源而生。若阴中无阳则为"孤阴"，阳中无阴则为"孤阳"。阴阳互藏也是阴阳消长与阴阳转化的内在依据，阴中寓阳，阴才有向阳转化的可能性；阳中藏阴，阳才有向阴转化的可能性。

（四）消长平衡

阴阳的消长平衡，就是指阴阳在不断消长运动中维持着相对的平衡状态。消，即减少；长，即增多；消长是指事物的盛衰变化。平衡是指协调、匀平和相对稳定的状态。

事物的阴阳两个方面，并不是处于静止的和不变的状态，而是在阴阳盛衰变化运动中维持着相对平衡。阴阳对立双方，一消一长、一盛一衰、一进一退，始终处于不断运动的状态。阴阳消长与平衡，符合事物运动变化的一般规律，即运动是绝对的，静止是相对的；消长是绝对的，平衡是相对的，阴阳在绝对的消长之中维持着相对平衡。阴阳消长是阴阳运动的量变过程，这一消长运动是在一定范围、一定限度内进行。如果这种"消长"运动超出一定限度，便将出现阴阳某一方面的偏盛或偏衰。一旦阴阳平衡被破坏，在自然界则形成灾害，在人体则发生疾病。阴阳消长到极盛阶段，又可循阴阳转化规律运动变化。

自然界的现象是千变万化的，人体的生命现象也是十分复杂的，各类事物中的阴阳关系均存在差异，有些以互根互用关系为主，有些以对立制约关系为主，因此，阴阳消长的表现形式也有所不同。阴阳消长可概括为四种类型，见表 2-2。

1. 此长彼消　阴阳中的任何一方增长而强盛，势必制约对方太过，从而使对方消减。即阴长阳消，阳长阴消。以四时气候变化为例，从冬至春及夏，"阳长阴消"，气候由寒逐渐变热；从夏至秋及冬，"阴长阳消"，气候由热逐渐变寒。以人体病理变化为例，热盛则伤阴，寒盛则伤阳，即《素问·阴阳应象大论》所说："阴胜则阳病，阳胜则阴病。"

2. 此消彼长　阴阳中的任何一方的衰减，制约对方力量减弱，势必引起对方增长，甚至偏亢。即阴消阳长，阳消阴长。以一天昼夜变化为例，中午至黄昏及夜半，为阳消阴长；夜半至清晨及中午，为阴消阳长。以人体病理变化为例，阴虚生内热，阳虚生内寒，临床上常见的阴虚火旺证和阳虚寒盛证，其发病机制就是阴消阳长和阳消阴长。

3. 此长彼长　这是互根互用得当的结果。阴阳双方相互依存和资助，若互用得当，一方旺盛，则可促进另一方亦随之增长。即阴随阳长，阳随阴长。以人体气血为例，气为阳，血为阴，气旺可生血，血盛可助气，故临床治疗时常采用补气以生血，补血以养气，皆以此为理论基础。

4. 此消彼消　阴阳双方中的任何一方虚弱，无力资生助长对方，结果对方亦随之消减而虚弱。即阴随阳消，阳随阴消。这是阴阳互根互用不及所造成的。临床上常见到的气虚引起血虚，血虚并发气虚，阳损及阴，阴损及阳皆属此类。

表 2-2　阴阳消长的四种类型比较

类型	变化机制	变化形式	临床意义举例
此长彼消	阴阳中的任何一方增长而强盛，制约对方太过致使对方消减	阴长阳消	阴胜则阳病
		阳长阴消	阳胜则阴病
此消彼长	阴阳中的任何一方的衰减，制约对方力量减弱，导致对方亢盛	阴消阳长	阴虚生内热
		阳消阴长	阳虚生内寒
此长彼长	阴阳双方相互依存和资助，一方旺盛，可促进另一方亦随之增长	阴随阳长	气旺生血
		阳随阴长	血盛生气
此消彼消	阴阳双方中的一方虚弱，无力资助对方，使对方亦随之消减	阴随阳消	阳损及阴
		阳随阴消	阴损及阳

（五）相互转化

阴阳的相互转化是指阴阳双方在一定条件下，可以各自向其相反的方向转化。阴可以转化为阳，阳也可以转化为阴。《素问·阴阳应象大论》说："物生谓之化，物极谓之变。"阴阳转化，一般都发生在事物变化的"物极"阶段，即"物极必反"。

阴阳转化是阴阳运动的又一基本形式，阴阳双方的消长运动发展到一定阶段，事物内部阴与阳的比例出现了颠倒，则该事物的属性即发生了变化。任何事物都处在不断运动变化之中，事物的发生发展规律总是由小变大，由盛变衰，当事物的发展到极点时就要向它的反面转化。

如果说阴阳消长是一个量变的过程，那么阴阳转化就是在量变基础上的质变，阴阳转化是阴阳消长超过一定限度的必然结果。阴阳的转化既可以表现为突变的形式，也可表现为渐变的形式。炎热夏季突然雷电暴雨，气温骤降；急性热病，高热突然体温下降，四肢厥冷等，即是突变的例子。一年四季之中的寒暑交替，一天之中的昼夜转化，慢性疾病由实转虚等，即是渐变的例子。

阴阳双方发生转化的内在根据是阴阳的互藏互寓。阴阳之所以能够转化，是因为对立双方相互倚伏着向对立面转化的因素。阴中寓阳，阴才有向阳转化的可能性；阳中藏阴，阳才有向阴转化的可能性。因此，阴阳对立斗争与互根互用是阴阳可能转化的内在根据，动而不已的阴阳消长是阴阳转化的前提与基础。

阴阳的相互转化，必须具备一定的条件。《素问·阴阳应象大论》说"重阴必阳，重阳必阴""寒极生热，热极生寒"。这里的"重""极"都是促进转化的条件。阴发展到"重"的阶段，就会转化为阳；阳发展到"重"的阶段，就会转化为阴。寒发展到"极"的阶段，就要向热的方面转化；热发展到"极"的阶段，也要向寒的方面转化。没有一定的条件，阴阳是不可能转化的。

以季节气候变化为例，春夏属阳，秋冬属阴，春夏秋冬四季运转不已，体现了阴阳的互相转化。当寒冷的冬季结束转而进入温暖的春季的交替时间，便是阴转化为阳；当炎热的夏季结束转而进入凉爽的秋季的交替时间，则由阳转化为阴。以人体疾病的发展变化为例，某些急性热病，由于热毒极盛，持续高热，大量消耗机体正气，可出现体温突然下降、面色苍白、四肢厥冷、脉微欲绝等一派阴寒危象，这种病证变化即属于阳证转化为阴证。若抢救及时，治疗得当，患者又四肢转温，面色转红，脉象转和，阳气恢复，转危为安，即由阴转阳。临床上还有各种原因引起的由实转虚，由虚转实，由表入里，由里出表等病证变化，都是阴阳转化的例证。

总之，阴阳之间既相互对立，又相互统一。阴阳的对立、互根、互藏、交感、消长及其转化，是从不同角度体现阴阳之间的相互关系及其运动规律的。阴和阳两方面不仅是相互对立与制约，又是互藏互寓、互根互用的，共处于一个统一体中，阴阳二气在相互作用的运动变化中维系着动态平衡。阴阳的互藏互寓是阴阳双方交感合和的动力根源，也是构成阴阳双方相互依存、相互为用关系的基础和纽带。阴阳的互相消长与转化，又是以阴阳的对立制约、互根互用的关系为基础的。在阴阳对立制约、互根互用基础上表现出的阴阳消长是一个量变的过程，阴阳转化则是一个在量变基础上的质变，动而不已的阴阳消长是阴阳转化的前提与基础。

三、阴阳学说在中医学中的应用

阴阳学说贯穿整个中医理论体系，用来说明自然，及人体的组织结构、生理功能、病理变化，并指导着临床诊断与治疗。

（一）说明人体的组织结构

人的一切组织结构，既是有机联系，又可以划分为相互对立的阴阳两部分，见表2-3。《素问·金匮真言论》提出："夫言人之阴阳，则外为阳，内为阴。言人身之阴阳，则背为阳，腹为阴。言人身之脏腑中阴阳，则脏者为阴，腑者为阳。肝、心、脾、肺、肾五脏皆为阴，胆、胃、大肠、小肠、膀胱、三焦六腑皆为阳。"脏腑之中又各分阴阳，即阴中有阳，阳中有阴，如五脏中心肺居上属阳，肝肾居下属阴。各脏又有阴阳之分，如心有心阴、心阳，肾有肾阴、肾阳。经络也有阴阳之分，经分阴经、阳经；络分阴络、阳络。

表2-3 人体组织结构的阴阳属性归纳

属性	人体部位				脏腑组织			
阳	上部	体外	背	四肢外侧	六腑	络脉	气	皮毛
阴	下部	体内	腹	四肢内侧	五脏	经脉	血	筋骨

（二）说明人体的生理功能

因不同的功能作用，人体之气分为阴气和阳气。阴气主凉润、宁静、抑制、沉降，阳气主温煦、推动、兴奋、升发。由于人体内阴阳二气的相互作用，推动着人体内物质与物质、物质与能量之间的相互转化，推动和调控着人体的生命进程。若人体内的阴阳二气不能相互为用而分离，人的生命运动也就终止了，故《素问·生气通天论》说："阴平阳秘，精神乃治；阴阳离决，精气乃绝。"人体生理功能的阴阳属性归纳，见表2-4。

表2-4 人体生理功能的阴阳属性归纳

属性	生理活动				气机运动	
阳	兴奋	亢进	温煦	功能活动	升	出
阴	抑制	衰退	滋润	营养物质	降	入

（三）说明人体的病理变化

人体的平衡协调关系一旦受到破坏，阴阳失去平衡，便会发生疾病。因此，阴阳失调是疾病发生的基础。

疾病的发生发展取决于邪气与正气两方面的因素。邪气有阴邪和阳邪之分，正气有阴精和阳气之别。阳邪致病，可致阳偏盛而伤阴；阴邪致病，可致阴偏盛而伤阳。无论疾病的病理变化如何复杂，都不外乎阴阳的偏盛偏衰（图2-1）。

1. 阴阳偏盛

（1）阳胜则热，阳胜则阴病 阳邪亢盛，性质为热，因而出现热证；阳长则阴消，阳偏胜必然导致阴液的损伤。

（2）阴胜则寒，阴胜则阳病 阴邪亢盛，性质为寒，因而出现寒证；阴长则阳消，阴偏盛必然导致阳气的损伤。

2. 阴阳偏衰

（1）阳虚则寒 人体的阳气虚损，阳虚不能制约阴，则阴相对的偏盛而出现寒象。

（2）阴虚则热 人体的阴液不足，阴虚不能制约阳，则阳相对的偏盛而出现热象。

（3）阴阳互损 阴阳任何一方虚损到一定程度时，必然导致另一方的不足。阳虚至一定程度时，因不能化生阴液，而同时出现阴虚的现象，称"阳损及阴"。阴虚至一定程度时，因不能资生阳气，而同时出现阳虚的现象，称"阴损及阳"。"阳损及阴""阴损及阳"最终导致"阴阳两虚"。阴阳两虚是阴阳的对立双方均处在低水平的状态，是一种病态。

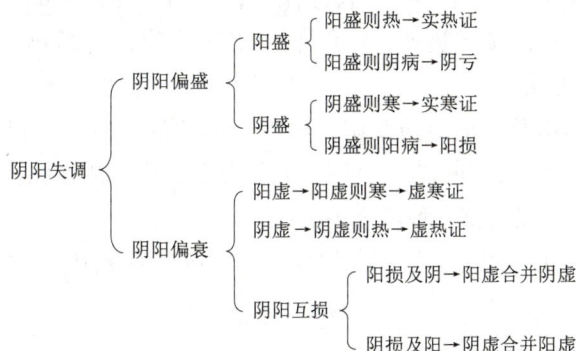

图2-1 阴阳失调示意

（四）用于疾病的诊断

《素问·阴阳应象大论》言："善诊者，察色按脉，先别阴阳。"由于疾病的发生、发展、变化的根本在于阴阳的失调，故任何疾病，尽管其症状与体征千变万化，错综复杂，但都可运用阴阳来加以概括说明。

1. 分析四诊资料 将望、闻、问、切四诊收集的各种资料，按照阴阳特征来辨别疾病症状和体征的阴阳属性，为辨证提供依据。

（1）望诊 通过观察面色、目色、舌色及分泌物等的颜色与光泽来判断其阴阳属性。颜色赤黄多属于阳；颜色青黑多属于阴。

（2）闻诊 根据声音和气味来区别其阴阳属性。语声高亢洪亮多属于阳，语声低微无力多属于阴；呕吐物酸馊难闻多属阳，呕吐物清冷无味多属阴。

（3）问诊 问诊的内容很广泛，但也可以根据患者的症状的属性来区分阴阳。如身热恶热属阳，身寒喜暖属阴；烦躁不安属阳，蜷卧安静属阴等。

（4）切诊 根据脉之部位、至数、形状等来分辨脉象的阴阳属性。以部位分，寸为阳、尺为阴；以至数分，数者为阳、迟者为阴等。

2. 概括疾病证候 辨证是中医学诊断疾病的核心。在临床辨证中，可用阴阳来概括分析错综复杂的各种证候，只有分清阴阳，才能抓住疾病的本质，做到执简驭繁。如八纲辨证中，阴阳是八纲的总纲，表证、热证、实证属阳，里证、寒证、虚证属阴。

（五）用于指导疾病的防治

1. 指导养生 人体的阴阳，是生命的根本，故养生最重要的就是"法于阴阳"，即遵循自然界阴阳变化的规律来调理人体的阴阳，以保持人与自然界的协调统一。《素问·四气调神大论》说："圣人春夏养阳，秋冬养阴，以从其根，故与万物沉浮于生长之门。"指出了调养四时阴阳的基本原则。如根据"春夏养阳"的原则，春夏要注意不可过于贪凉，损伤脾胃之阳。秋冬不可过于温热，以防伤及人体阴液。

2. 确定治疗原则 由于疾病的基本病机是阴阳失调，因此，调整阴阳，补其不足，泻其有余，恢复阴阳的相对平衡，就是治疗的基本原则。

（1）损其有余 阴阳偏盛，是有余之证，应损其有余。"阳盛则热"属实热证，宜用寒凉药以制其阳，以寒治热，即"热者寒之"。"阴盛则寒"属实寒证，宜用温热药以制其阴，以热治寒，即"寒者热之"。

（2）补其不足 阴阳偏衰，是不足之证，应补其不足。"阳虚则寒"是阳不制阴而致阴盛，属虚寒证，不宜用辛温发散药以散阴寒，而应"阴病治阳"，采用"益火之源，以消阴翳"的方法。"阴虚则热"是阴不制阳而致阳亢，属虚热证，一般不能用寒凉药直折其热，而应"阳病治阴"，采用"壮水之主，以制阳光"的方法。

（3）阴阳兼顾 至于阳损及阴、阴损及阳、阴阳互损的治疗原则，根据阴阳互根的原理，阳损及阴则应治阳要顾阴，在充分补阳的基础上补阴；阴损及阳则应治阴要顾阳，在充分补阴的基础上补阳；阴阳俱损则应阴阳俱补，以纠正这种低水平的状态。

3. 归纳药物的性能 阴阳也用来概括药物的性能，以指导临床用药，见表2-5。

表2-5 药物性能的阴阳属性归纳

属性	四气	五味	升降浮沉
阳	温、热	辛、甘、淡	升、浮
阴	凉、寒	酸、苦、咸	降、沉

药物的性能包括性、味和升降浮沉，皆可以用阴阳来归纳说明。药性有寒、热、温、凉四种特性，被称为"四气"。一般地说，属于寒性或凉性的药物能清热泻火，减轻或消除热象，多用于阳热证；属于热性或温性的药物能散寒温里，减轻或消除寒象，多用于阴寒证。故寒、凉药物属阴，温、热药物属阳。

五味有辛、甘、酸、苦、咸五种。《素问·至真要大论》说："辛甘发散为阳，酸苦涌泄为阴，咸味涌泄为阴，淡味渗泄为阳。"辛味有发散之性，甘味有温补之功，故辛、甘属阳。酸味能收能敛，苦味能降能坚，咸味能软坚和泻下，故酸、苦、咸属阴。还有些药物为淡味，淡味有渗泄作用，故属阳。

升降浮沉，是指药物在体内发挥作用的趋向。升是上升，浮为向外浮于表，升浮之药多具有升提、发散、解表的特点，故属阳。降是下降，沉为向内沉于里，沉降之药多具有收涩、泻下、重镇的特点，故属阴。

▌知识链接

四气、五味

四气五味是中药临床应用的核心思想。《内经》云："天食人以五气，地食人以五味。"亦云："辛甘发散为阳，酸苦涌泄为阴，咸味涌泄为阴，淡味渗泄为阳。"药物性味不同，作用不同。趋上则为阳，趋下则为阴。中医是借药物性味之偏以纠正人体阴阳之偏，以达到人体阴阳平衡。四气、五味运行如图所示。

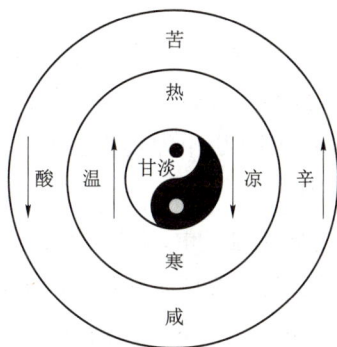

四气五味运行

第三节　五行学说 ⓔ 微课2

五行学说为古代哲学的范畴。五行学说是借木、火、土、金、水五种具体物质的特性及其生克规律来认识世界、解释世界和探索宇宙规律的一种世界观和方法论。

五行学说来源于古代劳动人民长期的生活和生产实践。古人发现宇宙自然按照生、长、化、收、藏循环运动规律后，借代木、火、土、金、水这五种具体物质的属性加以抽象推演，用来说明整个物质世界是在不断运动、变化之中，故称之为"五行"。五行之间具有相互资生、相互制约的关系。

中医理论体系在其形成过程中，受到五行学说极其深刻的影响，它同阴阳学说一样，作为一种思维方法贯穿于中医理论体系的各个方面，用以说明人体的生理病理，并指导疾病的诊断与治疗，成为了中医学独特理论体系的重要组成部分。

一、五行的概念、特性及归类

（一）五行的概念

五行，即木、火、土、金、水五种物质及其运动变化。"五"是指木、火、土、金、水五种物质及属性；"行"即运动变化。但需要注意的是，五行学说中的"五行"不是指木、火、土、金、水五种物质本身，而是一个抽象的哲学概念，古人运用抽象出来的五行特性，采用取象比类和推演络绎的方法，将自然界中的各种事物和现象分归为五类，并以五行"相生""相克"的关系来解释各种事物发生、发展、变化的规律。

（二）五行的特性

一年气候变化表现为春生、夏长、长夏化、秋收、冬藏；月亮每月变化表现为晦、朔、弦、望等，古人通过长期的实践发现这些规律具有相似性，因此通过五种基本物质的特性，运用取类比象的思维方法，形成了五行特性的基本概念，《尚书·洪范》说："水曰润下，火曰炎上，木曰曲直，金曰从革，土爰稼穑。"

1. 木的特性　"木曰曲直"。曲，屈也；直，伸也。"曲直"是指能屈能伸。木具有树干曲直、向上向外舒展的特性。因而引申为具有生长、升发、条达、舒畅等性质和作用的事物，均归属于木。

2. 火的特性　"火曰炎上"。炎，热也；上，上升。"炎上"是指火具有炎热、上升、光明的特性。因而引申为具有温热、升腾、光明性质和作用的事物，均归属于火。

3. 土的特性　"土爰稼穑"。爰（yuan），通曰。春种曰稼，秋收曰穑，"稼穑"是指农作物的播种和收获。土具有生化、载物的特性，因而引申为具有生化、承载、受纳性质和作用的事物，均归属于土。

4. 金的特性　"金曰从革"。从，顺从也；革，即革而不降。"从革"，是指金质地沉重下坠之性。因而引申为具有沉降、肃杀、收敛、洁净等性质和作用的事物，均归属于金。

5. 水的特性　"水曰润下"。润，即滋润；下，即向下、下行。"润下"是指水具有滋润、向下、封藏的特性。引申为具有寒凉、向下、滋润、闭藏的性质和作用的事物，均归属于水。

（三）事物属性的五行归类

古人运用取象比类法、推演络绎法，将自然界各种事物和现象，以及人体的脏腑组织、生理病理现象分别归属于木、火、土、金、水五行系统之中，见表2-6。

1. 取象比类法　即从事物的形象中找出能反映其本质的特征，直接与五行各自的特性相比较，以确定其五行属性的方法。如事物属性与木的特性相类似，则将其归属于木，与火的特性相类似，则将其归属于火。

2. 推演络绎法　即根据已知的某些事物的五行属性，推演至其他相关的事物，以得知这些事物五行属性的方法。如秋季气燥，故燥也就归属于金。又如肝属木，由于肝合胆、主筋、其华在爪，开窍于目，故经推演络绎而把胆、筋、爪、目归属于木。

表 2 - 6 事物属性的五行归类

自然界							五行	人体						
五音	五味	五色	五化	五气	五方	五季		五脏	五腑	五官	五体	五志	五液	五脉
角	酸	青	生	风	东	春	木	肝	胆	目	筋	怒	泪	弦
徵	苦	赤	长	暑	南	夏	火	心	小肠	舌	脉	喜	汗	洪
宫	甘	黄	化	湿	中	长夏	土	脾	胃	口	肉	思	涎	缓
商	辛	白	收	燥	西	秋	金	肺	大肠	鼻	皮	悲	涕	浮
羽	咸	黑	藏	寒	北	冬	水	肾	膀胱	耳	骨	恐	唾	沉

五行学说以天人相应为指导思想，以五行为中心，以时空结构的五方、五季，人体结构的五脏为基本构架，将人体的生命现象与自然界的事物、现象联系起来，形成了联系人体内外环境的五行结构系统，用以说明人体以及人与自然环境的统一性。

二、五行学说的基本内容

(一) 相生相克

五行相互之间不是孤立的、静止不变的，而是存在着有序的"相生""相克"关系，从而维持事物生化不息的动态平衡（图 2 - 2）。但"其相生相克，皆以气而不以质也，成质则不能生克矣"（《四圣心源》）。这是五行之间关系的正常状态。

1. 相生 相生即资生、助长、促进之意。五行之间互相滋生和促进的关系称之为相生。

五行相生的次序：木生火，火生土，土生金，金生水，水生木。

在相生关系中，任何一行都具有"生我""我生"两方面的关系，构成"母子关系"，即"生我"者为母，"我生"者为子。以火为例：因为木生火，故火的"生我"者为木，木的"我生"者为火，木为火之母，火为木之子。

2. 相克 相克即制约、克制、抑制之意。五行之间相互制约的关系称之为相克。

五行相克的次序：木克土，土克水，水克火，火克金，金克木。

在相克关系中，任何一行都具有"我克""克我"两个方面的关系，我克者为"所胜"，克我者为"所不胜"。以水为例：因为土克水，水克火，故水的"克我"者为土，水的"我克"者为火；土为水之"所不胜"，火为水之"所胜"。

以木为例，其五行生克的关系如下（图 2 - 3）。

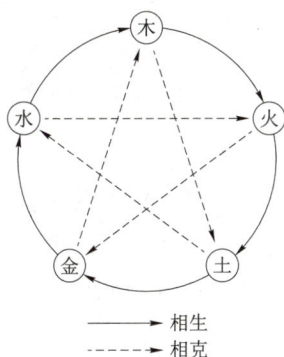

图 2 - 2 五行相生相克示意

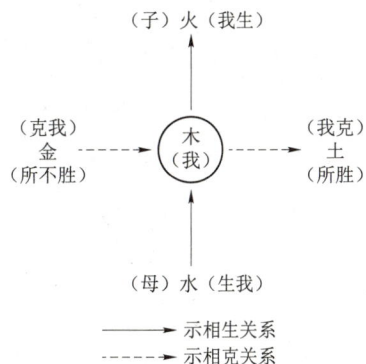

图 2 - 3 木的五行生克关系

(二) 制化胜复

五行结构系统的动态平衡，依赖于两种调节机制，一是五行制化调节机制，二是五行胜复调节机制。通过制化、胜复两种机制的调节，形成五行结构系统的相对平衡和循环运动。

1. 制化　五行制化是指五行之间既相互资生，又相互制约，以维持平衡协调的关系。制，即制约、克制；化，即化生、变化。制化，即"制则生化"之义。《素问·六微旨大论》说："亢则害，承乃制，制则生化。"就是说五行中一行亢盛时，必然随之有另一行来克制它，以防止亢而为害。五行制化，就是五行相生与相克结合的自我调节，通过五行之间的负反馈效应，而使五行系统整体上维持稳定与协调。

由于五行中每一行都存在着"生我""我生""克我""我克"四个方面的联系，因此对每一行来说都是克中有生、生中有克，形成五行间既相互生化，又相互制约的"制化"关系。没有生，就没有事物的发生和成长；没有克，就不能维持正常协调关系下的变化与发展。只有"化中有制""制中有化"，才能维持和促进事物相对的平衡协调和发展变化。

2. 胜复　五行胜复，是指五行中一行亢盛（即胜气），则引起其所不胜（即复气）的报复性制约，从而使五行之间复归于协调与稳定。

五行制化的规律是：木生火，火生土，而木又克土；火生土，土生金，而火又克金；土生金，金生水，而土又克水；金生水，水生木，而金又克木；水生木，木生火，而水又克火。如此循环往复（图2-4）。

五行胜复属五行之间按相克规律的自我调节。胜气出现的原因有两种，一是由于五行中一行的太过，即绝对亢盛；二是由于五行中一行的不足而致其所不胜的相对偏盛。《素问·至真要大论》说："有胜则复。"复气是因胜气的出现而产生，即先出现胜气，而后才有复气产生，以对胜气进行"报复"，使胜气复平。复气即胜气的所不胜，若胜气为木，则复气为金；胜气为火，则复气为水；胜气为土，则复气为木；胜气为金，则复气为火；胜气为水，则复气为土。一年气候春夏秋冬不是稳定不变的，而是每年往往会出现波动变化。若春季木气过胜，回温太快，则可能夏秋会出现金气来复的气候现象。

胜复的规律是"有胜则复""子复母仇"。五行中一行亢盛，则按相克次序克制，引起所不胜（即复气）旺盛，以制约该行的亢盛，使之复归于常。如以木行亢盛为例，木旺（＋）克土，引起土衰（－），土衰则制水不及而致水盛（＋），水盛克火而致火衰（－），火衰则制金不及而致金旺（＋），金旺则克木，使木行亢盛得以平复（0）。此处的木行亢盛为"胜气"，而金行旺盛为"复气"，金行旺盛是对木行亢盛的报复。余四行的胜复依次类推（图2-5）。

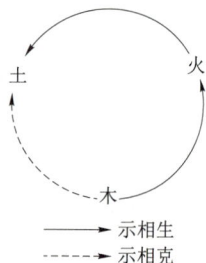

图2-4　制化规律示意

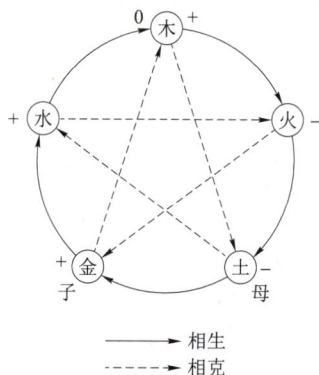

图2-5　胜复规律示意

胜复，又称"子复母仇"。因五行中的某一行偏盛，即为胜气；该行的所不胜，是其复气，而此复气又为其胜气的所胜之子行。复气之母行受其胜气所害，复气制约胜气，为母报仇，故称"子复母仇"。如上述的木行亢盛为胜气，金行旺盛为复气；土为木之所胜，而土之子金行能克木，使木行亢盛得以平复，因而"子复母仇"。因此，五行胜复，子复母仇，实指五行系统内部在出现不协调时，系统本身具有的一种反馈调节机制。

（三）相乘相侮

五行的相乘和相侮，是五行之间的异常克制现象（图2-6）。

1. 相乘　相乘是指五行中某一行对所胜一行的过度克制。乘，凌也，即以强凌弱之意。

相乘的次序与相克相同，即木乘土，土乘水，水乘火，火乘金，金乘木。

导致相乘的原因有太过与不及两种情况：一是五行中某一行过度亢盛（太过），对其"所胜"一行克制太过，使其虚弱。以木克土为例，木过度亢盛，而土虽不虚，但难以承受木的过度克制，造成土的不足，此为木亢乘土的相乘现象。二是五行中某一行过于虚弱（不及），难以抵御其"所不胜"一行的正常限度的克制，而更加虚弱。以木克土为例，正常情况下，木克土，以维持木土之间的相对平衡。如果土自身不足，木虽然属于正常水平，但也会乘土之虚而克之，这种相克超过了正常的制约程度，将会使土更虚。

图2-6　相乘相侮示意

相乘与相克在次序上相同，但相克是五行之间的正常制约关系，而相乘是五行之间的异常制约现象。在人体，相克是生理现象，相乘是病理现象（图2-7）。

图2-7　相乘的两种情况示意

2. 相侮　相侮是指五行中某一行对所不胜一行的反向克制，即反克，又称反侮。侮，为欺侮、欺凌之义。

五行相侮的次序与相克、相乘的方向相反，即木侮金，金侮火，火侮水，水侮土，土侮木。

导致相侮的原因有"太过"与"不及"两种情况。太过所致的相侮，是指五行的某一行过于强盛，使其"所不胜"一行不仅不能克制它，反而受到它的反向克制。以木为例，金原是克木的，但由于木过度亢盛，则金不仅不能去克木，反而被木所克制，使金受损。不及所致的相侮，是指五行中某一行过于虚弱，不仅不能制约其"所胜"的一行，反而受到其"所胜"的一行的"反克"。如正常情况下，金克木，木克土，但当木过度衰弱时，土乘木之衰而反侮之（图2-8）。

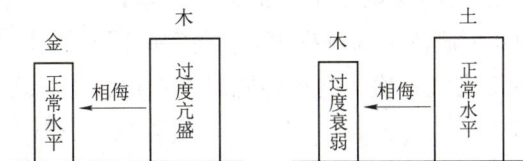

图2-8　相侮的两种情况示意

相乘和相侮均是五行间生克制化的异常，二者之间既有联系又有区别。相乘是按五行的相克次序发生的过强克制，相侮是发生与五行相克次序相反方向的克制。在发生相乘时，也可同时发生相侮；

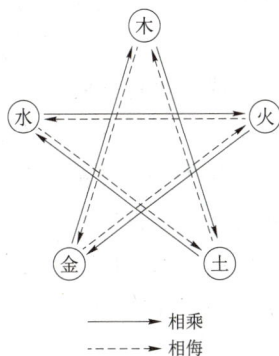

发生相侮时，也可同时发生相乘。如木气过亢时，不仅会过度克制其所胜之土（相乘），而且可以恃己之强反向克制己所不胜之金（相侮）；反之，木气虚弱时，则不仅金来乘木，而且其所胜之土也乘其虚而反侮之。

（四）母子相及

母子相及为相生异常的变化，包括母病及子和子病及母两种情况。及，即连累的意思。

1. 母病及子 母病及子指五行中的某一行异常，影响到其子一行，结果母子皆异常。母病及子的一般规律：母行虚弱，引起子亦不足，终致母子两行皆不足。例如水生木，水为木母，木为水子，若水之不足无以生木，导致木亦虚弱，水竭木枯，母子俱衰。

2. 子病及母 子病及母指五行中的某一行异常，影响到其母一行，结果母子皆异常。子病及母的一般规律有三种：一是子行亢盛，引起母行亦亢盛，结果子母两行皆盛，常称为"子病犯母"；二是子行虚弱，累及母行，导致母行亦不足，终致子母俱虚。三是子行亢盛，损伤母行，以致子盛母衰，常称为"子盗母气"。

三、五行学说在中医学中的应用

五行学说在中医学中的应用，主要是以五行的特性和生克、乘侮的规律来分析研究人体与自然及人体各脏腑组织器官功能及相互联系，解释人体病因、病理等机制，并指导临床诊断和治疗。

（一）说明五脏的生理功能及联系

1. 说明五脏的生理功能 五行学说将人体的脏腑组织分别归属于五行，以五行的特性来说明五脏的生理功能，这是中医藏象学说的理论基础。

中医学认为，木有生长升发、舒畅条达的特性，而肝有喜条达而恶抑郁的特性，故肝属"木"。火有温热的特性，心阳具有温煦作用，故心属"火"。土有生化万物的特性，脾主运化水谷，为气血生化之源，故脾属"土"。金有清肃、收敛的特性，肺有肃降的作用，故肺属"金"。水具有滋润、下行、封藏的特性，肾主一身之元阴、元阳，主藏精，故肾属"水"。

2. 说明五脏之间的生理联系 五脏的功能活动不是孤立的，而是互相联系的。五行学说用五行生克、制化规律说明脏腑之间的生理联系。

（1）以五行相生说明五脏之间的资生关系 水生木，肾生肝，肾藏精以滋养肝血；木生火，肝生心，肝藏血以济心；火生土，心生脾，心之热以温脾；土生金，脾生肺，脾化生水谷精微以充肺；金生水，肺生肾，肺气肃降以助肾。

（2）以五行相克说明五脏之间的制约关系 金克木，肺克肝，肺气清肃下降，可以制约肝气的升发太过；木克土，肝克脾，肝气条达，可以疏泄脾气的壅滞；土克水，脾克肾，脾主运化水湿，可以防止肾水的泛滥；水克火，肾克心，肾水上济于心，可以制止心火的亢烈；火克金，心克肺，心火之阳热，可以制约肺气的清肃太过。

（3）以五行制化说明五脏之间的协调平衡 依据五行学说，五脏中的每一脏都有生我、我生、克我、我克四种生理联系。由于五脏制化的自我调节，每一脏因有他脏的资助而不至于虚弱，又因有他脏的制约而不至于过亢。本脏之气太盛，则有他脏之气制约；本脏之气虚弱，又可由他脏之气资助，从而使五脏之间整体上维持稳定与协调。如肝（木）之气，其虚，则有肾（水）生之；其亢，则有肺（金）克之；心（火）不足，肝（木）可生之；脾（土）过亢，肝（木）可克之。这种制化关系把五脏紧紧联系成一个整体，从而保证了人体脏腑之间的动态平衡。

3. 阐释五脏与自然环境的关系 五行学说不仅将人体的脏腑、形体、官窍、情志等分归于五行，构成以五脏为中心的五个生理病理系统，而且将自然环境中的五方、五时、五气、五化、五味、五色等与人体的五脏联系起来，建立了以五脏为中心的天人一体的五行系统。如以肝为例，"东方生风，风生木，木生酸，酸生肝，肝生筋，筋生心，肝主目。其在天为玄，在人为道，在地为化。化生五味，道生智，玄生神。神在天为风，在地为木，在体为筋，在脏为肝，在色为苍，在音为角，在声为呼，在变动为握，在窍为目，在味为酸，在志为怒。怒伤肝，悲胜怒；风伤筋，燥胜风；酸伤筋，辛胜酸"（《素问·阴阳应象大论》）。把自然界的东方、春季、风气、酸味等，通过五行的"木"与人体的肝、胆、筋、目等联系起来，构成了联系人体内外的"木系统"，从而体现了"天人相应"的整体观念。

（二）说明五脏病变的相互影响

中医学运用五行学说的生克、乘侮理论，来说明人体病理状况下五脏之间的相互影响，如本脏之病可以传至他脏，他脏疾病也可以传至本脏，这种病理上的相互影响称之为传变。脏腑间的传变，可分为相生关系的传变和相克关系的传变。

1. 相生关系的传变　包括"母病及子"和"子病犯母"两个方面。

（1）母病及子　是指疾病传变次序从母脏传及子脏，如肾病及肝、肝病及心、心病及脾、脾病及肺、肺病及肾。

（2）子病犯母　是指疾病传变次序从子脏传及母脏，如心病犯肝、肝病犯肾、肾病犯肺、肺病犯脾、脾病犯心。一般认为，按相生规律传变时，母病及子病情较轻，子病及母病情较重。

2. 相克关系的传变　包括"相乘"与"相侮"两个方面。

（1）相乘　是指相克太过为病，以肝木和脾土为例，相乘传变有"木旺乘土"和"土虚木乘"两种情况。

（2）相侮　又称反侮，即反向克制为病，如"木火刑金""土虚水侮"。一般认为，按相克规律传变时，相乘传变病情较重，而相侮传变病情较轻。

需要注意的是，五脏病变时的相互传变，在临床上并不能完全用五行之间的生克规律来阐释。因为疾病的发生发展变化，与受邪的性质、患者禀赋的强弱，以及各个疾病本身的发生发展规律之差异等多种因素相关，所以疾病的五脏传变次序，不可生搬硬套，应根据具体病情加以分析，灵活应用五行学说的原理。

（三）指导疾病的诊断

人体是一个有机整体，内脏功能活动及其相互关系的异常变化，可以从患者的面色、声音、口味、脉象等方面反映出来。五脏六腑及五色、五味、五志等都可归属于五行，而五行中同一行的事物之间有着一定的联系，故某一行的内脏有病时，可影响到同行中的其他方面。所以临床对望、闻、问、切四诊所得的资料，可根据五行的配属关系及其生克乘侮的变化规律，以确定五脏病变的部位，推断病情进展和判断疾病的预后。正如《灵枢·本脏》所说："视其外应，以知内脏。"

1. 确定五脏病变部位　五行学说以事物的五行属性归类和生克、乘侮规律确定五脏病变的部位，包括以本脏所主之色、味、脉来诊断本脏之病，亦可以他脏所主之色、味、脉来确定五脏相兼之病变。如面见青色，喜食酸味，脉见弦象，其病多在肝；面见赤色，口味苦，脉洪，可诊断为心火亢盛；脾虚的患者，面见青色，为木来乘土；心脏病患者面见黑色，为水来乘火等。

2. 推断病情的轻重顺逆　古人还以五行生克关系从色脉来判断病情的顺逆。色脉相合，其病顺；若色脉不符，得克则死，得生则生。如肝病色青见脉弦，为色脉相合，其病顺；若不得弦脉反见浮脉，则属克己之脉（金克木），为逆；若得沉脉则为生我之脉（水生木），为顺。但是疾病的临床表现是千变万化的，所以在临床的实际应用中，对于疾病的诊断及预后的推断，必须坚持"四诊合参"，而非单凭色脉，更不要拘泥于色脉之间的相生或相克。

（四）指导疾病的治疗

1. 指导脏腑用药　不同药物有不同的颜色与性味。色有青、赤、黄、白、黑"五色"，味有酸、苦、甘、辛、咸"五味"。古人发现，某些药物的色或味与相应脏腑具有亲和性。根据五行归属理论，青色、酸味入肝；赤色、苦味入心；黄色、甘味入脾；白色、辛味入肺；黑色、咸味入肾。如白芍、山茱萸味酸入肝经以补肝，黄连味苦以泻心火，白术色黄味甘以补益脾气，石膏色白味辛入肺经以清肺热，玄参、熟地黄色黑味咸入肾经以滋养肾阴等。但这种用药方法仅是古代用药方法之一，是较片面的，临床脏腑用药，除色味外，必须结合药物的四气（寒、热、温、凉）和升降浮沉等理论综合分析，辨证用药。

2. 指导控制疾病传变　某脏受病可以波及他脏而致疾病发生传变。因此，在治疗时，除对本脏病进行治疗外，同时还要根据五行的生克乘侮规律，来调整脏腑的太过和不及，以控制其进一步的传变。《金匮要略》指出："见肝之病，知肝传脾，当先实脾。"就是说，肝病时，如肝气太过，木旺则必克脾土，根据木乘土的规律，治疗时就要先一步健脾，以防肝病传脾，体现了中医"治未病"思想。

3. 指导确定治则治法

（1）根据相生规律确定治则治法　运用母子相生规律来治疗疾病，其基本治疗原则是"补母"与"泻子"，即"虚则补其母，实则泻其子"。

虚则补其母主要适用于母子关系的虚证，重点是补母，常用方法有滋水涵木法、培土生金法、金水相生法、益火补土法等。

实则泻其子主要适用于母子关系的实证，重点是泻子，如肝旺泻心法等。

（2）根据相克规律来确定治则治法　相克异常有相乘和相侮两种病理变化。虽然有相克太过、相克不及和反克等情况，但总的可归纳为强弱两个方面。克者为强，表现为功能亢进；被克者属弱，表现为功能衰退。因此治疗时采用"抑强"与"扶弱"的法则。

"抑强"用于相克太过，"扶弱"用于相克不及。常用的方法有抑木扶土法、培土制水法、佐金平木法、泻南补北法等。

五行学说指导治则治法归纳如下（图 2 - 9）。

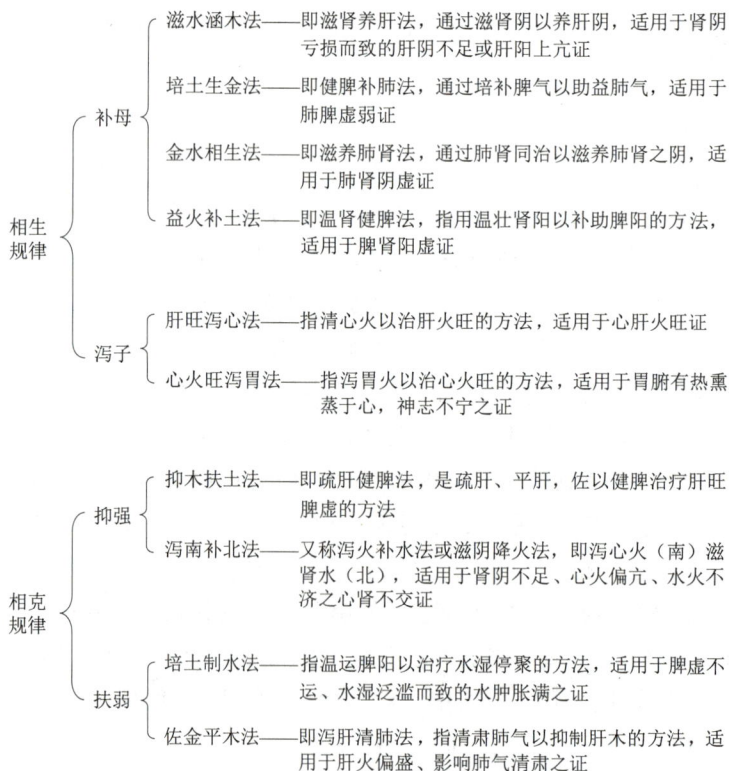

图 2 - 9　五行学说指导确定治则治法示意图

4. 指导中医情志疗法　情志生于五脏，五脏之间有着生克关系，所以情志之间也存在着生克关系。因此在临床上可以用情志的相互制约关系来达到治疗的目的。如怒伤肝，悲胜怒（金克木）；喜伤心，恐胜喜（水克火）；思伤脾，怒胜思（木克土）；忧伤肺，喜胜忧（火克金）；恐伤肾，思胜恐（土克水）。情志疗法主要用于情志疾病。古代医家运用这类治法获得了许多成功的经验，可供参考。

5. 指导针灸取穴　针灸学将手足十二经四肢末端的穴位分属于五行，即井、荥、俞、经、合，分属于木、火、土、金、水，临床根据不同的病情，以五行生克乘侮规律进行选穴治疗。

以五行的生克乘侮规律指导疾病的治疗，有其一定的实用价值，但是并非所有疾病的治疗都能用五行学说来说明。因此在临床上，既要正确地掌握五行生克规律，又要根据具体病情进行辨证论治。

精气学说、阴阳学说和五行学说虽各具特点，但又是相互联系、一脉相承的。世界本原于气，气之动静而分阴阳，阴阳合和化生五行，五行是构成宇宙万物的基本元素，体现了古代"易有太极，是生两仪（阴阳），两仪生四象（木火金水），四象生八卦"（《周易》）的宇宙演化观。中医学按气—阴阳—五行的逻辑结构，通过气—阴阳—五行的矛盾运动，阐述了生命运动的基本规律，构筑了中医学的理论体系，建立了中医学的整体医学模式。

总之，精气学说、阴阳学说和五行学说，是中国古代朴素的唯物论和辩证法。精气学说奠定了中医理论的基石，而阴阳学说和五行学说作为方法论，构筑了中医理论体系的基本框架。精气学说旨在说明天地万物的物质统一性，阴阳学说旨在说明一切生命现象都包含着阴阳矛盾运动，而五行学说则具体说明事物之间的结构关系和调节方式，三者渗透于医学领域中，成为中医学哲学思想的基础。

▪ 知识链接

阴阳变化

阴阳未判，一气混茫。气含阴阳，则有清浊，清则浮升，浊则沉降，自然之性也。升则为阳，降则为阴，阴阳异位，两仪分焉。清浊之间，是谓中气，中气者，阴阳升降之枢轴，所谓土也。枢轴运动，清气左旋，升而化火，浊气右转，降而化水。化火则热，化水则寒。方其半升，未成火也，名之曰木。木之气温，升而不已，积温成热，而化火矣。方其半降，未成水也，名之曰金。金之气凉，降而不已，积凉成寒，而化水矣。水、火、金、木，是名四象。四象即阴阳之升降，阴阳即中气之浮沉。分而名之，则曰四象，合而言之，不过阴阳，分而言之，则曰阴阳，合而言之，不过中气所变化耳。（黄元御《四圣心源》）

▪▪▪▪ 目标检测

答案解析

选择题

1. "阴阳离决，精气乃绝"所反映的阴阳关系是（　　）
   - A. 对立制约
   - B. 互根互用
   - C. 相互交感
   - D. 消长平衡
   - E. 相互转化

2. 中医理论中阴阳的概念是（　　）
   - A. 代表相互对立的两种事物
   - B. 代表相互关联的两种事物
   - C. 中国古代哲学的一对范畴
   - D. 对事物矛盾双方的概括
   - E. 自然界相互对立又相互关联事物

3. "动极者，镇之以静；阴亢者，胜之以阳"是（　　）
   - A. 阴阳对立制约
   - B. 阴阳互根互用
   - C. 阴阳消长平衡
   - D. 阴阳相互转化
   - E. 阴阳相互交感

4. "阴在内，阳之守也；阳在外，阴之使也"是说明（　　）
    A. 阴阳的相互对立　　　　B. 阴阳互根互用　　　　C. 阴阳的相互消长
    D. 阴阳相互转化　　　　E. 阴阳的相互平衡

5. "阴中求阳，阳中求阴"治法的理论依据是（　　）
    A. 阴阳对立制约　　　　B. 阴阳互根互用　　　　C. 阴阳协调平衡
    D. 阴阳相互转化　　　　E. 阴阳互为消长

6. 阴阳交感是指（　　）
    A. 阴阳二气的运动　　　　B. 阴阳二气的和谐状态　　　　C. 阴阳二气相互对立的状态
    D. 阴阳二气相互感应　　　　E. 阴阳二气在运动中相互感应而交合的过程

7. 适用于"益火之源，以消阴翳"的治法是（　　）
    A. 实寒证　　　　B. 实热证　　　　C. 虚寒证
    D. 虚热证　　　　E. 阴阳两虚证

8. "寒极生热，热极生寒"指的是（　　）
    A. 阴阳对立制约　　　　B. 阴阳互根互用　　　　C. 阴阳协调平衡
    D. 阴阳相互转化　　　　E. 阴阳互为消长

9. 五行中"木"的特性是（　　）
    A. 炎上　　　　B. 润下　　　　C. 稼穑
    D. 曲直　　　　E. 从革

10. "见肝之病，知肝传脾"，从五行之间的关系看，其所指内容是（　　）
    A. 木疏土　　　　B. 木克土　　　　C. 木乘土
    D. 土侮木　　　　E. 木胜土

11. 五行相克关系中，金的"所胜"是（　　）
    A. 土　　　　B. 金　　　　C. 水
    D. 木　　　　E. 火

12. "木火刑金"是指（　　）
    A. 肝火灼伤肺金　　　　B. 心火灼伤肺金　　　　C. 心肝火旺伤肺
    D. 肺阴虚，心火旺　　　　E. 肝阴虚，心火旺

13. 以下属于"子病犯母"的是（　　）
    A. 肝病及心　　　　B. 心病及脾　　　　C. 肺病及肾
    D. 肾病及脾　　　　E. 脾病及心

14. 属于"母病及子"的脏病相传是（　　）
    A. 心病及肺　　　　B. 心病及肾　　　　C. 心病及肝
    D. 心病及脾　　　　E. 脾病及心

15. 属于"实则泻其子"治则的治疗是（　　）
    A. 肝火旺泻心火　　　　B. 肝火旺泻胆火　　　　C. 肝火旺泻脾
    D. 肝火旺泻肺　　　　E. 肺火旺泻大肠

（李　淼）

书网融合……

重点小结　　　　微课1　　　　微课2　　　　习题

第三章　中医生理学基础——藏象

学习目标

知识目标：通过本章学习，应能掌握藏象的概念、五脏的主要生理功能及其系统联系、六腑的主要生理功能；熟悉奇恒之腑的主要功能、脏腑之间的关系；了解藏象学说的形成。

能力要求：能运用藏象理论解释人体脏腑的生理功能，分析脏腑之间的关系，判断脏腑的病理变化，能区别中西医同名脏器的不同。

素质目标：通过本章学习，培养核心意识、角色意识、集体意识和团队合作精神。

情境导入

情境：患者，女，45 岁。2020 年 7 月 15 日初诊。自诉感冒后出现心悸、头晕，心前区时有隐痛。医院查心电图：窦性心律不齐，诊断：病毒性心肌炎，予以抗病毒、营养心肌及对症治疗等，效果不佳，转求中医。刻下患者自觉心悸，心前区时有隐痛，伴有头晕、健忘、失眠、多梦、四肢乏力。体检：神清语微，面白无华，颈静脉无怒张，舌质淡，苔白，脉细无力。

分析：患者感受温邪入里，内舍于心，心血不足，心失所养，故心悸、心前区时有隐痛；血虚不能上荣清窍，故面白无华、头晕、健忘；心主神志，血不养心，神不守舍，故失眠多梦；血虚不能充实血脉，荣养四肢肌肉，故四肢无力；舌色淡、脉细弱均为血虚之象。治疗：补血养心。

思考：1. 心与血、心与面、心与神志有什么关系？

　　　　2. 中医如何认识人体的组织构造？

藏象学说，是研究藏象的概念内涵，各脏腑组织器官的形态结构、生理功能、病理变化及其与气血津液、神志之间的相互关系，以及脏腑之间、脏腑与形体官窍之间、脏腑与自然社会环境之间的相互关系的学说。它是中医学特有的关于人体生理病理的系统理论，是中医学理论体系的核心部分，是辨证论治的基础，对临床诊断、治疗、康复、防治和养生，具有重要的指导意义。

第一节　藏象概述

PPT

一、藏象的概念

藏象是指藏于体内的脏腑及其表现于外的生理病理征象，又作"脏象"。"藏象"一词，首见于《素问·六节藏象论》。张介宾《类经·藏象类》曰："象，形象也。藏居于内，形见于外，故曰藏象。"

"藏"是指隐藏于体内的脏腑，脏腑是人体内脏的总称，包括五脏、六腑和奇恒之腑，见表 3 - 1。五脏包括心、肝、脾、肺、肾，多为实体性器官，其共同的生理特点是化生和贮藏精气；六腑包括胆、胃、小肠、大肠、膀胱、三焦，多为空腔性器官，其共同的生理特点是受盛和传化水谷。《素问·五脏别论》说："所谓五脏者，藏精气而不泻也，故满而不能实。六腑者，传化物而不藏，故实而不能满也。"王冰注释："精气为满，水谷为实。五脏但藏精气，故满而不实；六腑则不藏精气，但受水谷，故实而不能满也。"奇恒之腑包括脑、髓、骨、脉、胆、女子胞，形态结构类似腑，多为空腔性器官，生理功能类似脏，贮藏精气，与五脏六腑都有明显差异，故名。

藏象学说研究的内容还包括形体、官窍。形体，广义指具有一定形态结构的功能组织，狭义指筋、脉、肉、皮、骨等组织结构，称为五体。官，指具有特定功能的器官，如目、舌、口、鼻、耳，又称五官；窍，指孔穴，是人体与外界相连通的窗口，有七窍和九窍的称谓。七窍指头面部七个孔穴，即眼、耳、鼻、口；九窍指七窍加前阴、后阴。因此，藏象学说认为，五脏是所有内脏的中心，故"藏"之所指，实际上是以五脏为中心的五个生理病理系统，即肝系统（肝—胆—筋—目—爪）、心系统（心—小肠—脉—舌—面）、脾系统（脾—胃—肉—口—唇）、肺系统（肺—大肠—皮—鼻—毛）、肾系统（肾—膀胱—骨—耳—发）。

"象"，是这五个生理病理系统表现于外的生理和病理的征象。中医学通过观察外在的征象，来研究、认识体内的脏腑，即《灵枢·本脏》所谓"视其外应，以知其内脏"。藏象把形与象有机地结合起来，较确切地反映了中医学对人体生理病理活动的认识。

表 3-1 脏腑的分类及特点

	五脏	六腑	奇恒之腑
脏腑名称	心、肝、脾、肺、肾	胆、胃、小肠、大肠、膀胱、三焦	脑、髓、骨、脉、胆、女子胞
形态特点	实体性器官	管腔性器官	形多中空，类似于腑
功能特点	藏精气	传化物	内藏精气，类似于脏
生理特点	藏而不泻，满而不实	泻而不藏，实而不满	似脏非脏，似腑非腑

藏象学说，是在直接观察的基础上，综合运用察外知内、取象比类、整体观察等方法，观察表现于外的各种征象，经过概括、抽象、推理，逐步归纳出来的。如肾"主水"的功能，是通过解剖，直接观察而发现的；"主纳气"的功能则是通过整体观察，经过试探反证，最终推理而来的。因此，"藏"是中医学特有的概念，是对人体形态与功能合一性结构的阐述。"藏"的概念，不仅是一个解剖学概念，还是一个生理、病理学概念。脏器，是西医学基于直接观察法获得的一个形态学的概念，其功能是通过对器官结构的解剖分析而获得的。如肾脏，具有肾盂、肾盏等结构，是泌尿系统的一个器官，没有调节人体的呼吸运动的功能。因此，"藏"与脏器的名称虽然大致相同，但其内涵却大不相同。

二、藏象学说的形成

藏象学说的形成，以《内经》为标志，后经历代医家不断补充与发展。其形成的基础，主要有以下四方面。

（一）古代解剖知识的积累

早在春秋战国时期，古人对脏腑的形态已有了一定的认识，如《史记·扁鹊仓公列传》记载上古时期名医俞跗治病过程："割皮解肌，决脉结筋，搦脑髓，揲荒爪幕，湔浣肠胃，漱涤五藏。"说明当时已积累了一定的解剖学知识。

《灵枢·经水》说："若夫八尺之士，皮肉在此，外可度量切循而得之，其死，可解剖而视之。其脏之坚脆，腑之大小，谷之多少，脉之长短，血之清浊……皆有大数。"《灵枢·肠胃》及《难经·四十二难》详细描述了人体脏腑的解剖形态、重量、色泽、容积等。说明在当时解剖学方法是认识人体结构的基本方法。

藏象学说中，对脏腑生理功能的认识，如心主血脉、肺主呼吸、肾主水液、胃主受纳腐熟、大肠主传化糟粕、胆藏精汁等，都是以解剖学知识为基础的。

（二）长期生活实践的观察

古代粗浅的解剖知识，显然无法揭示高度复杂的生命现象。因此，在中国古代哲学的精气学说、阴阳学说、五行学说等理论及思维方法的影响下，古代医家采用了"以表知里""司外揣内"的认识方法，来认识人体脏腑的功能。

根据"有诸内者，必形诸外"的原理，采用"司外揣内""视其外应，以知其内脏"及"取象比类"的方法，通过对生命现象的整体观察，分析人体对不同环境条件和外界刺激做出的不同反应，探究、考察人体脏腑的未知功能，总结人体的生理、病理规律，这是藏象学说形成的主要依据。如在已知肺主呼吸的基础上，观察到人体体表受寒时会出现鼻塞、喷嚏、咳嗽、声音嘶哑等呼吸道症状，从而推论出"肺主皮毛""开窍于鼻"。

（三）医疗实践经验的积累

通过医疗效果来探索和反证机体的生理病理，是使藏象学说的具体内容不断丰富充实的重要依据，并使其发展成为对临床实践具有普遍指导意义的重要理论。如食用动物肝脏可以治疗夜盲，经过多次重复的有效的临床实践，产生了"以脏补脏"的治疗方法，并验证了"肝开窍于目"的理论；补肾填精的方法，能治疗生长发育障碍、生殖功能减退及促进骨折愈合，反证肾有藏精、促进生长发育和生殖及主骨的功能。当然，被临床实践证伪的假说或理论，则被淘汰或修正。如脏与脏的关系中，按照五行之间递相资生的次序，火生土是指心火温煦脾土，但与临床实际不完全相符，故命门学说兴起以后，多认为命门之火有温煦脾土的作用，临床上温肾阳以补脾阳的治法则被广为运用。

（四）古代哲学思想的渗透

藏象学说的构建，经历了从形态学实体模型向功能态模型演化的过程。以精气学说、阴阳五行学说为代表的古代哲学思想渗透到中医学中，在此演化过程中起了至关重要的作用。

精气学说，着重探讨物质世界的本原，它以无形之气的聚、散等来阐释有形之物与无形"虚空"之间的内在联系，揭示事物的整体性、过程性和统一性。精为宇宙万物本原的思想，对中医学建立以精为脏腑形体官窍生成之源的理论，具有重要的启发作用。肾主水，后赋予其藏精功能，主生长发育生殖，则明显由形态学实体向功能态模型转化。

阴阳学说着重以一分为二的观点，运用阴阳的属性及对立互根、消长转化的理论来研究事物的性质及其对立统一的关系。依据阴阳学说来认识人体的结构、功能，尤其是生理、病理现象，对临床防治疾病具有重要的指导意义。

五行学说则把自然界看作统一的整体系统，用木、火、土、金、水的属性及生克乘侮规律来研究事物之间的相互关系及其作用。中医学以此哲学思想为指导，运用推演络绎、取象比类的方法，构建了一个以五脏为中心的五行藏象体系。它将复杂的人体组织结构划分为五个功能系统，每个系统都以五脏为核心，联系六腑、五官、九窍、五体、五志及五方、五时、五气、五色、五味、五化等，体现了人体整体功能的统一、形神的统一、人与自然的统一。五行藏象体系的建立，使中医学脏腑的概念逐渐由形态学实体演变为功能态模型。

总之，藏象学说是古代医家在长期生活医疗实践中，以古代解剖学知识为基础，在中国古代哲学的精气、阴阳、五行理论及其思维方法的影响下，运用整体观察、察外知内、取象比类等方法建构的理论体系，是古人将客观所见的形态与主观推理所得的认知结合在一起的产物。

三、藏象学说的特点

藏象学说的主要特点，是以五脏为中心的整体观。主要体现在以下两方面。

（一）以五脏为中心的人体自身的整体性

藏象学说认为，人体是以五脏为中心，通过经络系统，将六腑、五体、五官、九窍、四肢百骸等全身脏腑形体官窍联结成五大生理系统，进而形成一个有机整体。肝、心、脾、肺、肾这五大功能系统之间，通过经络的联结和气血的流通，在形态上密不可分，在生理功能上相互协调、相互为用，是维持人体生理平衡的重要保证。

同时，藏象学说认为，形与神俱，不可分离。人的精神活动是人体整体生命功能的表现，与五脏的生理功能密切相关。情志活动由五脏精气所化生，《素问·阴阳应象大论》说："人有五脏化五气，以生喜怒悲忧恐。"情志过激，又反伤五脏精气，如"怒伤肝""喜伤心""思伤脾""忧伤肺""恐伤肾"。

（二）五脏与自然环境的统一性

人生存于自然界，生命活动规律必然受自然环境的制约和影响，机体受此影响，也必然会做出反应。《灵枢·岁露论》说："人与天地相参也，与日月相应也。"中医学将人体与自然界置于同一体系中加以研究，强调人与自然环境的统一性，这是藏象学说的第二个特点。如五脏与五时之气是相互通应的，《素问·六节藏象论》说："心通于夏气，肺通于秋气，肾通于冬气，肝通于春气，脾通于土气。"五脏之气的虚实强弱亦与四时气候变化密切相关，如春季肝气旺，则春季肝病多发，春天养生调摄则应多疏泄肝气。

综上所述，应用以五脏为中心的整体观来研究人体生命现象及规律，是藏象学说的主要特点。

第二节 五 脏

五脏，即心、肝、脾、肺、肾的合称。在经络学说中，心包络也作为脏。五脏的共同生理功能是化生和贮藏精气，并能藏神，故又有"五神脏"之称。五脏的生理功能彼此协调，共同维持生命活动。五脏的生理功能活动又与自然环境及精神情志因素密切相关。

本节主要阐述五脏的生理功能、生理特性，与形体、官窍、五液、情志及五气的关系。

一、心 微课1

心位于胸中偏左，两肺之间，膈膜上，肺之下，外有心包膜裹护。其形圆而下尖，如未开之莲蕊。

心的主要生理功能是主血脉、主藏神，主宰人体整个生命活动，故被称为"君主之官""生之本""五脏六腑之大主"。心的生理特性是心为阳脏而主通明，心火主降。

心在体合脉，其华在面，在窍为舌，在液为汗，在志为喜。手少阴心经与手太阳小肠经相互属络，从而构成表里关系，心与自然界的夏气相通应。

（一）心的生理功能

1. 主血脉　心主血脉，指心气推动和调控血液在脉管中运行，以营养和滋润全身的功能作用。心主血脉包括心主血和心主脉两方面。

（1）心主血　首先是心气能推动血液运行，输送营养物质于全身脏腑形体官窍。全身脏腑组织器官都有赖于血液的濡养，才能发挥其正常的生理功能。血液的运行与五脏密切相关，其中心的搏动作用尤为重要。心的搏动，主要依赖心气的推动和调控。心气充沛、心搏有力、频率适中、节律一致，血液才能正常输布；心气不足、心搏失常，则血液运行失常。

其次是心有生血的作用，即所谓"奉心化赤"，是指饮食水谷经脾胃消化，产生水谷精微，再转化为营气津液，注入脉中，经心阳作用，化为赤色血液，即《素问·经脉别论》所说："浊气归心，淫精于脉。"

故心有总管全身血液运行及生成的作用。心阳不足，则可导致血液生成及运行障碍。

（2）心主脉　是指心气推动和调控心的搏动和脉管的舒缩，使脉道通利，血流通畅。心与脉管相连，形成一个密闭循环的管道系统。心气充沛，心搏动规律、有力，脉管舒缩正常，输送血液到各脏腑形体官窍，发挥营养滋润作用，维持人体正常的功能活动。

脉为血之府，是容纳和运行血液的通道。血液能正常运行，除有赖于心气充沛外，还需要脉道的通利和血液的充盈。若脉道不利、舒缩失常，则血液运行不畅，脏腑组织得不到充足的血液濡养，临床可见心悸、胸闷、头晕、目眩、脉细涩或结代等症状。

心主血脉的功能状态，可通过心的搏动、脉象、舌色、面色反映出来。如心气充沛、血液充盈，则心搏正常，脉象节律均匀、和缓有力，舌色红活荣润，面色红润；如心气不足、心血亏虚，则可出现心悸、面色无华、舌色淡白、脉象细弱等；甚则心脉瘀阻而见心胸憋闷疼痛、面色灰暗、舌青紫、脉涩结代。

心、脉、血三者密切相关，构成一个血液循行系统。血液的正常运行，需要具备三个条件：心气充沛、血液充盈、脉道通利，故《素问·痿论》说："心主身之血脉。"

2. 主藏神　又称心主神明或主神志，是指心主宰人体脏腑、经络、形体、官窍的生理活动和精神、意识、思维、情志等心理活动的功能。

神有广义和狭义之分。广义之神，是指整个人体生命活动的主宰和总体现；狭义之神，是指人的精神、意识、思维、情志活动等。心主藏神，既包括广义之神，也包括狭义之神。

人体的脏腑、经络、形体、官窍形态结构各异，生理功能不同，在人体生命过程中，必须在心神的统一调节下协调配合，共同完成整体生命活动。心藏神有如此重要的功能，故《灵枢·邪客》称心为"五脏六腑之大主"。同时，心为神明之脏，主宰人的精神、意识、思维及情志活动。《素问·痿论》说："心者，君主之官也，神明出焉。"《灵枢·本神》说："所以任物者谓之心。"即是说通过人体的感觉器官，心能接受外界的信息，产生心理活动并做出反应。

心主藏神的生理功能正常，人就精神振奋、神志清晰、思维敏捷，对外界信息的反应灵敏和正常；如果心主神志的生理功能异常，不仅可以出现精神意识思维活动的异常，如失眠、多梦、神志不宁，甚至谵狂，或反应迟钝、精神萎靡，甚则昏迷、不省人事等，而且还可以影响其他脏腑的功能活动，甚至危及整个生命，所以《素问·灵兰秘典论》说："主不明则十二官危。"

心主血脉与心藏神的功能密切相关，心血是神志活动的物质基础，所以《灵枢·营卫生会》说："血者，神气也。"心血充足则能养神而使心神清明、心思敏捷；心血不足则心神失养，可见心悸、健忘、失眠、多梦等症状。

（二）心的生理特性

1. 心为阳脏主通明　心位于胸中，在五行属火，为阳中之阳，故称为阳脏，又称为火脏。旨在强调心以阳气为用，心之阳气推动心脏搏动，温通全身血液，振奋精神，以使生机不息。但须有心阴之协调配合，方可精神内守，既无亢奋，也无抑郁。心主通明，是指心脉以通畅为本，心神以清明为要。

2. 心火主降　以脏腑气机而言，在上者宜降，在下者宜升。以脏腑关系而言，心居于上，心火须下降于肾，以资肾阳，使肾水不寒；肾水必须上升于心，以济心阴，使心阳不亢。

（三）心的整体系统联系

1. 在体合脉，其华在面　心在体合脉，指全身的血脉统属于心，由心主司。其华在面，指心的气血盛衰可从面部的色泽表现出来。人体面部血脉丰富，全身气血皆上注于面部，面部皮肤较薄，又便于观察，故心的生理功能正常与否和心的气血盛衰都可显现于面部。如心气充沛，则面部红润光泽；心气不足，可见面色淡白；心血不足，可见面色萎黄；心脉瘀阻，可见面色青紫；心火亢盛，可见面色红赤，故《素问·五脏生成》说："心之合，脉也；其荣，色也。"

2. 在窍为舌　又称心开窍于舌，指心的功能正常与否以及心的气血盛衰可从舌象的变化反映出来。手少阴心经之别络系于舌本，故心开窍于舌。舌主司味觉和表达语言的功能，只有在心主血脉和心主神志的功能正常时才能得以发挥。舌体血管丰富，所以心的病变，可以从舌象的变化反映出来。如心功能正常，则舌体红活荣润、言语流利、感觉灵敏；若心血不足，则舌淡瘦薄；心血瘀阻，则舌质紫暗；心火上炎，则舌红生疮；心神失常，则舌强或失语。

3. 在液为汗　指心血是汗液化生之源，汗液的生成、排泄与心血、心神的关系密切。心血与津液同源互化，心血充盈、津液充足，汗则化生有源。汗出过多，可致津液大伤，耗及心血，出现心悸等，故有"血汗同源""汗为心之液"之说。同时，津能载气，汗多又可耗伤心气，甚至心阳暴脱。心又藏神，汗液的生成和排泄受心神的调节，惊慌伤心神，可导致大量出汗。由此可见，心主血脉和藏神，以此主司汗液的生成和排泄，维持人体内外环境的协调平衡。

4. 在志为喜　指心的生理功能与喜志有关。喜是人体对外界刺激产生的良性反应，有益于心主血脉的生理功能，故《素问·举痛论》说："喜则气和志达，营卫通利。"但喜乐过度则可使心神受伤，精神亢奋可使人喜笑不休、心气涣散、神志不宁，甚至伤及五脏，即《灵枢·本神》所谓："喜乐者，神惮散而不藏。"

5. 与夏气相通应　五脏应四时，心与夏同属火。心与夏气相通应，是因为自然界在夏季以炎热为主，在人体则心为火脏而阳气最盛，同气相求，故夏季与心相应。心之阳气，在夏季最为旺盛，心脏病证，特别是心阳虚衰患者，其病情在夏季比较容易缓解；反之，阳盛之病证，在夏季则往往加重。从养生和治疗角度来看，夏季是治疗阳虚病证的适宜时期，故中医学有"冬病夏治"之说。

■ 知识链接

心包络

心包络，简称心包，亦称"膻中"，是心脏包膜，为心脏的外围组织。在经络学中，手厥阴心包经与手少阳三焦经相为表里。

古代医家认为，心为人身之君主，邪不能犯，所以外邪侵袭心时，首先侵犯心包络，故曰"诸邪之在于心者，皆在于心包络"（《灵枢·邪客》）。后世医家受到"心不受邪"的思想影响，将外感热病中出现的神昏谵语等心神功能失常的病理变化，称之为"热入心包"。实际上，心包受邪所出现的病证，即是心的病证。

二、肺 🄴 微课2

肺位于胸腔之内，覆盖于心之上，左右各一，肺有分叶，左二右三。因肺在五脏六腑中位置最高，居于诸脏之上，故称为"华盖"。肺经气道与喉、鼻相通，故称喉为肺之门户，鼻为肺之外窍。由于肺通鼻窍，外合皮毛，与自然界息息相通，易受寒热燥湿等外邪侵袭，又称为"娇脏"。

肺的主要生理功能是主气，司呼吸，主行水，朝百脉，主治节。

肺在体合皮，其华在毛，在窍为鼻，在液为涕，在志为忧（悲）。手太阴肺经与手阳明大肠经相互属络，从而构成表里关系，肺与自然界的秋气相通应。

（一）肺的生理功能

1. 肺主气，司呼吸 肺主气指肺有主持和调节脏腑经络之气的功能，包括主呼吸之气和主一身之气两方面。

（1）**主呼吸之气** 是指肺为体内外气体交换的场所，通过肺的呼吸运动，呼出浊气，吸入清气，吐故纳新，完成体内外气体的交换，以维持人体的生命活动。肺主呼吸之气，实际上是通过宣发和肃降两个环节来完成的，肺气宣发，则呼出浊气，肺气肃降，则吸入清气，宣发肃降协调有序，则呼吸均匀通畅。肺失宣发肃降，则可导致呼吸异常，出现咳嗽、气喘等症状。

（2）**主一身之气** 是指肺有主司一身之气的生成和运行两方面的作用。一方面，肺主一身之气的生成，体现在宗气的生成。宗气是由肺吸入的自然界清气与脾胃运化而来的水谷精气结合而成。宗气在肺中形成，积存于胸中"气海"，功能上助肺以司呼吸，助心以行气血，沿三焦下行丹田以资先天元气。由于人体的许多重要生命活动都与宗气有关，宗气是一身之气的重要组成部分，其生成又依赖肺的呼吸功能，所以说肺主一身之气，故《素问·五脏生成篇》说："诸气者，皆属于肺。"另一方面，肺主一身之气的运行，表现在对全身气机的调节。肺有节律地一呼一吸，对全身之气的升、降、出、入运动起着重要的调节作用。肺的呼吸通畅，均匀一致，则一身之气升降出入运动通畅协调。肺主一身之气的功能失常，会导致气的生成不足和气的运行失调，可出现咳喘无力、自汗气短、心胸憋闷等。

2. 主行水 又称肺主通调水道，是指肺的宣发肃降对人体水液代谢具有推动和调节的作用，即《素问·经脉别论》所谓："通调水道。"肺主行水，是通过两个环节来实现的。一是通过肺的宣发，将津液输布于体表皮毛和周身，发挥其滋润的作用，又将卫气布散于皮毛，在卫气司开合的功能调节下，部分水液以汗的形式排出体外，呼气也带走部分水液；二是通过肺的肃降，将水液向下输布，大部分水液经肾的气化作用形成尿液，贮存于膀胱，排出体外。此外，肺气肃降，推动大肠排便也带走一部分水液。

肺位于人体上部，通过肺气之宣发、肃降推动和调节水液代谢，故有"肺主行水""肺为水之上源"的说法。若肺失宣发肃降，水液代谢异常，可出现无汗、尿少、面目浮肿、周身浮肿、喘咳痰多等症。

3. 朝百脉，主治节 肺朝百脉，是指全身的血液通过百脉流经于肺。其生理意义有二：一是进行气体交换，即呼出浊气，吸入清气，富含清气的血液又通过百脉流经全身；二是助心行血，心气是血液循行的基本动力，但也有赖于肺气的协助，主要是宗气，推动血液的运行。肺主气司呼吸，生成宗气，贯心脉而行营血，故《素问·平人气象论》说："人一呼脉再动，一吸脉亦再动。"如肺气虚，不能助心行血，可导致心血瘀阻，出现心胸憋闷疼痛、唇舌青紫等；反之，心血运行不畅，也可以影响肺气的宣发肃降，出现咳嗽、气喘等。

肺主治节，是指肺气具有治理和调节全身气血津液的作用，具体表现在以下四方面：一是治理调节呼吸运动，使气体交换正常；二是治理调节全身气机，使全身气机升降出入正常；三是治理调节血液运行，肺朝百脉，助心行血；四是治理调节津液代谢，通过宣发肃降，调节水液的输布与排泄。所以，肺主治节，是对肺生理功能的高度概括。

（二）肺的生理特性

1. 肺为娇脏 从整体上看，肺合皮毛，开窍于鼻，六淫外邪侵袭人体，易从口鼻皮毛侵入伤肺。生理上，肺叶娇嫩，不耐寒热，邪易犯肺而致病；肺朝百脉，其他脏腑病变，常通过百脉而累及于肺。故肺为娇脏是对肺的生理病理特点的概括。

2. 主宣发与肃降

（1）肺主宣发 是指肺气具有向上升宣、向外布散的作用。肺主宣发，表现为三方面：一是排出浊气，体内的浊气主要通过肺的宣发作用由呼吸道排出体外；二是向上向外宣散水谷精微和津液，肺的宣发，可将脾胃转输而来的水谷精微和津液上达于头面诸窍，外散于皮毛肌腠；三是宣发卫气于体表，卫气是水谷精气所化生的强悍之气，具有抵御外邪、温养肌肤、主司汗腺开合的作用。如果外感风寒，肺失宣发，则见呼吸不畅、胸闷喘咳；卫气郁遏，腠理闭塞，则见恶寒无汗。

（2）肺主肃降 是指肺气具有向内向下清肃通降的作用。表现为三方面：一是吸入清气，通过肺的肃降作用，吸入自然界的清气并向下布散；同时与水谷精气相结合，生成宗气，下行，以资元气；二是向下布散水谷精微和津液，通过肺的肃降功能，使水谷精微和津液向下布散，滋养脏腑组织；三是将脏腑代谢后产生的浊液下输于肾或膀胱，成为尿液生成之源。如果肺失肃降，则出现呼吸表浅或短促、咳喘气逆等。

肺气的宣发与肃降，是肺的呼吸运动的两个不可分割的环节，二者之间相互为用，保证肺的生理功能正常进行。

> **知识链接**
>
> ### 中医名方"玉屏风散"
>
> 方中黄芪专补肺脾之气，益气固表止汗为君；白术补气健脾为臣；佐以防风走表而散风邪。功效：益气固表止汗。主治：表虚自汗，虚人腠理不密，易于感冒，汗出恶风，面色㿠白，舌质淡苔薄白，脉浮缓。现代药理研究表明，玉屏风散具有调节人体免疫力的功效，有中成药中的"丙种球蛋白"美称，还有抗菌、抗病毒作用，对肾炎的病理状态有修复作用，还有抗变态反应、抗应激性、抗衰老等作用。目前本方主要用于治疗或预防小儿及成人反复发作的上呼吸道感染，肾小球肾炎易于因伤风感冒而出现病情反复者，过敏性鼻炎、慢性荨麻疹、支气管哮喘等因外受风邪而反复发作的过敏性疾病，以及手术后、产后、小儿等表虚腠理不固的自汗症。该方现代剂型"玉屏风颗粒"入选了2018年《国家基本药物目录》，成为基层医院必备中成药。

（三）肺的整体系统联系

1. 在体合皮，其华在毛 皮毛包括皮肤、汗腺、毫毛等组织，为一身之表，具有防御外邪、调节津液代谢、调节体温和辅助呼吸的作用。

肺对皮毛的作用，一是宣发卫气于体表皮毛，发挥卫气作用；二是宣发津液和水谷精微，布散于体表，滋润皮毛肌腠。若肺失宣发，卫外不固，则可见自汗、易于感冒、皮肤失润而皮毛枯槁不泽。

皮毛对肺，也有影响。皮毛能宣散肺气，以调节呼吸。汗孔，不仅是汗液排泄的通道，也是体内外气体交换的场所，故《内经》称汗孔为"玄府"和"气门"。所以，皮毛受邪，可见无汗，头身疼痛；内合于肺，可见咳嗽气喘等。

2. 在窍为鼻 鼻是呼吸道的最上端，是气体出入的通道，与肺直接相通，故称鼻为肺之窍。鼻的生理功能是通气和嗅觉功能，这依赖于肺气的作用。肺气通畅，则鼻窍通利，嗅觉灵敏；反之，鼻塞不通，嗅觉失灵，故《灵枢·脉度》说："肺气通于鼻，肺和则鼻能知臭香矣。"

3. 在液为涕 涕为鼻腔黏膜的分泌液，具有滋润鼻窍的作用，《素问·宣明五气论》说："五脏化液……肺为涕。"涕由肺精所化生，通过肺气宣发而布散于鼻窍。正常情况下，涕液润泽鼻窍而不外流。若寒邪犯肺，则鼻流清涕；热邪壅肺，则鼻流黄浊涕；燥邪伤肺，则鼻干而无涕。

4. 在志为忧（悲） 悲和忧略有不同，但对人体生理活动的影响大致相同，故同属肺志。悲忧皆属于人体对外界刺激做出的正常的情志变化，一般不会导致发病。过度的悲哀和忧伤，属于不良的情志变化，则会损伤肺气，即《素问·举痛论》所谓："悲则气消。"临床上可出现气短懒言等肺气不足之证。反之，当肺气虚衰时，机体承受不良刺激的能力下降，则易于产生悲忧的情绪变化。

5. 与秋气相通应　五脏与自然界四时阴阳相通应，肺与秋同属金。时令至秋，暑热（阳）去而凉气（阴）生，草木渐凋零，人体肺脏主清肃下行，为阳中之阴，同气相求，故与秋气相应。肺与秋气相通，故肺金之气应秋而旺，肺的制约和收敛功能强盛。时至秋日，人体气血运行也随"秋收"之气而内敛。故治疗肺病时，秋季不宜过分发散，应顺其敛降之性。秋季多燥，燥易伤肺，多见肺燥之证，如干咳无痰、口鼻干燥、皮肤干裂等。

三、脾 🔲 微课3

脾位于中焦，横膈之下，胃的左侧。《素问·太阴阳明论》说："脾与胃以膜相连。"脾的主要生理功能是主运化、主统血。脾气的运动特点是主升举。脾为太阴湿土，又主运化水液，故喜燥而恶湿。

脾在体合肉，主四肢，在窍为口，其华在唇，在液为涎，在志为思。足太阴脾经与足阳明胃经相互属络，从而构成表里关系，脾与自然界的长夏之气相通应。

（一）脾的生理功能

1. 主运化　是指脾具有把饮食水谷转化为水谷精微和津液，并将其吸收、转输到全身各脏腑的生理功能。包括运化水谷和运化水液两方面。

（1）运化水谷　是指脾气促进食物的消化和吸收并转输其精微的功能。食物的消化虽然是在胃和小肠中进行，但必须在脾的推动和激发作用下，食物才能被消化和吸收。《素问·经脉别论》说："食气入胃，散精于肝……浊气归心，淫精于脉，饮入于胃，游溢精气，上输于脾，脾气散精，上归于肺。"指出了食物中的精微物质，全赖于脾的转输才能布散于全身。脾主运化，脾气健运，则水谷精微得以充分的吸收，为精、气、血、津液的化生提供充足的来源，全身脏腑、组织、器官得到充足的营养。所以中医学认为脾为"气血生化之源"。人出生之后，全依赖脾胃运化功能吸收水谷精微和化生气血津液来维持脏腑、组织、器官的生理活动，充养先天之精，促进人体的生长发育，是维持人体生命活动的根本，所以又有"脾为后天之本"之说。脾的运化功能降低（称为脾失健运），影响饮食的消化、吸收，可出现纳呆、腹胀、便溏，还可导致气血不足，引起倦怠、乏力消瘦、面色无华等。

（2）运化水液　指脾对水液的吸收、转输和布散的功能。通过胃、小肠、大肠等途径进入人体的水液，经脾的运化转输，化生津液，通过心肺而布散到全身，发挥滋润作用。代谢后的水液及废物，也要经脾转输到肺肾，经过肺肾之气化作用，化为汗液和尿液排出体外，以维持人体水液代谢的协调平衡。肺为水之上源，肾为水之下源，脾居于中焦，在水液代谢中起着重要的枢纽作用。脾运化水液的功能正常，水液代谢平衡，就能防止水湿、痰饮等导致水液代谢障碍的病理产物出现；若脾气运化水液功能失常，则可出现痰多、水肿等，如《素问·至真要大论》说："诸湿肿满，皆属于脾。"所以，临床上治疗水肿病证，可以从脾入手，采用健脾利湿法。

2. 主统血　脾主统血是指脾气有统摄、控制血液在脉管中正常运行而不逸出脉外的功能。《难经·四十二难》说："脾裹血。"清代沈明宗《金匮要略编著》说："五脏六腑之血，全赖脾气统摄。"指出脾气有统摄控制血液、防止外逸之功。

脾气统摄血液的功能，实际是气的固摄作用的体现。脾为"气血生化之源"，脾的运化功能正常，生化有源，则气足而固摄有力，保证血液循脉运行而不逸出脉外；反之，脾虚气弱，固摄无力，则血液失去统摄而逸出脉外，称为脾不统血，临床上表现为各种出血病证，如崩漏、便血、尿血、皮下出血等。目前，临床上治疗多种慢性出血性疾病，大多从脾入手，如补脾摄血等。

（二）脾的生理特性

1. 脾气主升 是指脾气的运动特点，以上升为主，包括升清和升举内脏两方面。

（1）脾主升清 是指脾气上升，将水谷精微输于心肺，通过心肺的作用化生气血而营养全身。脾主升清，与胃主降浊，相互协调，相反相成。《临证指南医案·脾胃门》说："脾宜升则健，胃宜降则和。"脾胃升降协调，才能共同完成饮食水谷的消化和水谷精微的吸收、转输。若脾气虚弱，不能升清，浊气亦不得降，则上失精气濡养而眩晕、倦怠，中有浊气不降而腹胀，下有精微失固而便溏、泄泻。

（2）脾主升举内脏 是指脾气上升能起到维持内脏位置的相对稳定、防止其下垂的作用。脾气主升与胃气主降，两者相反相成，协调平衡，维持体内脏器位置恒定。脾气虚弱，升举无力，则内脏下陷而见胃下垂、子宫脱垂、脱肛等。临床常用补脾益气升提的方法来治疗上述病证，如补中益气汤。

知识链接

中医名方"补中益气汤"

方中黄芪味甘微温，入脾肺经，补中益气，升阳固表，故为君药；配伍人参、炙甘草、白术，补气健脾为臣药；当归养血和营，协人参、黄芪补气养血，陈皮理气和胃，使诸药补而不滞，共为佐药；少量升麻、柴胡升阳举陷，协助君药以升提下陷之中气，共为佐使；炙甘草调和诸药为使药。主治：脾虚气陷证，症见饮食减少、体倦肢软、少气懒言、面色萎黄、大便稀溏、舌淡、脉虚，以及脱肛、子宫脱垂、久泻久痢、崩漏等。临床常用于治疗内脏下垂、慢性胃肠炎、慢性细菌性痢疾、脱肛、重症肌无力、乳糜尿、慢性肝炎，妇科之子宫脱垂、妊娠及产后癃闭、胎动不安、月经过多，以及眼科之眼睑下垂、麻痹性斜视等脾胃气虚或中气下陷者。

2. 喜燥恶湿 脾喜燥恶湿的特性，与其运化水液的生理功能密不可分。脾气健运，则运化水液功能正常，无水湿停留；脾气升清，才能将水液上输于肺。完成这一代谢过程，需要脾体干燥而不被水湿所困，清代吴达《医学求是》称之为"脾燥则升"。若脾气虚弱，运化水液功能障碍，则水湿内生，即"脾生湿"。水湿产生之后反困遏脾气，导致脾气不升，脾阳不振，即"湿邪困脾"，外湿亦可导致"湿邪困脾"。所谓脾喜燥而恶湿，是指内湿、外湿易困遏脾气，使脾失健运、脾气不升，影响正常的功能发挥，故脾需要干燥清爽的环境。

（三）脾的整体系统联系

1. 在体合肉，主四肢 脾在体合肉，是指肌肉壮实与否和功能发挥是否正常与脾主运化关系密切。全身的肌肉，都依赖脾所运化水谷精微的滋养，才能壮实丰满，故《素问·痿论》说："脾主身之肌肉。"脾主四肢，是说四肢的运动依赖脾所运化的水谷精微的充养，才能灵活强劲有力。故脾气健运，则肌肉丰满，四肢功能得以正常发挥；若脾失健运，生化乏源，四肢肌肉营养缺乏，则可导致肌肉瘦削、四肢乏力或痿废不用。

2. 在窍为口，其华在唇 脾开窍于口，是指人的食欲、口味与脾的运化功能关系密切。脾的经脉"连舌本，散舌下"，舌又主司味觉，故食欲和口味可反映脾的功能正常与否。若脾失健运，湿浊内生，则食欲不佳、口味异常，出现口淡乏味、口甜、口腻等。

脾其华在唇，是指口唇的色泽可反映脾气盛衰。脾气健运，气血化源充足，则口唇红润光泽；脾失健运，则气血不足，口唇淡白不泽。

3. 在液为涎 涎为口中津液较为清稀的部分，具有润泽口腔、保护黏膜及帮助消化的作用。涎由脾气化生并转输布散，正常情况下，其量适中，上行于口，不溢出口外。脾气不摄，则可导致涎液异常增多，而口涎自出；脾精不足，津液不充，则可出现口涎量少、口干舌燥。

4. 在志为思 是指脾的生理功能与思志相关。思即思虑，与思维思考有别。思虑为人体情志活动的形式之一，有限度的思虑对机体无不良影响，但思虑过度，则会影响机体正常的生理活动，主要影响气的运动，导致气滞。思虑太过，最易影响脾的运化功能，导致脾胃气滞，出现腹胀、纳呆等。

5. 与长夏之气相通应 五脏应四时，脾与四时之外的长夏（夏至至处暑）同属土。长夏之季，气候炎热，雨水偏多，湿为热蒸，酝酿生化。脾主运化，化生气血津液，故脾与长夏相通应。长夏之湿热主生化，湿之太过则可困脾，故夏秋之交，脾易为湿所伤，湿热交相为病，可致身热不扬、肢体困重、纳呆、腹胀、泄泻等。

四、肝 ⓔ 微课4

肝位于腹腔右上方，横膈之下，右胁之内。肝的主要生理功能是主疏泄和主藏血。肝的生理特点是主升主动，喜条达而恶抑郁，故称为"刚脏"。《素问·灵兰秘典论》说："肝者，将军之官，谋虑出焉。"

肝在体合筋，其华在爪，在窍为目，在液为泪，在志为怒。足厥阴肝经与足少阳胆经相互属络，从而构成表里关系，肝与自然界春气相通应。

（一）肝的生理功能

1. 主疏泄 是指肝具有疏通、宣泄、条达、升发全身气机的生理功能。气机，即气的升降出入运动。全身脏腑组织的功能活动，有赖于气的运动。肝主疏泄有促进气的升、降、出、入运动有序进行的作用，是维持机体的气机通畅、保证脏腑功能正常进行的重要的因素。肝的疏泄功能异常，称为"肝失疏泄"，结合临床表现，可分为两种类型：一是肝的疏泄功能降低，导致气机不畅，气机郁结，称为"肝气郁结"，临床表现为闷闷不乐、悲忧欲哭、胸胁乳房或少腹等部位胀痛等；二是肝的疏泄功能亢盛，导致肝气亢逆，升发太过，称为"肝气上逆"，临床表现为急躁易怒、头痛失眠、面红目赤、胸胁乳房部位走窜胀痛，或出现吐血、咯血，甚则猝然晕厥。

肝主疏泄反映了肝为刚脏、主升、主动的生理特性，是机体生理功能协调有序进行的重要保障。肝主疏泄的功能可概括为以下四方面。

（1）**促进血液与津液的运行输布** 人体血液的运行和津液的输布代谢，有赖于人体之气条达通畅。肝主疏泄，调畅气机，气行则血行，气滞则血瘀。若肝气郁结，血行不畅，停滞而成瘀血，甚则成癥积肿块，临床表现为体表或体内出现肿胀包块，女性出现经行不畅、痛经、闭经等；如肝气上逆，血随气逆，临床表现可见咯血、吐血、猝然昏倒、不省人事等；气行则水行，气滞则水停，若肝失疏泄，津液输布代谢障碍，水湿停滞，可形成痰饮、痰核、水肿等。

（2）**促进脾胃运化和胆汁的分泌与排泄** 脾胃纳运升降运动协调平衡，是脾主运化功能实现的重要条件。肝的疏泄功能正常，有利于协调平衡脾胃之间的升降运动。具体来说，肝气疏泄正常，气机调畅，脾胃升清降浊有序，饮食才能得以消化吸收和输布。如肝失疏泄，影响脾的运化和升清功能，可见胸闷胁胀、郁郁不乐、纳呆、腹胀、腹泻，称为"肝脾不和"；若影响胃的受纳和腐熟功能，可见纳呆、呕吐、嗳气、呃逆、腹痛、便秘等，称之为"肝胃不和"。同时，胆汁为肝之余气所化生，贮存于胆囊，胆汁的分泌与排泄，受到肝主疏泄的调节和控制。肝主疏泄功能正常，胆囊才能正常的分泌和排泄胆汁，参与食物消化吸收。如肝气郁结，疏泄功能失常，则胆汁生成排泄障碍，出现胁肋胀痛、纳呆、口苦；胆汁郁结日久，易生结石；若胆汁逆流入血中，外溢于肌肤，则可致黄疸。

■知识链接

中医名方"逍遥散"

　　方中柴胡疏肝解郁，使肝气得以调达，为君药；当归甘辛苦温，养血和血，白芍酸苦微寒，养血敛阴，柔肝缓急，为臣药；白术、茯苓健脾去湿，使运化有权，气血有源，炙甘草益气补中，缓肝之急，为佐药；薄荷疏散郁遏之气，透达肝经郁热，生姜温胃和中，为使药。主治肝郁血虚证。临床常用于治疗慢性肝炎、肝硬化、胆石症、胃及十二指肠溃疡、慢性胃炎、胃肠神经官能症、经前期紧张症、乳腺小叶增生等属肝郁血虚脾弱者。现代药理研究表明，逍遥散具有保肝、抗炎、镇痛、镇静及调节子宫平滑肌收缩作用。

　　（3）调畅情志　情志是人对外界刺激所产生的情感、情绪变化。情志分属五脏，由心所主，但受肝主疏泄功能的影响。人的情志活动以气血为物质基础。肝主疏泄，调畅气机，影响气血运行，从而起到调节情志的作用。肝主疏泄的功能正常，气血和调，人的情志舒畅。若肝疏泄不及，肝气郁结，表现为郁郁不乐、多愁善感；疏泄太过，肝气亢奋，则出现急躁易怒、头晕头痛，甚至晕厥。

　　（4）促进和调节生殖功能　肝主疏泄与女子月经、孕育胎儿以及男子排精功能密切相关。肝主疏泄，调畅气机，肝主藏血，调节血量，均会影响女子月经的正常排泄。女子胞以气血为物质基础。肝气疏泄正常，任脉通利，冲脉充盛，则月经应时而下，正常孕育胎儿；肝失疏泄，冲任失调，气血不和，则可出现经行不畅、痛经、闭经、不孕。肝气疏泄功能对女性生殖功能影响巨大，故有"女子以肝为先天"之说。《格致余论·阳有余阴不足论》说："主闭藏者肾也，司疏泄者肝也。"男性精液的贮藏和疏泄，是肝之疏泄与肾之闭藏功能相互协调的结果。肝失疏泄，太过则遗精早泄，不及则排精障碍。

　　2. 主藏血　是指肝具有贮藏血液、调节血量和防止出血的生理功能。人体血液生成后，除直接输送到全身滋养各脏腑组织器官，有一部分则流入肝贮藏。人体各处的血液流量，随人的功能状态及外环境的影响而发生变化。这种变化保证了处于亢奋状态中的脏腑组织器官的血液供应，又防止处于抑制状态中的脏腑组织器官的血液过量消耗。肝在血量分配中起重要的调节作用，这是肝主藏血与肝主疏泄功能相互配合的结果。当人体活动量增加或情绪激动时，肝气疏泄，释放所藏血液，以供机体需要；当人体活动减少或情绪稳定时，机体对血液的需要量相对减少，血液又流归肝，由肝贮藏。肝通过自身的藏血功能来调节全身的血量分布，如唐代医家王冰所说："肝藏血，心行之，人动则血运于诸经，人静则血归于肝脏，何者？肝主血海故也。"由于肝具有藏血功能，中医学有"肝为血海"之说。

　　肝主藏血的生理作用有三，①血液滋养：肝血充盈，调节正常，则头目、筋膜、冲任二脉、女子胞等得其濡养。肝血不足，调节失常，则血不养目而见干涩、视力减退、夜盲；血不养筋，则筋脉拘挛、肌肤麻木；血海空虚，胞宫失养，则月经量少，甚或闭经。②防止出血：肝血充盈，可制约肝气、肝阳，使之不过亢，防止血随气逆而出血。肝之阴血不足，导致肝阳上亢，血随气逆，则可出现呕血、咯血；肝不藏血，可致月经过多、崩漏。③协调肝之阴阳：肝主藏血，阴血能制约肝阳，使之不亢逆、化火、生风。

（二）肝的生理特性

　　1. 肝主升发　是指肝具有升发阳气以调畅气机的作用，肝气的运动特点以升发为顺。肝五行属木，类比春天树木自由生长伸展、生机勃发之性，故肝气具有条达舒畅、升发生长和生机盎然的特性。肝气升发正常，则司职疏泄，调畅气机，促进消化，调畅情志，调节血量，促进津血运行等功能得以正常发挥。若升发不及，则可致肝气郁结；若升发太过，则可致肝气上逆、肝火上炎、肝阳上亢等病证。

2. 肝为刚脏 肝气主升主动，具有刚强躁急的生理特性，故称肝为"刚脏"，又称肝为"将军之官"。肝主疏泄，肝气喜条达而恶抑郁，肝气主升主动，是肝为刚脏的生理基础。临床上经常表现为肝气升动太过的病理变化，如肝气上逆、肝阳上亢、肝火上炎、肝风内动，可出现头晕、头痛、目赤、易怒、抽搐、角弓反张等。

（三）肝的整体系统联系

1. 在体合筋，其华在爪 筋即筋膜，包括肌腱和韧带，附着于骨而聚于关节，是连接关节、肌肉，主司关节运动的组织。筋的功能依赖于肝血濡养。肝血充足，筋得其养则强健有力，活动自如，能耐受疲劳，较快地消除疲劳，故称肝为"罢极之本"。如果肝血亏虚，筋失濡养，则可见手足拘挛、肢体麻木、屈伸不利、老人动作迟缓，此外，邪热炽盛耗伤肝的阴血，使筋不得濡养，则可出现手足震颤抽搐，甚或角弓反张。

爪甲乃筋之延续，故有"爪为筋之余"之说，《素问·六节藏象论》说："肝者，罢极之本……其华在爪。"可见肝与爪密切相关，爪甲亦依赖肝血濡养，肝血盛衰，影响爪甲的荣枯，肝血充足，爪甲坚韧明亮、红润光泽；肝血不足，则爪甲萎软而薄，或薄脆变形、枯而色夭。

2. 在窍为目 目为视觉器官，称为"精明"。目的功能，依赖肝血濡养和肝气疏泄，《灵枢·经脉》说："肝足厥阴之脉……连目系。"肝血充足，肝气调和，气血循经脉上注于目，目的功能得以正常发挥。肝血不足，可致两目干涩、视力减退、目眩；肝经风热则目赤肿痛；肝风内动则目睛上吊、两目斜视；肝气郁结，蒙阻清窍，则两目昏蒙、视物不清。

3. 在液为泪 泪由肝血所化，有濡润、保护眼的功能。肝开窍于目，肝血化生为泪，从目而出。正常情况下，泪液分泌适量而不外溢。在病理情况下，泪可出现分泌异常。如肝血不足，泪液分泌减少则两目干涩；肝胆湿热，则可见目眵增多、迎风流泪。

4. 在志为怒 怒是人在情绪激动时的一种情志变化，与肝的生理病理相关。一定限度的情绪发泄对维持机体的生理平衡有重要的意义，但大怒不解则是一种不良的刺激，会造成气机失调。如肝气郁结，气机不畅，表现为郁郁不乐、胸胁胀闷，精血津液运行输布障碍，则痰饮瘀血内生；若肝气上逆、肝火上炎，则出现烦躁易怒、激动亢奋，血随气逆而咯血、吐血，甚至中风昏厥。

5. 与春气相通应 五脏应四时，肝与春同属木。春季为一年之始，阳气始生，生机勃发，人体之肝主疏泄、喜条达，故肝与春气相通应。因此春季养生，在精神、饮食、起居诸方面，都必须顺应春气的生发和肝气的条达之性，如保持心情舒畅、避免暴怒悲忧、郊游踏青、舒展形体等。春季气候转暖而风气偏胜，肝气亦应之而旺，故素体肝气偏盛、肝阳偏亢者于春季易发病而出现眩晕、烦躁、昏厥、情志抑郁焦虑，或两胁肋部疼痛、嗳气、腹痛等，故需因时制宜，未病先防。

五、肾 🅴微课5

肾位于腰部脊柱两侧，左右各一，《素问·脉要精微论》说："腰者，肾之府。"肾的主要功能是主藏精，主水，主纳气。肾藏先天之精，为人体生命本原，故称肾为"先天之本"。肾藏精，主蛰，故又称肾为"封藏之本"。肾在体合骨，生髓、通脑，其华在发，在窍为耳及二阴，在液为唾，在志为恐。足少阴肾经与足太阳膀胱经相互属络于肾和膀胱，从而构成表里关系，肾与自然界冬气相通应。

（一）肾的生理功能

1. 藏精 是指肾对于精气具有闭藏、贮存、摄纳的生理功能。《素问·六节藏象论》说："肾者，主蛰，封藏之本，精之处也。"肾对精气的封藏，主要是避免其无故流失，并充分发挥其应有的生理效应。精气是构成人体和维持人体生命活动的基本物质，是生命之源，故《素问·金匮真言论》说："夫精者，身之本也。"肾所藏之精，包括"先天之精"和"后天之精"两部分。先天之精来源于父母，构成胚胎的原始物质，与生俱来，具有促进生长发育和生殖的功能，故又称为"生殖之精"。后天之精来源于水谷，是胎儿出生后，通过脾胃运化摄取而来的精微物质，是维持脏腑组织器官功能的物质，具有滋养脏腑的功能，故又称为"脏腑之精"。先天之精与后天之精虽然来源与功用不同，但均归藏于肾，相互依存，相互为用。先天之精有赖于后天之精的不断充养，后天之精也有赖于先天之精的激发和推动。这种关系，可概括为"先天促后天，后天养先天"。

精是构成人体和维持人体生命活动、促进人体生长发育和生殖的最基本物质。肾所藏之精即为肾精。精能化气，肾精所化之气即是肾气。肾气能够促进人体的生长、发育和生殖功能，还可以促进其他脏腑的功能活动，肾中精气的生理作用表现在以下四方面。

（1）促进人体的生长发育　人体的生长发育包括先天和后天两部分。自形成胚胎起，人在母体内靠肾中精气的作用，才能正常的生长发育，从而形成完整的个体。出生后，从幼年到青年，乃至壮年和老年，即生、长、壮、老、已，均与肾中精气的盛衰密切相关。《素问·上古天真论》有述"女子七岁，肾气盛，齿更发长；二七而天癸至，任脉通，太冲脉盛，月事以时下，故有子；三七肾气平均，故真牙生而长极；四七，筋骨坚，发长极，身体盛壮；五七，阳明脉衰，面始焦，发始堕；六七，三阳脉衰于上，面皆焦，发始白；七七，任脉虚，太冲脉衰少，天癸竭，地道不通，故形坏而无子也""丈夫八岁，肾气实，发长齿更；二八，肾气盛，天癸至，精气溢泻，阴阳和，故能有子；三八，肾气平均，筋骨劲强，故真牙生而长极；四八，筋骨隆盛，肌肉满壮；五八，肾气衰，发堕齿槁；六八，阳气衰竭于上，面焦，发鬓斑白；七八，肝气衰，筋不能动；八八，天癸竭，精少，肾脏衰，形体皆极，则齿发去"。明确地论述了机体生、长、壮、老、已的自然规律与肾中精气的盛衰密切相关。肾精不足，小儿表现为发育不良，如五迟（立迟、行迟、发迟、齿迟、语迟）、五软（头软、项软、手足软、肌肉软、口软），成人表现为早衰等。

（2）促进生殖功能　肾在人类的生殖过程中具有十分重要的作用：一是体现在天癸的产生，天癸是肾中精气充盛到一定阶段，产生的一种促进生殖器官发育和生殖功能产生的精微物质，其产生与肾中精气的充盛密切相关；二是肾精是形成胚胎的原始物质，肾中精气充足，女子能正常行经排卵，男子精气溢泻，能正常排精，精卵相合，形成胚胎。如肾中精虚衰，常可影响两性生殖器官的发育，还可导致性功能减退、不孕不育等。

（3）促进其他脏腑的功能活动　肾阳肾阴是由肾中精气所化生，具有促进机体温煦、运动、兴奋和气化的功能和物质称为肾阳，又称真阳、元阳、真火、命门之火；具有促进机体的滋润、宁静、成形和制约阳热的功能和物质称为肾阴，又称真阴、元阴、真水、命门之水。肾阴肾阳是机体各脏阴阳的根本，二者相互制约、相互为用，维持着肾本身及各脏阴阳的相对平衡。如果由于某些原因，这种相对平衡遭到破坏而又不能自行恢复，则可形成肾阴虚或肾阳虚。肾阴虚表现为内热、眩晕、耳鸣、腰膝酸软、遗精、舌红少津等；肾阳虚表现为神疲乏力、形寒肢冷、腰膝冷痛、小便清长或不利，或遗尿失禁、水肿、性功能减退、舌淡等。肾阴虚和肾阳虚发展到一定程度还可互相影响，导致肾阴阳两虚。

命门

命门一词首见于《内经》。《难经》提出的命门与肾的关系为后世医家所重视。对命门的研究、讨论体现在三方面：一是命门的形态；二是命门的部位；三是命门的功能。历代医家认识不一，争论甚多。如命门形态，分有形与无形之论；命门所在部位，晋代王叔和提倡右肾命门说，元代滑寿提倡两肾总号命门说，明代赵献可提倡两肾之间为命门说等；命门的生理功能，有说命门为元气之所系，是生命的原动力，有说命门藏精舍神，与生殖密切相关，有说命门为人体阳气的根本，还有说命门为水火之宅等。对于命门看法、见解基本一致的是命门与肾息息相关。概括起来，命门是强调肾阴肾阳重要性的一种称谓，一般认为命门之火即指肾阳，命门之水即指肾阴，肾阳是一身阳气的根本，肾阴是一身阴精的根本。结合临床实践，命门这一理论有一定的指导治疗的意义。如命门火衰者，临床表现与肾阳不足的病证相一致，治疗命门火衰与治疗肾阳虚的药物也相类似。

（4）参与血液的生成　肾中精气参与血液的生成体现在三方面：一是肾藏精，精生髓，髓可生血；二是肾可促进与血液生成相关的脏腑功能，如脾、胃、心、肺等，间接参与了血液的生成；三是肾精与肝血可相互资生转化，又称"肝肾同源"。

2. 主水　是指肾具有主持和调节体内水液代谢的作用。《素问·逆调论》说："肾者水脏，主津液。"人体水液代谢是一个复杂的生理过程，通过肺、脾、肾、胃、大肠、小肠、三焦、膀胱等脏腑的协同合作才能完成。津液的代谢是通过脾的运化和转输、肺的宣发和肃降、肾的蒸腾气化、膀胱的贮存排泄，以三焦为通道协同完成的。其中，肾起着主宰作用，原因有三：一是肾的气化是津液代谢的动力；二是肾为肺脾等水液代谢相关脏腑气化之根，肾中精气对其他脏腑功能具有激发、促进作用；三是肾调节尿液的排泄，维持机体津液的平衡、膀胱的开阖有度，有赖于肾的气化功能，又称"肾主司膀胱开阖"。肾的气化作用贯穿于水液代谢之始终，肾主水失司，气化不利，则可见小便排泄障碍而尿少、水肿，又可见小便清长、尿频、遗尿等。

3. 主纳气　是指肾有摄纳肺所吸入的清气、保持呼吸的深度、防止呼吸表浅的生理功能。中医认为人体的呼吸虽然由肺所主，但是呼吸功能的正常与否和肾密切相关，肾摄纳肺吸入之清气，才能保持呼吸运动的平稳和深沉，实际上肾主纳气是肾的封藏作用在呼吸运动中的具体体现，故《类证治裁·喘证》说："肺为气之主，肾为气之根。"如果肾气不足，摄纳无权，则肺气上浮而不能下行，可出现呼吸表浅、动则气喘、呼多吸少等，称为"肾不纳气"。

（二）肾的生理特性

肾的主要生理特性是主蛰。主蛰，喻之肾有潜藏、封藏、闭藏的生理特性，是对肾藏精功能的高度概括。肾的藏精、主纳气、主生殖等功能，都是肾主蛰藏生理特性的具体表现。《素问·六节藏象论》说："肾者主蛰，封藏之本，精之处也。"肾的封藏固摄作用，可防止精、气、血、津液的过量排泄和亡失，维持呼吸运动的平稳和深沉。肾的封藏固摄功能失常，可出现相应的病理变化。在生殖方面表现为男子遗精、早泄，女子带下过多、早产等；在尿液排泄方面表现为尿频、遗尿、尿失禁；在粪便排泄方面表现为大便滑脱失禁；在呼吸方面表现为呼多吸少、动则喘甚。

（三）肾的整体系统联系

1. 在体合骨，生髓，其华在发　肾主骨生髓的生理功能，实际上是肾中精气促进人体生长发育功能的体现。肾藏精，精生髓，骨的生长发育，有赖于骨髓的充养。《素问·阴阳应象大论》说："肾生骨髓。"肾精充足，骨髓生化有源，骨骼得到滋养，才能坚固有力；肾精不足，骨髓化源不足，骨骼营养缺乏，则可见小儿囟门迟闭、骨软乏力、老人骨质疏松、易于骨折等。

髓分骨髓、脊髓和脑髓，皆由肾精所化，肾精的盛衰，既影响骨骼的发育，也影响脊髓、脑髓的充盈，故《灵枢·海论》说："脑为髓之海。"肾精充盈，髓海得养，脑即发育良好，思维敏捷。可见，脑的功能虽然总统于心，但与肾密切相关，故脑的病变，常采用补肾填精之法。齿与骨同出一源，由肾精充养，故称"齿为骨之余"。牙齿松动、脱落及小儿齿迟，多与肾精不足有关。

发的生长需血的濡养，故称"发为血之余"。但发的生机根于肾，肾藏精，精化血，精血充盈，则毛发乌黑润泽，故《素问·六节藏象论》说："肾……其华在发。"所以中医常以发之生长与脱落、润泽与枯槁来判断肾精的盛衰变化。青壮年精血旺盛，发长而润泽；老年人精血亏虚，发白而脱落。年少而头发枯萎、早脱早白，亦考虑肾精不足。

2. 在窍为耳及二阴　耳为听觉器官，耳的听觉功能灵敏与否，与肾中精气的盛衰密切相关。《灵枢·脉度》说："肾气通于耳，肾和则耳能闻五音矣。"若肾中精气虚衰，则髓海失养，出现听力减退、耳鸣甚至耳聋。人到老年，听力逐渐减退，多归之于肾中精气虚衰。中医以听力强弱作为判断肾中精气盛衰的标志，故说肾"开窍于耳"。

> **知识链接**
>
> **耳聋左慈丸**
>
> 方剂组成：熟地黄、山药、山茱萸（制）、牡丹皮、茯苓、泽泻、磁石（煅）、竹叶、柴胡。前六味组成六味地黄丸，滋阴补肾；磁石、柴胡平肝潜阳，聪耳明目。全方共奏滋肾平肝之效。适用于肝肾阴虚证。由于肾在窍为耳，肝肾阴虚则髓海失养，临床以听力逐渐减退、耳鸣如蝉声，甚至耳聋、头晕目眩为主要表现。突发耳鸣耳聋者禁用。

二阴，指前阴和后阴。前阴是排尿和生殖的器官，后阴是排泄粪便的通道。尿液的贮存和排泄虽在膀胱，但尿液生成和排泄必须依赖肾气的气化和固摄作用来调控。肾气气化和固摄失常，则可见尿少、尿闭或尿频、遗尿、尿失禁。生殖功能也与肾中精气密切相关。肾中精气充盛，则阴阳合而有子；肾中精气不足，则可导致前阴发育不良，生殖功能减退，可导致男子阳痿、早泄、不育，女子月经异常、梦交、不孕。至于排泄粪便，若肾气不足，推动无力，则导致气虚便秘；固摄无权则可见久泻滑脱、大便失禁。

3. 在液为唾　唾是口中津液较为稠厚的部分，有润泽口腔、滋润食物及滋养肾精的功能作用。唾由肾精所化，若咽而不吐，则能回滋肾精。若多唾久唾，则会耗伤肾精，故"吞唾"成为古代养生方法之一。

4. 在志为恐　恐是人体对外界刺激的心理反应，是一种恐惧、害怕的情志活动，与肾的关系密切。惊与恐相似，皆与肾相关，但恐自内生而自知，惊自外来而不自知。惊恐均会伤肾，主要是影响气机，如《素问·举痛论》所说："恐则气下……惊则气乱。"惊恐导致气机失调紊乱，肾气下陷，封藏不固，临床表现常为二便失禁或遗精早泄，故中医学认为肾"在志为恐"。

5. 与冬气相通应　五脏应四时，肾与冬同属水。冬季气候最为寒冷，自然界物类则静谧闭藏以度冬时。人体中的肾为水脏，以封藏为特性，故肾与冬气相通应。冬季养生、作息、饮食要顺应冬季以利阳气潜藏，阴精积蓄。冬季气候寒冷，素体阳虚，或久病阳虚之人，多在阴盛之冬季发病，故应注意避寒，保暖温阳。

第三节　六　腑 _e微课6

PPT

六腑是胆、胃、小肠、大肠、膀胱、三焦的总称。其生理功能是受盛和传化水谷，共同的生理特性是泻而不藏，实而不满。六腑的生理功能彼此协调，共同完成消化饮食物的生理过程。六腑必须适时排空，保持通畅，向下通降，故"六腑以通为用，以降为顺"。

一、胆

胆位于胁下，与肝相连，附于肝之短叶间，内藏胆汁。古人认为胆汁是一种精纯、清净的精微物质，称为"精汁"，所以胆有"中精之腑""清净之腑"之名。胆的解剖形态属中空有腔的囊状器官，与腑相类；但胆藏精汁，与五脏"藏精气"作用相似，故胆又被称为"奇恒之腑"。

胆属阳属木，与肝相表里。胆的主要生理功能是贮藏排泄胆汁和主决断。

（一）胆的生理功能

1. 贮藏和排泄胆汁　胆汁在肝脏中形成和分泌，然后贮藏于胆腑，通过胆道排泄于小肠，参与饮食物消化的作用。若肝胆功能异常，胆汁分泌与排泄障碍，均会影响脾胃的消化功能，而出现厌食、腹胀、腹泻。若胆气不利而上逆，可出现口苦、呕吐黄苦水等。若湿热蕴结肝胆，导致肝失疏泄，胆汁外溢，浸渍肌肤，可出现黄疸。

2. 主决断　是指胆在精神意识思维活动过程中，具有促进对事物判断，以防御和消除某些精神刺激的不良影响的功能。《素问·灵兰秘典论》说："胆者，中正之官，决断出焉。"胆气豪壮之人，抵御剧烈精神刺激的能力较强，所受影响较小；胆气虚弱时，表现为易惊、胆怯、善恐、失眠、多梦等。

（二）胆的生理特性

1. 胆主升发　胆合肝，同属于木，通于春季。人与天地相参，胆气升发，犹如春天生发之气，春气一来，则万物生长茂盛。《内经》有"十一脏取决于胆"之说，就是指胆气升发，可助肝之疏泄，以调畅气机，气机畅达则脏腑协调，气血调和，经络通利，机体安康。

2. 胆汁宜降　胆属于腑，六腑以通为用，以降为顺；若胆气不利，疏泄失司，则胆气横逆，胆液上溢，可出现胁痛、口苦、呕吐黄水等。临床多以疏肝利胆降逆方法治疗胆气上逆、胆胃不和、胆汁上扰之证。

二、胃

胃位于膈下，腹腔上部。胃分上、中、下三部：上部为上脘，包括贲门；下部为下脘，包括幽门；上下脘之间名为中脘；三部统称"胃脘"。贲门上接食道，幽门下接小肠，为饮食出入于胃的通道。

胃是机体对饮食物消化吸收的重要脏器，属阳属土，与脾相表里，主要功能是受纳、腐熟水谷。

七冲门

《难经》首次记述了人体消化道中的七道门户，称之为"七冲门"。七冲门是指整个消化系统中七个冲要之门，即"飞门"（唇）、"户门"（齿）、"吸门"（会厌）、"贲门"（胃的上口）、"幽门"（胃的下口）、"阑门"（大小肠交界处）、"魄门"（肛门）。

（一）胃的生理功能

1. 主受纳水谷　受纳，是接受和容纳之意。饮食经过食道，容纳于胃，故胃有"太仓""水谷之海"之称。胃主受纳功能是胃主腐熟功能的基础。若胃有病变，就会影响胃的受纳功能，而出现纳呆、厌食、胃脘胀闷等。

2. 主腐熟水谷　腐熟，是食物经过胃的初步消化，形成食糜的过程。如果胃的腐熟功能障碍，则出现胃脘胀痛、嗳腐反酸等食滞胃脘的症状。

（二）胃的生理特性

1. 胃主通降　通，就是通畅；降，就是下降。胃主通降是指胃气宜保持通畅下降的运动趋势。饮食物入胃，经胃气的受纳腐熟作用，形成食糜，下传小肠分清别浊，之后食物残渣下移大肠，燥化为粪便排出体外。胃气通降的作用贯穿于这一过程中，若胃失通降，可出现纳呆、腹胀、腹痛、便秘，胃气上逆则可出现恶心、呕吐、呃逆、嗳气等。

胃气"以降为顺""以通为和"，合称为"胃主通降"。胃气宜保持通畅下降的运动趋势，主要体现在饮食物的消化和糟粕的排泄过程中。胃必须保持"通"的状态，才能使饮食物的运行通畅无阻。通，才能降；降，才能保持通，通与降是互为条件、互为因果的。若胃气不降反而上逆，则出现恶心、呕吐、嗳气、呃逆等。脾主升清，胃主降浊，两者同居中焦，一升一降，相互影响，脾不升则胃不降，胃不降亦会导致脾不升，故临床常现脾胃同病。

脾胃居中，胃气通降与脾气升举相互协调，构成人体气机升降的枢纽。若胃失和降，在影响六腑通降的同时，还可影响脾气的升举，进而影响全身气机，从而出现各种病理变化，即《素问·逆调论》所说："胃不和则卧不安。"

2. 胃喜润恶燥　胃为燥土，赖水以济燥，故喜润恶燥，其主要体现在两个方面：一是胃气的通降有赖于胃阴的濡养，胃得阴液柔润方可通降如常。二是胃之喜润恶燥与脾之喜燥恶湿，阴阳互济，从而保证了脾升胃降的动态平衡。根据胃喜润恶燥特性，在治疗胃病时，要特别注意护养胃阴，不可妄施化燥伤阴之药。

三、小肠

小肠位于腹中，呈纤曲回环迭积之状，是一个中空的管状器官，包括十二指肠、空肠、回肠。小肠上端接幽门与胃相通，下端接阑门与大肠相接。

小肠是机体消化、吸收其饮食精微、下传糟粕的重要器官，属阳属火，与心相表里。主要功能为受盛化物和泌别清浊，称为"受盛之官"。

1. 主受盛化物　受盛，即接受，以器盛物之义；化物，即消化食物之意。小肠接受由胃下移而来的初步消化的饮食物，起着容器的作用，饮食物在小肠内必须停留一定的时间，才可以化为被机体利用的水谷精微。

2. 主泌别清浊　泌，即分泌；别，即分别；清，指水谷之精微；浊，指食物之糟粕。泌别清浊是指经过小肠消化后的饮食物，分别为水谷精微和食物残渣两部分，将水谷精微吸收，把食物残渣送到大肠。小肠在吸收水谷精微的同时，也吸收了大量的水液，故又称"小肠主液"。小肠的泌别清浊功能，与二便的生成有关。小肠泌别清浊功能正常，则水液和糟粕各走其道，二便就正常。如小肠功能失调，清浊不分，可出现水谷混杂而下，大便泄泻，而小便短少。因此，根据这一理论，临床上常采用"利小便以实大便"的方法治疗泄泻等。

四、大肠

大肠包括结肠与直肠，居于腹中，呈回环迭积状，为一个管腔性器官，其上口在阑门处与小肠相接，其下端连接肛门。

大肠五行属金，与肺相表里。主要功能是传导糟粕，《内经》称之为"传导之官"。

1. 主传导糟粕　大肠接受由小肠下移的饮食残渣，再吸收其中多余的水分，使之形成粪便，经肛门排出体外。大肠发生病变，则传导失常，可出现大便质与量的变化和排便次数的改变，如大便秘结或泄泻。另大肠的传导作用与胃、肺、肾的功能有关，胃、肺、肾功能失常，常引起大肠的传导失司。

2. 主津　大肠在传导由小肠下注的饮食残渣过程中，将其中部分水液再吸收，故称"大肠主津"。如大肠虚寒，无力吸收水液，则水谷杂下，出现肠鸣、腹痛、泄泻等。大肠有热，消烁水液，肠液干枯，肠道失调，又会出现大便秘结。

五、膀胱

膀胱位于下腹部，为中空囊状器官，外状如锥体形。其上有输尿管与肾相通，其下通尿道，开口于前阴。

膀胱是贮存和排泄尿液的器官，属阳属水。主要生理功能是贮存尿液及排泄尿液，《内经》称之为"州都之官"。

膀胱的贮尿和排尿功能全赖于肾的气化和固摄功能，所谓膀胱气化，实际上属于肾的气化作用。若肾气的气化和固摄功能失常，则膀胱的气化与开合功能也随之失司。若合多开少，则小便不利或癃闭；若开多合少，则小便清长、尿频、尿急、遗尿、小便不禁等。所以，膀胱病变多与肾有关，临床治疗小便异常，常从肾论治。

六、三焦

三焦的概念归纳起来有两种认识：一是指六腑之一，是分布于胸腹腔的一个大腑，亦称"孤府"。二是指躯干部位的划分，即上、中、下三焦，膈以上为上焦，包括心与肺；横膈以下到脐为中焦，包括脾与胃；脐以下至二阴为下焦，包括肝、肾、大肠、小肠、膀胱、女子胞等。根据肝肾同源的理论，常将肝肾一并划归下焦。三焦列为一腑，主要是根据脏腑生理、病理联系及所处部位特点建立起来的独特的系统概念。

三焦主要功能是运行元气、水谷和水液，《内经》称之为"决渎之官"。

（一）三焦的生理功能

1. 通行元气　元气是人体最根本之气，是生命活动的原动力。元气通过三焦而输布到五脏六腑，充沛于全身，以激发、推动各个脏腑组织的功能活动。

2. 运行水液　《素问·灵兰秘典》曰："三焦者，决渎之官，水道出焉。"决渎，即疏通水道。

也就是说三焦有疏通水道、运行水液的功能。全身的水液代谢，是由肺、脾和肾等多个脏腑的协同作用而完成的，但必须以三焦为通道，才能正常地输布与排泄。

（二）三焦的生理特性

1. 上焦如雾　雾，就是形容轻清的水谷精气弥漫的状态。上焦主宣发敷布，即通过心肺的输布作用，将饮食物的水谷精微布散于全身，若"雾露之溉"。《灵枢·营卫生会》将这一功能形容为"上焦如雾"。

2. 中焦如沤　沤，就是形容水谷腐熟成为乳糜的状态。中焦主腐熟水谷，即指脾胃的消化、吸收、运化水谷精微，生化气血的作用，故说"中焦如沤"。

3. 下焦如渎　渎，是沟渠、水道的意思。下焦主泌别清浊，排泄废物。这种功能主要是指肾与膀胱的泌尿作用和肠道的排便作用，故说"下焦如渎"。

第四节　奇恒之腑

PPT

脑、髓、骨、脉、胆、女子胞，总称为奇恒之腑。它们在形态上多中空而类似于腑，功能上贮藏精气而类似于脏，似脏非脏，似腑非腑，故称之。五脏六腑与五行配属，五脏与六腑构成表里关系，而奇恒之腑除胆之外均没有这种配属和表里关系，奇恒之腑的功能特性是藏而不泻。因骨、脉、胆在五脏六腑中已述及，本节只介绍脑、髓、女子胞。

一、脑

脑居于颅内，上至颅囟，下至风府。脑由髓汇集而成，故《灵枢·海论》说："脑为髓之海。"脑与脊髓相通，脊髓于脊椎管内，是精髓升降的道路。

（一）脑的生理功能

1. 主宰生命活动　《灵枢·经脉》说："人始生，先成精，精成而脑髓生。"脑为元神之府，是生命的枢纽，元神存则生命在，元神败则生命逝。

2. 主精神意识　脑是精神意识思维活动的枢纽。人的精神活动，包括思维意识和情志活动等，都是客观外界事物反映于脑的结果。思维意识是精神活动的高级形式，是"任物"的结果。中医学一方面强调"所以任物者谓之心"（《灵枢·本神》），心是思维的主要器官；另一方面也认识到"灵性记忆不在心而在脑"（《医林改错》）。髓海充盈，则精神饱满、意识清楚、思维灵敏、记忆力强；髓海空虚，则精神萎顿、意识不清、思维迟钝、记忆力减退或丧失。

3. 影响感觉运动　眼、耳、口、鼻、舌为五脏外窍，皆位于头面，与脑相通。人的视、听、言、动等，皆与脑有密切关系。《医林改错》说："两耳通脑，所听之声归脑；两目系如线长于脑，所见之物归脑；鼻通于脑，所闻香臭归于脑；小儿周岁脑渐生，舌能言一二字。"髓海充盈，感觉运动功能正常，视物清晰、听力清楚、嗅觉灵敏、运动灵活；髓海不足，则感觉运动功能失常，出现视物模糊、听力下降、嗅觉不灵、运动不能等。

（二）脑的生理联系

藏象学说把脑的生理功能统归于心，又分属于五脏。认为心主神明，又把神分为神、魂、魄、意、志五个方面，分属于心、肝、肺、脾、肾五脏，所谓"五神脏"。脑与五脏均有着生理联系，心主神志、肝主疏泄而调畅情志、肾藏精而生髓充脑，故以心、肝、肾最为密切，临床上多从心、肝、肾三脏治疗脑的疾病。

二、髓

髓为一种膏状物质，有骨髓、脊髓和脑髓之分。骨髓充于骨腔内，脊髓居于脊椎管内，脑髓藏于颅腔内。

（一）髓的生理功能

1. 充养脑髓　脑为髓之海，髓充盈于脑中，以维持脑的生理功能。若肾精不足，不能生髓充脑，可以导致髓海空虚，出现头晕、耳鸣、目糊、健忘等。

2. 滋养骨骼　髓藏骨中，滋养骨骼。骨骼得到骨髓的充养，则生长发育正常，保持其坚刚之性。若骨髓不充，骨骼失养，小儿则骨骼发育不良，身材短小；成人则骨骼脆弱。

3. 化生血液　肾藏精，精生髓，骨髓可以生血，为血液生化之器。因此可用补肾生髓法治疗血虚证。

（二）髓的系统联系

骨髓、脊髓和脑髓三者均为肾中精气所化生，因此肾中精气的盛衰，直接影响着髓的生成。所以骨髓、脊髓、脑髓的病变，临床多从肾论治。

三、女子胞

女子胞，即子宫。子宫外形如倒梨，位于小腹部，居膀胱之后，直肠之前，下口与阴道相连。

（一）女子胞的生理功能

1. 主司月经　月经来源于女子胞。当女子二七左右，肾气充盛，化生天癸，冲任二脉通畅，子宫发育趋于成熟，月经开始按时来潮。到了七七左右，肾气渐衰，天癸竭绝，冲任不通，则出现月经紊乱、绝经。

2. 主孕育胎儿　女子胞是孕育胎儿的重要器官。受孕之后，胎儿在子宫内生长发育，子宫供给胎儿需要的气血与养料，培育胎儿以至成熟而分娩。若血虚不足以养胎，气虚不足以载胎，可出现胎动不安或流产。

（二）女子胞的系统联系

女子胞的主要功能是产生月经和孕育胎儿。在五脏之中，女子胞与肝、脾、肾、心的关系尤为密切。

1. 女子胞与肝　女子以血为本，以气为用。肝为血海，主藏血；肝主疏泄，调节气机，所以女子的经、孕、胎、产、乳无不与气血相关，无不依赖于肝的藏血和疏泄功能，故《临证指南医案》说："女子以肝为先天。"

2. 女子胞与肾　肾为先天之本，肾中精气的盛衰，决定着人体的生长发育和生殖功能。肾与女子胞的关系主要体现在天癸的至竭及月经、孕育等方面。女子青春期，肾精充盈，天癸至，胞宫发育成熟，月经应时来潮，具备了生育能力；进入老年期，肾精衰少，天癸竭，月经闭止，也就丧失了生殖能力。

3. 女子胞与脾　脾主生血统血，为气血生化之源，经血的化生及经血的固摄与脾密切相关。脾气健旺，化源充足，统摄有权，则月经正常。若脾气虚弱，气血生化失源，则血海亏虚，出现月经量少或闭经。

4. 女子胞与心　心主血脉，对全身血液的生成和运行具有重要的调节作用，心藏神，主司人体的一切生理活动和心理活动，女子胞发生月经和孕育胎儿的功能与心密切相关。心神内守，心理活动稳定，心情舒畅，也是女子胞按时排经和适时排卵以及孕育胎儿的重要条件。

5. 女子胞与经脉 女子胞与十二经脉、奇经八脉均有联系，但以冲、任二脉最为密切。"冲为血海""任主胞宫"，二脉同起于胞中，能运行调节气血，以充盈和滋养胞宫，孕育胎儿。如冲任气血衰少或功能失调，就会出现月经不调，甚至不孕等。

> **知识链接**
>
> ### 精室
>
> 精室为男子生殖器官，位于小腹正中下部及阴囊之中。精室包括现代解剖学所说的睾丸、附睾、精囊腺和前列腺等。精室为生殖之精化生贮藏之处，具有化生和贮藏精气的功能，主司生育和繁殖。精关，又称精窍，是射精管口，主司开合，调控精液的排泄。

第五节　脏腑之间的关系

人体是一个统一的有机整体，各脏腑的功能活动不是孤立的，而是在生理上相互协同，相互制约，相互依存，相互为用；在病理上按一定规律相互传变，相互影响。

一、脏与脏之间的关系

五脏一体观，是中医藏象学说的主要特点。五脏之间，既有相辅相成的协同作用，又有相反相成的制约作用，从而维持五大系统间的动态平衡。

（一）心与肺

主要体现在主持气血、血液运行等方面的相互促进。

1. 心主一身之血，肺主一身之气 血的运行依靠气的推动，而气也需要血的运载才能输布全身，心与肺互相配合，保证气血的正常运行，维持人体各脏腑、组织的功能活动。

2. 心主血脉，肺朝百脉 心肺同居胸中，胸中宗气贯心脉、司呼吸，宗气是联结心之搏动和肺之呼吸两者之间的中心环节，宗气的盛衰直接影响着心肺两脏功能。

若肺气虚弱，宗气不足，不能辅助心脏推动血液，日久而形成心血瘀阻。心气不足，血液运行不畅，也可影响肺的宣降功能，出现咳嗽、喘息、气促等。

（二）心与脾

主要体现在血液生成的相互依存及血液运行的相互协同两个方面。

1. 心主血，脾生血 脾主运化水谷，水谷精微通过脾的转输升清作用，上输于心肺，贯注于心脉而化赤为血，两脏共同参与了血液的生成。

2. 心主行血，脾主统血 血液在脉中正常运行，有赖于心气的推动而通畅无阻，依靠脾气的统摄以行于脉中而不逸出。

若脾气虚弱，运化失职，血的化源不足；或脾不统血而致心血亏耗；或思虑过度，耗伤心血，影响脾的健运，均可形成心悸、失眠、食少、肢倦、面色无华等为主症的心脾两虚证。

（三）心与肝

主要体现在血液循行与神志活动两个方面。

1. 心主血，肝藏血 心气推动血液运行，肝贮藏血液和调节血量。血脉充盈，则心有所主，肝有所藏，两脏相互配合，共同维持血液的正常循行。

2. 心主神志，肝调情志 心主宰人体的精神活动，肝调节人体的情志活动，两脏协调，才能精神饱满，情志舒畅。

若心血不足则肝血亦常因之而虚，肝血不足则心血亦常因之而损，故临床上常常见到心肝血虚证。若心阴不足，虚火内扰，除见心烦、失眠外，亦常兼见急躁、易怒、头晕、目赤等肝病的症状。

（四）心与肾

主要体现在心肾阴阳水火互制互济及精血互生、精神互用等方面。

1. 心肾相交 心居于上，属阳，其性属火；肾居于下，属阴，其性属水。位于下者，以上升为顺；位于上者，以下降为和。故心火必须下降于肾，使肾水不寒；肾水必须上济于心，使心阳不亢。心肾彼此交通，相互协调，这种关系，称为"水火既济""心肾相交"。

2. 精神互用 心主血，藏神；肾藏精、生髓，通于脑。精是神的物质基础，神是精的外在表现。

3. 精血互生 心主血，肾藏精，精血之间能互相资生。所以，肾精亏损与心血不足可以互为因果。

若心和肾任何一方的阴阳失调，均可导致心肾间"水火既济"的关系破坏，出现相应的病证。若心火独亢于上，不能下交于肾，或肾水亏虚于下，不能上济于心，则可出现心悸、怔忡、心烦、失眠、腰膝酸软等心肾不交证。若肾阳虚衰，阳虚水泛，则可出现心悸、心慌、水肿等水气凌心证。

（五）脾与肺

主要体现在气的生成和水液代谢两个方面的协同与促进。

1. 肺主气，脾生气 脾为生气之源，肺为主气之枢。肺司呼吸而纳清气，脾主运化而化生水谷精气，清气和水谷精气是生成气的主要物质基础。只有肺脾两脏协同作用，才能保证气的生成充沛。

2. 肺主通调水道，脾主运化水液 脾肺二脏均为调节水液代谢的重要脏器。肺气宣降以行水，使水液正常地输布与排泄；脾气运化，散精于肺，使水液正常地生成与输布。

若脾气虚弱，常可导致肺气不足，而见体倦无力、少气懒言等；脾失健运，水湿不行，聚而为痰饮，影响肺气的宣降，出现喘咳痰多等，所以有"脾为生痰之源，肺为贮痰之器"的说法。

（六）肝与肺

肝与肺的关系，主要体现在气机升降的相反相成、相互协调方面。

肝气以升发为和，肺气以肃降为顺，此为肝肺气机升降的特点。肝升肺降，升降协调，对全身的气机条畅与气血调和，起着重要的调节作用。升降得宜，则气机舒展，气血流行，脏腑安和。

若肝气郁结，气郁化火，循经上行，灼肺伤津，出现胁痛、易怒、咳逆、咯血等，即肝火犯肺证。肺失清肃，燥热内盛，亦可影响及肝，肝失条达，疏泄不利，则在咳嗽的同时，出现胸胁引痛、头晕头痛、面红目赤等。

（七）肾与肺

肾与肺的关系，主要表现在水液代谢、呼吸运动及肺肾之阴相互滋养等三个方面。

1. 肾为主水之脏，肺为水之上源 肺的宣降正常，则水道通调；肾的气化正常，则开合有度。肺肾协调，对人体水液的正常代谢起着重要作用。

2. 肺为气之主，肾为气之根；肺主呼气，肾主纳气 人体的呼吸运动，虽然由肺所主，但需要肾的纳气作用来协助，只有肾气充盛，吸入之气才能经过肺之肃降，而下纳于肾。肺肾相互配合，共同完成呼吸的生理活动。

3. 肺阴肾阴互相资生 肾阴为诸阴之本，肾阴充盛，上滋于肺，使肺阴充足；金为水之母，肺阴充足，下输于肾，使肾阴充盈。故有"金水相生"之说。

若肺与肾的功能失职，会造成水液代谢障碍。例如肾阳不足，不能化水，水溢肌肤，不但可以引起水肿，而且水气上迫于肺，出现咳嗽、喘息、不得平卧等。若肾气不足，摄纳无权，气浮于上，或肺气久虚，伤及肾气，而致"肾不纳气"，均可出现气喘、动则尤甚等。

（八）肝与脾

主要体现在两脏对血液的调控以及消化吸收功能的协同作用等方面。

1. 肝主疏泄，脾主运化 脾胃的气机升降有赖于肝的调节；肝分泌胆汁，促进饮食物消化。肝的功能正常，疏泄调畅，则脾胃升降适度，运化健全。

2. 肝主藏血，为血之府库；脾主生血，为血之化源 脾气健旺，生血有源，则肝有所藏，贮血充足，调节有度。肝主摄血，能收摄血液，主持凝血；脾主统血，能统摄血液，防止出血，肝脾两脏相互协作，共同维持血液在脉管内的正常运行。

若肝气郁结，疏泄失职，就会影响脾胃功能，从而形成"肝脾不和"或"肝胃不和"之证。如大怒之后，出现胸胁胀痛、食欲不振、腹胀、嗳气等。反之，如脾气不足，运化失司，血液生化之源不足，或脾不统血，失血过多，均可累及于肝，导致肝血不足。

（九）脾与肾

主要体现在先后天相互资助与水液代谢过程中相互协同等方面。

1. 肾为先天之本，脾为后天之本 肾主藏精，为先天之本；脾主运化，为后天之本。脾阳要依靠肾阳的温煦才能发挥其运化功能；肾的精气也有赖于脾气化生的水谷之精的充养。两者相互资助，相互促进，即所谓"先天促后天，后天滋先天"。

2. 脾主运化水液，肾主水液代谢 脾气运化水液功能的正常发挥，须赖肾气的蒸化作用，肾主水液输布代谢，又须赖脾气及脾阳的协助，即所谓"土能制水"。脾肾两脏相互协作，共同完成水液的新陈代谢。

若肾阳不足，不能温煦脾阳，或脾阳久虚，进而损及肾阳，最终均可导致腹部冷痛、下利清谷、五更泻、水肿等脾肾阳虚证。

（十）肝与肾

主要体现在精血同源、阴阳承制及藏泄互用等方面。

1. 精血同源 肾精依赖肝血的不断补充，肝血又依赖肾精的滋养。精能生血，血能化精，肝血与肾精可以相互资生、相互转化，因此称"精血同源""肝肾同源""乙癸同源"。

2. 阴阳承制 肾阴能涵养肝阴，制约肝阳上亢；肾阳资助肝阳，共同温煦肝脉，可防肝脉寒滞。肝肾阴阳之间互制互用，维持着肝肾之间的阴阳平衡。

3. 藏泄互用 肝主疏泄，肾主封藏，二者之间存在着相互为用、相互制约的关系。肝气疏泄可使肾气闭藏开合有度，肾气闭藏可防肝气疏泄太过。疏泄与封藏，相反而相成，从而调节女子的月经来潮、排卵和男子的排精。

若肾精亏损，可导致肝血不足；反之，肝血不足，也可引起肾精亏损。如肾阴不足，不能滋养肝阴，阴不制阳而导致肝阳上亢，出现眩晕、头痛、急躁易怒等，称为"水不涵木"；反之，肝阳妄动化火，也可下劫肾阴，造成肾阴不足，出现烦热、盗汗、男子遗精、女子月经不调等。

二、脏与腑之间的关系

脏与腑的关系，是脏腑阴阳表里配合关系。脏为阴，腑为阳；脏为里，腑为表，一阴一阳，一表一里相互配合，并由经络相互络属，从而构成脏腑之间的表里关系。

（一）心与小肠

心阳之温煦，心血之濡养，方使小肠消化吸收功能正常。小肠主化物，泌别清浊，将其清者吸收，经脾气升清作用而上输心肺，以养其心。若心有实火，可移热于小肠，引起尿少、尿热赤、尿痛等。小肠有热，亦可循经上炎于心，出现心烦、舌赤、口舌生疮等。

（二）肺与大肠

肺与大肠的生理联系，主要体现在肺气肃降与大肠传导之间的相互为用关系。肺气肃降，气机调畅，能促进大肠的传导，有利于大便的排出。大肠传导正常，糟粕下行，亦有利于肺气的肃降。若肺气肃降失职，可影响大肠的传导，导致大便困难。如肺气虚弱，气虚推动无力，则可见大便艰涩不行，称之为"气虚便秘"。

（三）脾与胃

脾胃为后天之本，气血生化之源。脾与胃互相配合而完成人体对饮食物受纳、消化、吸收和输布的生理功能。脾与胃的关系，具体表现在纳与运、升与降、燥与湿等方面。若脾为湿困，运化失职，清气不升，即可影响胃的受纳与和降，可出现食少、呕吐、恶心、脘腹胀满等；反之，若饮食失节，食滞胃脘，胃失和降，亦可影响及脾的升清与运化，可出现腹胀、泄泻等。

（四）肝与胆

肝胆同属于木，通于春季，禀春生之气主升发疏泄，共同调畅脏腑之气机。肝为刚脏，主疏泄，其气主升；胆为清腑，藏胆汁，其气宜降。肝主升胆主降，升降相宜，则气机调畅。胆汁来源于肝之余气，胆汁能正常排泄和发挥作用，亦依靠肝的疏泄功能。若肝的疏泄功能失常，则会影响胆汁的分泌与排泄；反之，若胆汁排泄不畅，亦会影响肝的疏泄。

（五）肾与膀胱

肾脏生成的尿液，贮藏于膀胱；膀胱的气化功能，取决于肾气的盛衰。膀胱的贮尿和排尿功能，依赖于肾的气化作用。肾气充足，则固摄有权，膀胱开合有度。若肾气不足，气化失常，固摄无权，则膀胱之开合失度，即可出现小便不利或尿失禁、遗尿、尿频等。

三、腑与腑之间的关系

六腑的共同生理功能是"传化物"。胆、胃、大肠、小肠、三焦、膀胱的生理功能各不相同，但它们都是传化水谷、输布津液的器官。

饮食入胃，经胃的腐熟，初步消化后变成食糜，下移于小肠。小肠承受胃的食糜，再进一步消化。胆排泄胆汁进入小肠以助消化。小肠泌别清浊，清者经脾转输以营养全身，浊者为糟粕残渣，下达大肠，经大肠的燥化和传导作用变成粪便排出体外。小肠主液，大肠主津，吸收的水液经脾的转输，肺的宣降下输于肾，再经肾的气化作用，升清降浊，浊者渗入膀胱形成尿液，从尿道排出体外。水液的运化、输布与排泄，又以三焦为通道。由于六腑传化水谷，需要不断地受纳、消化、传导和排泄，虚实更替，宜通而不宜滞，故有"六腑以通为用""腑病以通为补"的论点。

若胃有实热，消灼津液，可使大肠传导不利，大便秘结。肠燥便秘，腑气不通，亦可导致胃失和降，胃气上逆出现恶心、呕吐等。胆火炽盛，常可犯胃，出现呕吐苦水等胃失和降的症状。

•••• 目标检测

选择题

1. 具有"藏而不泻"特点的是（　　）

  A. 五脏　　　　　　　　B. 六腑　　　　　　　　C. 奇恒之腑

  D. 五官　　　　　　　　E. 五体

2. 五脏阴阳的根本是（　　）

  A. 心阴与心阳　　　　　B. 脾阴与脾阳　　　　　C. 肝阴与肝阳

  D. 肾阴与肾阳　　　　　E. 肺阴与肺阳

3. "气血生化之源"指的是（　　）

  A. 肝　　　　　　　　　B. 心　　　　　　　　　C. 脾

  D. 肺　　　　　　　　　E. 肾

4. 主升清的脏是（　　）

  A. 肝　　　　　　　　　B. 心　　　　　　　　　C. 脾

  D. 肺　　　　　　　　　E. 肾

5. "娇脏"是（　　）

  A. 肝　　　　　　　　　B. 心　　　　　　　　　C. 脾

  D. 肺　　　　　　　　　E. 肾

6. 主四肢的脏是（　　）

  A. 肝　　　　　　　　　B. 心　　　　　　　　　C. 脾

  D. 肺　　　　　　　　　E. 肾

7. 主疏泄的脏是（　　）

  A. 肝　　　　　　　　　B. 心　　　　　　　　　C. 脾

  D. 肺　　　　　　　　　E. 肾

8. 五脏中具有"升举内脏"功能的是（　　）

  A. 肝　　　　　　　　　B. 心　　　　　　　　　C. 脾

  D. 肺　　　　　　　　　E. 肾

9. 具有"体阴用阳"特性的脏是（　　）

  A. 肝　　　　　　　　　B. 心　　　　　　　　　C. 脾

  D. 肺　　　　　　　　　E. 肾

10. 与血液生成及运行关系密切的两脏是（　　）

  A. 心与肺　　　　　　　B. 心与肾　　　　　　　C. 心与脾

  D. 脾与肝　　　　　　　E. 肺与肝

11. 下列哪项与心相表里（　　）

  A. 胃　　　　　　　　　B. 三焦　　　　　　　　C. 胆

  D. 大肠　　　　　　　　E. 小肠

12. "水火既济"指的是（　　）

  A. 心肺关系　　　　　　B. 肺肝关系　　　　　　C. 肝脾关系

  D. 脾肾关系　　　　　　E. 心肾关系

13. "利小便所以实大便"治法的依据是（　　）

　　A. 脾运化水液　　　　B. 肺通调水道　　　　C. 大肠传化糟粕

　　D. 小肠泌别清浊　　　E. 膀胱贮尿、排尿

14. "气之根"指的脏是（　　）

　　A. 肝　　　　　　　　B. 心　　　　　　　　C. 脾

　　D. 肺　　　　　　　　E. 肾

15. 与维持正常呼吸关系最密切的两脏是（　　）

　　A. 心与脾　　　　　　B. 脾与肾　　　　　　C. 肾与肝

　　D. 肝与肺　　　　　　E. 肺与肾

16. 具有先后天关系的两脏是（　　）

　　A. 心与肺　　　　　　B. 肺与肾　　　　　　C. 肾与肝

　　D. 肝与脾　　　　　　E. 脾与肾

17. 肺在体主（　　）

　　A. 脉　　　　　　　　B. 筋　　　　　　　　C. 骨

　　D. 皮　　　　　　　　E. 肉

18. 心开窍于（　　）

　　A. 眼　　　　　　　　B. 耳　　　　　　　　C. 舌

　　D. 口　　　　　　　　E. 鼻

19. 肾其华在（　　）

　　A. 发　　　　　　　　B. 爪　　　　　　　　C. 毛

　　D. 唇　　　　　　　　E. 面

20. "筋之余"是（　　）

　　A. 发　　　　　　　　B. 爪　　　　　　　　C. 毛

　　D. 唇　　　　　　　　E. 面

（王　雷）

书网融合……

| 重点小结 | 微课1 | 微课2 | 微课3 |

| 微课4 | 微课5 | 微课6 | 习题 |

第四章 中医生理学基础
——气血津液

▶▶ **学习目标** ◢◢

知识目标：通过本章学习，应能掌握气、血、津液的概念、功能，气、血之间的关系；熟悉气、血、津液的生成、运行，气的分类（元气、宗气、营气、卫气）、津液的输布排泄；了解气与津液、血与津液之间的关系。

能力目标：能运用气血津液理论初步解释人体的生理功能和病理变化，能阐明气血津液与脏腑的关系。

素质目标：通过本章的学习，树立辩证唯物主义世界观和方法论，认识生命与健康的物质基础，培养顾护精气意识。

▶▶ **情境导入** ◢◢

情境：患者，女，32岁。一年前患者因"子宫肌瘤"而月经淋漓不净，行手术切除。但术后，患者常自汗出，短气乏力，头晕眼花，动则益甚，饮食欠佳，食则腹胀，大便秘结，5～6日1行，便如羊粪，月经量少，面色淡白，唇色无华，舌淡苔白，脉细无力。

分析：气血两虚证。该患者因月经淋漓不尽致血液耗损，加以手术伤血，故出现头晕眼花、月经量少、面色淡白、唇色无华、大便秘结、舌淡苔白、脉细等血虚症状；血为气之母，血液亏虚，气随血耗，故出现自汗出、短气乏力、动则益甚、饮食欠佳、食则腹胀、脉无力等气虚之症。治疗当养血益气。

思考：1. 血虚有哪些临床表现？
2. 气血之间有什么关系？
3. 中医气血津液跟脏腑有什么关系？

气、血、津液，是人体脏腑、经络等组织器官生理活动的产物，也是构成人体和维持人体生命活动的基本物质。气和血、气和津液、血和津液在生理上相互依存、相互制约、相互为用，病理上相互影响、互为因果。

从气、血、津液的相对属性来分阴阳，气具有推动、温煦等作用，属阳；血和津液都是液态物质，具有濡养、滋润等作用，属阴。

第一节 气

PPT

一、气的概念

气是人体内活力很强的、不断运动的、无形的精微物质，是构成人体和维持人体生命活动的最基本物质。

中医学气的基本理论来源于中国古代哲学的气学理论。古代哲学家们认为，气不断运动变化而产生宇宙万物，气是构成宇宙万物的最基本物质。而人是宇宙中的一份子，因此，古代医家将哲学的气学理论应用于医学中，提出气也是构成人体的最基本物质。《素问·宝命全形论》记载"人以天地之气生，四时之法成"。

气不断运动变化，推动和调控各脏腑经络组织活动，维系着人体的生命活动，故气在中医学中还包括脏腑组织的功能活动，如脏腑之气、经络之气等。

除此之外，中医学还有许多气的名称，如"正气"即人体的正常生理功能和抗病能力，"邪气"即致病因素，"六气"即自然界正常气候，"四气"即中药寒热温凉四种药性，"气分"即温热病发病过程中的一个病理阶段等。

本节主要论述构成人体和维持人体生命活动的气。

二、气的生成

气的生成，一要物质来源充足，二要脏腑生理功能正常，尤其是肾、脾胃、肺等脏腑的生理功能正常，人体的气才能充足旺盛。

（一）物质来源

1. 先天来源　人出生以前，禀受于父母的生殖之精化生先天之精，这是构成胚胎的原始物质，先天之精化生先天之气，即元气，是人体之气的根本。

2. 后天来源　人出生以后，需从后天获得的营养物质：一是来源于饮食物中的营养物质，即水谷精气，简称"谷气"；二是来源于自然界的清气。它们是人类赖以生存的物质条件。

（二）相关脏腑功能

气的生成，还有赖于全身各个脏腑的综合协调作用，其中与肾、脾胃和肺等脏腑的生理功能尤为密切。

1. 肾　先天之精是禀受于父母的生殖之精，秘藏于肾。通过肾藏精的生理功能，发挥先天之精气的生理效应。故肾藏精的生理功能对于气的生成起着举足轻重的作用，肾为生气之根。肾藏精功能正常，则人体之气的生化泉源不竭。反之，则人体之气生化无源而衰少。

2. 脾胃　饮食入胃后，依靠脾的运化功能，化生成水谷精气，成为人体之气的主要来源，因此称"脾胃为生气之源"。若脾胃运化功能失职，则水谷精气匮乏，必然影响一身之气的生成。

3. 肺　肺主气司呼吸，将自然界的清气源源不断地吸入人体，促进一身之气的生成，故称"肺为生气之主"。若肺主气司呼吸功能失常，自然界清气吸入减少，则可导致人体的气生成减少。

三、气的运动

气的运动，称为气机。气运动不息，构成了人的生命活动。反之，气的运动一旦停止，机体新陈代谢的气化过程也随之停止，人的生命也就终止了。

气运动的基本形式可归纳为升、降、出、入四种。升，是气由下向上的运动，如脾的升清；降，是气由上向下的运动，如胃的降浊；出，是气由内向外的运动，如肺呼出浊气；入，是气由外向内的运动，如肺吸入清气。人体的脏腑都是气升降出入的场所，各个脏腑功能不同，气的运动形式也不同。

气的升降出入运动协调平衡，则机体的生理功能正常，为"气机调畅"；反之，若气的升降出入之间失去协调平衡，机体呈现病理状态，为"气机失调"。气机失调常见表现有气滞、气逆、气陷、气脱、气闭等形式。气的升降出入在某些局部发生阻滞不通时，为"气滞"，如肝气郁滞；气的上升太过或下降不及时，为"气逆"，如肺气上逆、胃气上逆；气的上升不及或下降太过时，为"气陷"，如中气下陷；气不能内守而外溢时，为"气脱"；气不能外达而郁闭于内，为"气闭"。

四、气的功能 📱微课1

《难经》记载"气者，人之根本也"。气具有十分重要的生理作用，主要表现在以下几个方面。

（一）推动作用

气具有激发和推动的作用。气是活力很强的精微物质，是人体生命活动的原动力。气的推动作用主要表现为以下几点。

（1）激发和促进人体的生长发育、生殖功能。

（2）激发和促进各脏腑、经络等组织器官的生理功能。

（3）推动人体血液的生成与运行。

（4）推动人体津液的生成、输布和排泄。

若气的推动作用减弱，则可使小儿的生长发育迟缓，甚则发育不良，或成人早衰；也可导致脏腑、经络等组织器官的生理功能低下；还可引起血液、津液生成不足、运行不畅或排泄障碍等。

（二）温煦作用

气具有熏蒸、温煦机体的作用，主要表现如下。

（1）具有产热保温作用，维持人体体温的相对恒定。

（2）温煦人体各脏腑、经络、形体、官窍，使之维持正常的生理活动。

（3）温煦血液、津液等液态物质，有利于它们的正常运行或输布。

若温煦不及，"气不足便是寒"，可见体温低下、畏寒喜暖、四肢不温、脏腑生理功能低下、血液运行迟缓或津液代谢障碍；温煦太过，"气有余便是火"，可见发热、恶热喜冷等热象。

（三）防御作用

气能护卫肌表、抵御邪气入侵机体，维护人体健康，与疾病的发生、发展和转归密切相关。主要表现如下。

（1）护卫肌表，抵御外邪入侵，防止疾病的发生。

（2）邪气侵入机体后，正气奋起抗邪，正邪斗争，驱邪外出，则病情轻浅，不治而愈或易于痊愈。

任何原因导致人体气的亏虚，则气的防御功能减弱，机体抗病能力下降，外邪易于入侵机体而患病或患病后不易治愈。

（四）固摄作用

气对于体内血液、津液、精液等液态物质具有统摄和控制的作用，防止其无故流失。具体表现如下。

（1）约束血液，使其在脉中正常运行而不逸出脉外。

（2）控制津液（如汗液、尿液、唾液、胃液、肠液）的分泌与排泄，防止津液无故流失。

（3）固摄精液，防止精液妄泄。

若气的固摄作用减弱，气不摄血，则可导致尿血、便血、肌衄、崩漏等各种出血；气不摄津，则可导致自汗、多尿、尿失禁、流涎、久泻、白带增多、滑脱等；气不固精，则可导致遗精、滑精、早泄等。

（五）气化作用

通过气的运动而产生的各种生理变化。气化作用的过程，实际上就是体内气、血、津液等物质代谢及其相互转化的过程。主要表现如下。

（1）气通过气化作用先将饮食物转化成水谷精气，然后才能再化生成气、血、津液营养全身。

（2）饮食物经过消化吸收之后，依赖气的气化作用，其残渣方能转化成糟粕而排出体外。

（3）津液经过气化代谢之后，转化成汗液和尿液排出体外。

一旦气化失常，会影响饮食物的消化吸收，及汗液、尿液和粪便等的排泄，从而导致气、血、津液等代谢异常。

（六）营养作用

气具有营养各脏腑、经络等组织器官，使其发挥正常生理功能的作用。具体表现如下。

（1）水谷精气的精专部分即营气，进入脉中化生为具有营养作用的血液，同时营气本身亦随血脉流注全身，营养五脏六腑、四肢百骸。

（2）水谷精气的剽悍部分即卫气，具有温养脏腑、肌肉、皮毛、腠理的作用。

五、气的分类

人体之气，由先天精气、水谷精微和吸入的自然界清气，经过脾胃、肺、肾等脏腑生理功能的综合作用而生成，分布于全身，无处不到。但根据生成来源、分布部位及功能特点的不同，又分为元气、宗气、营气、卫气和脏腑之气、经络之气等。因为脏腑之气、经络之气是全身之气的一部分，元气布散于脏腑，成为"脏腑之气"，布散于经络，成为"经络之气"，所以在这里只讨论元气、宗气、营气、卫气。

（一）元气

元气是人体生命活动的原动力，是人体中最基本、最重要的气，又称为原气、真气。

1. 生成 元气来源于先天，滋养于后天。它根源于肾，禀受于父母的先天之精，经肾的作用不断气化生成，又依赖后天脾胃运化的水谷精微的滋养和补充。因此，如果因先天禀赋不足而导致元气虚弱者，可以通过后天健运脾胃及饮食营养而使之充实，即所谓"先天不足后天补"。

2. 分布 元气发源于肾，通过三焦而流行全身，内至脏腑，外达肌肤腠理，无处不到。

3. 主要功能

（1）推动人体的生长发育，与人体生、长、壮、老、已密切相关，为人体生长发育之根本。如果元气不足，就会出现小儿生长发育障碍，成人早衰。

（2）元气布散于全身，全面激发和推动脏腑、经络等组织器官的生理活动，是生命活动的原动力。如果元气亏虚，则脏腑组织生理功能低下，就易生出各种病变。

（二）宗气

宗气是积于胸中之气，又名大气。宗气在胸中积聚之处称为"气海"，又称"膻中"。

1. 生成 饮食物入胃后，经过胃的腐熟、脾的运化生成水谷精微，然后通过脾的升清作用上输于肺，与肺吸入的自然界清气相结合生成宗气。故宗气的盛衰，与脾胃的运化和肺的呼吸功能都密切相关。

2. 分布 宗气积聚胸中，由肺贯入心脉而布散周身，同时上出于肺，循行咽喉而走息道，下蓄丹田，经气街注入足阳明胃经而布散全身。

3. 主要功能

（1）走息道而司呼吸　语言、声音、呼吸的强弱，都与宗气的盛衰有关。

（2）贯心脉而行气血　血液的运行、心搏的强弱及其节律等，都与宗气的盛衰有关。临床上可以虚里（相当于心尖搏动部位）的搏动情况来测知宗气的盛衰。

（三）营气

营气是指行于脉中、富有营养作用的气。营气与血同行脉中，关系非常密切，故常"营血"并称；营气与卫气相对而言，属于阴，故营气又称为"营阴"。

1. 生成　主要是由脾胃运化的水谷精气中的精专部分进入脉中形成。

2. 分布　营气出于中焦脾胃，经肺注入脉中，沿经络循行，周流全身。

3. 主要功能　主要为化生血液和营养全身两方面。营气经肺注入脉中，与津液相结合，化成血液，维持人体血液总量的恒定，循脉运行至全身，外达皮毛筋骨，内至五脏六腑，为脏腑、经络等组织器官的生理活动提供营养物质。

（四）卫气

卫气是指行于脉外且具有保卫作用的气。卫气与营气相对而言，属于阳，故又称"卫阳"。

1. 生成　主要是由脾胃运化的水谷精气中的剽悍部分，敷布到经脉之外形成。

2. 分布　卫气活动力强，不受脉管约束，行于脉外，外而皮肤、分肉之间，内而熏于肓膜、散于胸腹，无处不到。

3. 主要功能

（1）护卫肌表，抵御外邪入侵，体现了气的防御功能。若卫气虚弱，抵御外邪能力弱，肌表不固，则易感受外邪发病。

（2）温养脏腑、肌肉、皮毛等，维持人体内外适宜的温度，保证脏腑组织生理活动正常进行，体现了气的温煦作用。若卫气虚弱，各脏腑组织得不到温煦，则可出现畏寒。

（3）调节腠理的开合，从而控制汗液的排泄，以维持体温的相对恒定，体现了气的固摄作用和推动作用。若卫气虚弱，则腠理开合失职，可出现汗出异常的病理现象。

营气与卫气二者虽然都是以脾胃化生的水谷精气为主要的物质来源，但它们在性质、分布和功能上又有一定的区别。营主内守属于阴，卫主卫外属于阳；营气行于脉中，卫气行于脉外；营气有化生血液和营养全身的功能，卫气有防御、温养和调控腠理的功能。二者运行要互相协调，才能发挥正常的生理功能。若营卫不和，则会出现恶寒发热、汗出异常等症状。

元气、宗气、营气、卫气的比较，见表4-1。

表4-1　元气、宗气、营气、卫气比较

名称	概念	物质来源	相关脏腑	分布	功能
元气 （原气、真气）	人体生命活动的原动力，是人体中最基本、最重要的气	先天精气	肾	藏于肾中，以三焦为通道，流行全身	推动人体生长发育，全面激发和推动脏腑、经络等组织器官的生理活动
宗气 （大气）	积于胸中之气	清气、水谷精气	肺、脾胃	积于胸中，贯注心肺，上走息道，下注气街	走息道以司呼吸、贯心脉以行气血
营气 （营阴）	行于脉中且富有营养作用的气	水谷精气	脾胃	行于脉中，营运于全身	化生血液、营养全身
卫气 （卫阳）	行于脉外且具有保卫作用的气	水谷精气	脾胃	行于脉外，布散皮肤、分肉、肓膜、胸腹	护卫肌表、温养脏腑、调节腠理的开合

第二节　血

PPT

一、血的概念

血，是循行于脉中的、富有营养、具有滋润作用的红色液态物质，是构成人体和维持人体生命活动的基本物质之一。

知识链接

离经之血

血液必须在脉内运行不息，才能充分发挥其营养和滋润的生理功能，故脉有"血府"之称。若血液不在脉管中循行而逸出脉外，则为"离经之血"。离经之血未能及时消散或排出体外，则为"瘀血"，可成为继发性病因。

二、血的生成

血的生成以水谷精微化生的营气、津液以及肾精为其物质来源。

饮食物经脾胃的消化吸收，生成水谷精微，水谷精微通过脾的散精作用，上输于肺，并与肺吸入的自然界清气相结合，生成营气。营气通过心肺的赤化作用注入脉中，与渗于脉中的津液相结合，一起化生为血。故脾胃为气血生化之源，心肺为血液生成之所。如果饮食长期摄入不足，或脾胃运化功能减弱，均可导致血液的生成不足，形成血虚的病理变化。

另外，肾精也是化生血液的物质基础。肾藏精，精血同源，相互化生，当肾精充盈时，则肝血得养，血液就充盈。故肝肾为血液生成之根。

三、血的循行

血循行于脉中，流布于全身，内而五脏六腑，外而皮毛筋骨，环周不休，运行不息，从而为全身各脏腑组织器官提供丰富的营养保证。

（一）血液正常循行的条件

1. 血液要充盈　血虚则血脉不充，血行涩滞缓慢，易留滞成瘀；血虚也易感受风寒而促成瘀血形成。

2. 脉道要通畅　脉道的完好无损与通畅无阻是保证血液正常运行的重要因素。若寒滞、痰凝、血瘀等导致脉管收缩或脉道不通，或由于火热灼伤脉络、内外伤等因素导致脉管损伤，皆可影响血行，使局部出现缺血或出血性病变。

3. 气的推动、固摄正常　血属阴而主静，血的运行一方面依赖于气的推动作用，另一方面又依赖于气的固摄作用。气的推动与固摄作用的协调平衡，是维持血液正常循行的基本条件。

（二）血液循行与脏腑的关系

血液的正常循行，离不开人体各个脏腑功能协调平衡，以心、肺、肝、脾四脏的功能最为重要。

1. 心主血脉　心气为血液循行的基本动力，血液依赖心气的推动，循脉管而输送到全身，发挥其营养和滋润作用。心气的推动正常，在血液循行中起着十分重要的作用，若心气不足，血液运行无力，进而导致心血瘀阻证。

2. 肺主一身之气而司呼吸 肺调节全身气机，助心行血，推动和调节血液的循行，是血液循行的第二动力。肺气虚弱，不能调节血的运行，可导致血液运行失常，出现胸闷和心率异常，甚则唇青、舌紫等瘀血之病理变化。

3. 肝主疏泄，调畅气机 肝的疏泄功能对血液的循行是否通畅起着调节作用。肝失于疏泄，气机阻滞，则血行不畅，必然导致血瘀，表现为胁肋刺痛、癥积肿块、舌色青紫或瘀点瘀斑等。肝主藏血，可以依据人体动静状态，调节脉管中的血液流量，使脉中循环血量维持在一个恒定水平，肝还起到防止出血的作用。

4. 脾主统血 若脾气健运，气血生化充足，则气之固摄作用强健，就能统摄血液，使血液循行脉中而不溢出脉外。脾不统血，可导致血液溢出脉外，出现各种出血症。

四、血的功能

血的生理功能主要体现在濡养和化神两个方面。

（一）濡养全身脏腑组织器官

血液由水谷精微所化生，血液沿着脉管循行于全身，濡养全身各脏腑组织器官，使其发挥正常的生理功能。

血液的濡养作用可以从面色、肌肉、皮肤、毛发、感觉和运动等方面反映出来。如果血液濡养作用正常，则面色红润、肌肉丰满壮实、皮肤润泽、毛发光亮、感觉灵敏、运动灵活自如；如果血液亏虚，则濡养失职，可能出现面色不华或萎黄、肌肉瘦削、皮肤干燥、毛发不荣、四肢麻木、视力减退、眼睛干涩、关节活动不利等症状。

（二）神志活动的主要物质基础

血液与神志活动密切相关，这是古人通过大量临床观察而认识到的。血液供应充足，则神志活动正常，表现为神志清晰、精神旺盛。不管何种原因导致血虚或血行失常，均可出现不同程度的神志异常，如心血虚、肝血虚常有惊悸、失眠、多梦等神志不宁的表现；失血甚者还可出现烦躁、恍惚、昏迷等神志失常的症状。

第三节　津　液

PPT

一、津液的概念

津液是人体一切正常水液的总称，也是构成人体和维持人体生命活动的基本物质之一。在人体内除血液外，所有正常的液体都属于津液范畴，包括各脏腑组织器官的内在体液，如胃液、肠液等，及其正常的分泌物，如涕、泪、汗液等。

津液是津与液的总称，津和液本同属一类物质，同源于脾胃运化的饮食水谷，二者在生理上相互转化，在病理上相互影响，故津液常并称，伤津能耗液，脱液也能伤津，一般不予以严格区分。但二者在性状、功能及其分布部位等方面又有一定的区别。一般而言，津质地清稀，流动性大，多分布于皮肤、肌肉和孔窍等部位，并渗入血脉，起滋润作用；液质地稠厚，流动性小，灌注于骨节、脏腑、脑、髓等组织，起濡养作用。

二、津液的生成

津液来源于饮食水谷，是脾、胃、大肠和小肠吸收水谷中包含的水分和营养而生成。具体过程如下。

胃主受纳腐熟，游溢精气而吸收饮食水谷中部分津液；小肠主液，泌别清浊，吸收饮食物中大量营养物质和水液；大肠主津，大肠接受由小肠下注的食物残渣，将其中部分水液重新吸收。胃、小肠、大肠吸收的水液，一起上输于脾，通过脾气散精作用，而布散于全身。

三、津液的输布

津液的正常输布是全身各脏腑生理功能相互协调、相互配合的结果，与脾主运化、肺主宣降、肾主水、肝主疏泄和三焦决渎密切相关，是人体生理活动的综合体现。

1. 脾主运化　脾主运化饮食物，化生成水谷精微，一方面通过脾的转输作用将津液上输于肺，再经过肺的宣发和肃降，将津液输布全身；另一方面通过脾的散精作用直接将津液向四周布散至全身。

2. 肺主宣降　肺主宣降，主通调水道。一是通过肺的宣发，将津液输布于人体的上部和体表；二是通过肺的肃降，将津液向人体下部输布，并将津液下输于肾和膀胱。通过肺的宣发肃降作用，津液输布至人体全身各处，以发挥津液的生理功能。

3. 肾主水　肾主水，对津液输布起着重要作用。一方面肾阳蒸腾气化，推动津液的输布；另一方面由肺下输至肾的津液，在肾的气化作用下，清者通过肺而布散全身，浊者下降注入膀胱化为尿液。

4. 肝主疏泄　肝主疏泄，使全身气机调畅，气行则津行，从而保证了津液输布的畅通。

5. 三焦决渎　三焦决渎，是津液在体内流注、输布的通道。

四、津液的排泄

《景岳全书·肿胀》说："盖水为至阴，故其本在肾；水化于气，故其标在肺；水惟畏土，故其制在脾。"故津液的排泄，与肺、脾、肾三脏关系最为密切，主要是通过排出尿液、汗液、粪便和呼气来完成，津液排泄具体途径如下。

1. 尿液　津液排泄的最主要途径，尿液的形成是脾、肺、肾等三脏综合作用的结果。脾气散精，将津液上输于肺，肺气肃降，通调水道，将津液下输肾和膀胱，通过肾与膀胱的气化作用，共同形成尿液并排出体外。因此肾脏的生理功能在津液排泄中最为重要。临床上常以尿量多少，判断机体津液代谢情况。

2. 汗液、呼气　汗液的排出是津液排泄的另一重要途径。肺气宣发，将津液输布于体表皮毛，阳气蒸腾，形成汗液，并由汗孔排出体外。此外，呼气的同时也带走了部分津液。

3. 粪便　人体饮食水谷代谢后的糟粕所形成的粪便，也能带走部分津液。各种原因导致的腹泻，可引起大量津液的丢失，从而出现伤津脱液的病变。

因此，肺脾肾脏腑功能失调，可影响津液的排泄，导致伤津和脱液，或形成水、湿、痰、饮等水液停滞积聚的病理变化。

> **知识链接**

水肿病

机体因感受外邪、饮食失调、或劳倦过度等，使肺失宣降、脾失健运、肾与膀胱气化失常，而导致人体津液代谢障碍，体内水液潴留，泛溢肌肤，出现头面、眼睑、四肢、腹背，甚至全身浮肿的症状，此种病证称为水肿病。相当于西医学中的急慢性肾小球肾炎、肾病综合征、充血性心力衰竭、内分泌失调，以及营养障碍等疾病出现的水肿。

五、津液的功能

（一）滋润营养

津液源于饮食水谷，是含有丰富的营养物质的液态物质，可输布到全身，故对各脏腑经络组织器官既有滋润作用，又有营养作用。布散于体表的津液，能滋润皮肤，温养肌肉，使肌肉丰润，毛发光泽；体内的津液能滋养脏腑，维持各脏腑的正常功能；注入孔窍的津液，使口、眼、鼻等官窍滋润；流入关节的津液，能温利关节；渗入骨髓的津液，能充养骨髓和脑髓。

（二）化生血液，充养血脉

津液渗入血脉之中，与营气共同化生为血液，保持正常的血量，起到滑利血脉的作用。津液还可以调节血液浓度，当血液浓度偏高时，津液渗入脉中稀释血液，并补充血量；当机体津液不足时，血中所含津液也可以从脉中渗出脉外以补充津液。津液与血液可以相互渗透和转化，而且又都同源于水谷精微，故有"津血同源"之说。

（三）调节机体阴阳平衡

津液代谢对调节机体的阴阳平衡，起着十分重要的作用。如气候炎热或人体发热时，则津液化为汗液向外排泄以散热；气候寒冷或体温低下时，津液因腠理闭塞而不外泄，从而维持人体体温的相对恒定。

（四）排泄代谢产物

津液通过自身的代谢过程，将机体代谢产生的废物以汗液、尿液等方式不断地排出体外，使机体各脏腑的气化活动正常。若这一作用发生障碍，代谢废物潴留体内，形成水、湿、痰、饮等多种病理产物。

第四节　气血津液的关系

PPT

气、血、津液都是构成人体和维持人体生命活动的基本物质，均有赖于脾胃化生的水谷精微不断滋生，虽然它们都有各自的功能和特点，但它们之间又相互为用、相互转化、相互制约，相互之间有着密切的关系。

一、气与血的关系　微课2

气和血都来源于脾胃化生的水谷精微和肾中精气，二者在生成、运行方面关系密切。气主动主温煦，属阳；血主静主濡润，属阴。气与血的关系也是阴阳互根互用规律的具体体现，这种关系可概括为"气为血之帅""血为气之母"。

（一）气为血之帅

这是气对血的关系的高度概括，具体表现在以下三个方面。

1. 气能生血　营气是血液化生的原料，是血液的主要组成成分；气化作用是血液化生的动力，水谷精微化生为血，整个过程的每一环节均离不开气的气化功能。因此，气旺则血充，气衰则血虚。故在临床治疗血虚疾患时，常配伍补气药以益气生血。

2. 气能行血　气的推动作用是血液运行的动力。一方面，气可以直接推动血行，如宗气；另一方面，气可以通过促进脏腑功能活动而间接推动血行，如血液的运行有赖于心气、肺气的推动及肝气的疏泄调畅。总之，气行则血行，气止则血止，不论是气虚推动无力还是气滞，均可导致血液运行迟缓或不畅，甚则形成瘀血。故临床上，治疗血行失常的证候，常以调气为主，调血次之，如气虚不能行血则应配伍补气药补气行血，气滞血瘀则应配伍理气药行气活血。

3. 气能摄血　气能统摄血液，使血液循脉运行而不逸出脉外。气能摄血主要表现为脾主统血的生理功能。若脾气虚不能统血，则血不能循脉运行而逸出脉外，可见各种出血证，治疗时必须用补气摄血之法，方能达到止血的目的。

> **知识链接**
>
> #### 当归补血汤
>
> 该方由金元四大家之一李东垣创立，仅由当归、黄芪两味药以1∶5的比例配伍而成。之所以补血的当归用量比补气的黄芪要少许多，在于中医对气血关系的认识，即气能生血，所以补气生血，是补血的本法。

（二）血为气之母

这是血对气的关系的高度概括，指气在生成和运行过程中始终离不开血，具体表现在以下两个方面。

1. 血能生气　水谷精微是气生成的原料，也是各脏腑经络维持正常生理功能的主要物质基础，而水谷精微赖血以运之，为脏腑功能活动不断提供营养，使气的生成与运行正常进行。故血盛则气旺，血衰则气少，临床上血虚的患者往往兼有气虚的表现。

2. 血能载气　无形的气活力很强，易于流散，必须依附于有形的血以存体内，赖血之运载而布散全身，故血为气的主要载体。若血不载气，可导致气无所依托而涣散。临床上大出血时，往往会发生气随血脱的危象，可用大剂量独参汤或参附汤以益气固脱。

二、气与津液的关系

同源于水谷精微的气与津液，均是构成人体和维持人体生命活动的基本物质，二者之间存在着密切的关系。津液的生成、输布和排泄，依赖气的推动、固摄作用和气的升降出入运动；而气在体内的存在及运动变化也离不开津液的运载和滋润。

（一）气对津液的作用

具体表现在气能生津、行津、摄津三个方面。

1. 气能生津　气为津液生成的动力。气通过激发和推动脾胃的功能活动，使中焦脾胃之气旺盛，运化正常，化生水谷精微，为津液化生提供原料，使人体津液充足。所以气盛则津足，气衰则津少。

2. 气能行津　气的运动变化是津液输布和排泄的动力。通过气的升降出入运动，表现为脾气的散精和转输、肺气的宣发和肃降、肾中精气的蒸腾气化等，促使津液输布至全身，并将代谢后多余的津液转化为汗液和尿液排出体外，保证津液的代谢正常，故气行则水行。气虚无力推动或气机郁滞不畅，均可导致津液的输布代谢障碍，产生水、湿、痰、饮停聚的病理变化，称"气不行水"。临床上"治痰先治气""治湿兼理脾"的方法，就是气能行津理论的具体应用。

3. 气能摄津 气的固摄作用控制着津液的排泄，防止其无故流失，使体内的津液量维持相对恒定。气虚失于固摄，则体内的津液过多地经汗、尿等途径排出体外而流失，出现多汗、多尿等表现，临床可采取补气摄津的方法治疗。

（二）津液对气的作用

具体表现在津能化气、津能载气两个方面。

1. 津能化气 水谷化生的津液，通过脾气升清散精，上输于肺，再经肺主宣降，通调水道，下输于肾与膀胱，在肾阳的蒸腾作用下化而为气，敷布全身，发挥营养作用，以保证各脏腑组织器官的生理功能。

2. 津能载气 气依附于津液而存在于体内，津液也是气的载体之一。各种原因（如暑病、汗吐下太过）使津液流失时，气也可以随津液外脱，导致气的损伤。

三、血与津液的关系

血和津液，都来源于水谷精微，同为液态物质，与气相对而言，均属于阴，均有滋润与濡养作用，二者在生理上相互为用、相互补充，在病理上相互影响，故有"津血同源"之说。

（一）血能化津

运行于脉中的血液，渗于脉外，则化生为津液，以濡润脏腑组织、官窍。血液亏虚，可导致津液不足的病理改变。如失血过多时，可出现口渴、尿少、皮肤干燥等津液不足的病理表现。故有"夺血者无汗""衄家不可发汗""亡血家不可发汗"之说。

（二）津能生血

津液渗注入脉中，成为血液的重要组成成分。当津液大量耗损（如大汗、大吐、大泻，或严重烧烫伤）时，脉内的津液则渗出脉外以补充脉外的津液，从而形成血脉空虚、津枯血燥的病变，不可再用放血的方法治疗，因"夺汗者无血"。

···· 目标检测

答案解析

选择题

1. 气随汗脱的理论依据是（　　）

    A. 津能化气　　　　　　　B. 气能生津　　　　　　　C. 气能摄津

    D. 气能行津　　　　　　　E. 津能载气

2. 人体生长发育迟缓，主要与气的哪项功能有关（　　）

    A. 营养作用　　　　　　　B. 防御作用　　　　　　　C. 推动作用

    D. 温煦作用　　　　　　　E. 气化作用

3. 与人体的语言、声音、呼吸的强弱密切相关的气是（　　）

    A. 心气　　　　　　　　　B. 元气　　　　　　　　　C. 营气

    D. 卫气　　　　　　　　　E. 宗气

4. 能使血液不逸出脉外是气的哪项作用（　　）

    A. 温煦作用   B. 防御作用   C. 固摄作用

    D. 营养作用   E. 气化作用

5. 机体易于感邪而发病，是气的哪项功能减退引起的（　　）

    A. 温煦作用   B. 固摄作用   C. 防御作用

    D. 气化作用   E. 营养作用

6. 聚于胸中的气是（　　）

    A. 宗气   B. 元气   C. 卫气

    D. 营气   E. 肺气

7. 元气生成的主要物质来源是（　　）

    A. 肾中精气   B. 水谷精气   C. 自然界清气

    D. 脏腑之精气   E. 以上均非

8. 治疗血虚配伍补气药的理论基础是（　　）

    A. 气能行血   B. 气能摄血   C. 气能生血

    D. 血能化气   E. 血能载气

9. 与血液运行关系不密切的脏是（　　）

    A. 心   B. 肺   C. 肝

    D. 脾   E. 肾

10. 与津液输布相关的脏腑是（　　）

    A. 心脾肾三焦   B. 肺脾肾三焦   C. 肺心肾三焦

    D. 肺脾心三焦   E. 心脾肝三焦

（何　威）

书网融合……

      重点小结   微课1   微课2   习题

第五章 中医生理学基础——经络

学习目标

知识目标：通过本章的学习，应能掌握经络的概念、经络系统的组成和经络的功能；熟悉十二经脉的走向、交接、分布规律及流注次序和奇经八脉的特点、作用，督脉、任脉、冲脉、带脉的基本功能；了解十二经脉的表里关系、循行路线及经络学说的应用。

能力目标：能在人体四肢部位标示出十二经脉的走向及分布规律，能运用经络理论阐释人体病理变化。

素质目标：通过本章的学习，培养系统分析问题、解决问题的能力，学会联系与沟通，树立探究学习和终身学习意识。

情境导入

情境：患者，男，45岁，因反复颈部不适伴上肢麻木1年来就诊。患者近1年来每于伏案工作后，出现颈部僵硬、疼痛，且偶有右侧上肢至手指的麻木感和无力感，曾自行使用活血膏药外用，效果不佳。舌黯苔白，脉弦涩。查体：颈项部督脉、足太阳膀胱经循行所过之处压痛，上肢麻木与手太阴肺经循行相符。

分析：辨证为项痹，气滞血瘀证。治疗：通经活络，化瘀止痛。选取颈项部督脉、足太阳膀胱经腧穴、手太阴肺经相应腧穴针刺、拔罐治疗。

思考：1. 经络是什么？

2. 刺激相应经络为何能起到治疗作用？

经络是经脉和络脉的总称，是运行全身气血，联络脏腑肢节官窍，沟通表里上下内外，调节体内各部分功能活动的通路，是人体特有的组织结构和联络系统。经，有路径的含义，经脉是经络系统中的主干，大多循行于人体的深部，是气血运行和信息传导的主要通道；络，有网络的含义，络脉是经脉别出的分支，多循行于人体较浅的部位，纵横交错，遍布全身。经络系统通过有规律的循行和错综复杂的联络交会，纵横交错，网络全身，将人体的五脏六腑、四肢百骸、器官孔窍以及皮肉筋骨等组织联结成一个有机整体，行气血、营阴阳，使人体各部的功能活动得以保持协调和相对的平衡，从而保证人体生命活动的正常进行。

经络学说，是研究人体经络系统的概念、组成、循行分布、生理功能、病理变化及其与脏腑形体官窍、精气血津液等相互关系的学说，是中医学理论体系的重要组成部分。经络学说是以古代的针灸、推拿等医疗实践为基础，结合当时的解剖知识和藏象学说的理论，逐步形成和发展起来的。经络学说贯穿于人体的生理、病理及疾病的诊断和防治等方面，与藏象、精气血津液等理论相结合，可深刻地阐释人体的生理活动和病理变化。经络学说不仅是针灸、推拿等学科的理论基础，而且对中医临床各科都有重要的指导意义。故《灵枢·经脉》云："经脉者，所以决死生，处百病，调虚实，不可不通。"

第一节　经络总论 📱微课

一、经络系统的组成

经络系统由经脉、络脉及其连属部分组成，见表 5 – 1。

表 5 – 1　经络系统的组成

经络系统	经脉	十二正经	手三阴	手太阴肺经、手厥阴心包经、手少阴心经
			手三阳	手阳明大肠经、手少阳三焦经、手太阳小肠经
			足三阴	足太阴脾经、足厥阴肝经、足少阴肾经
			足三阳	足阳明胃经、足少阳胆经、足太阳膀胱经
		奇经八脉	督脉、任脉、冲脉、带脉、阴维脉、阳维脉、阴跷脉、阳跷脉	
		十二经别		
	络脉	十五络脉、浮络、孙络		
	连属部分	十二经筋、十二皮部		

（一）经脉

1. 十二正经　正经共有十二条，分为手足三阴经和手足三阳经，左右对称，合称"十二经脉"，是人体气血运行的主要通道。十二经脉有一定的起止点、循行部位和交接顺序，在肢体的分布和走向有一定的规律，同时与体内的相关脏腑有直接的络属关系。

2. 奇经八脉　奇经有八条，即督脉、任脉、冲脉、带脉、阴跷脉、阳跷脉、阴维脉、阳维脉，合称"奇经八脉"。此八条经脉既无脏腑络属关系，又无表里配合关系，其循行也不像十二经脉那样规则，"别道奇行"，故称"奇经"。奇经穿插循行于正经之间，主要起统率、联络和调节十二经脉中气血的作用。

3. 十二经别　十二经别是从十二经脉别行分出，深入体腔的重要分支。经别主要分布于胸腹部和头部，沟通表里，加强十二经脉中相为表里的两经之间的联系。

（二）络脉

1. 十五别络　别络是络脉系统中较大的和主要的络脉。十二经脉在四肢部位各分出一支别络，加上躯干部的任脉之络、督脉之络及脾之大络，合为"十五别络"。其主要功能是沟通表里两经和渗灌气血。

2. 浮络　浮络是循行于人体浅表部位的络脉，分布广泛，有沟通经脉、通达肌表的作用。

3. 孙络　孙络是最细小的络脉，属络脉的再分支，分布全身，难以计数。

（三）连属部分

1. 十二经筋　经筋是十二经脉之气"结、聚、散、络"于筋肉、关节的体系，是十二经脉的附属部分，具有联缀四肢百骸、主司关节运动的作用。

2. 十二皮部　皮部是指十二经脉及其络脉所分布的皮肤部位，也就是在皮肤的经络分区，故称"十二皮部"。十二皮部是十二经脉功能活动反映于体表的部位，也是络脉之气布散之所在，居于人体最外层，具有保卫机体、抗御外邪的功能。

二、经络的生理功能

经络的功能活动称为"经气"。其生理功能主要表现在联系脏腑器官，沟通表里上下；通行气血，濡养脏腑组织；感应传导以及调节机体平衡等方面。

（一）联络脏腑器官，沟通表里上下

人体是由五脏六腑、四肢百骸、五官九窍、皮肉筋骨等所组成，这些脏腑组织虽然各有不同的生理功能，但又是相互协作，并保持协调和统一的。这种功能活动的协调统一，主要是通过经络系统的联络作用而实现的。经络系统的联络作用，使人体组织结构上成为一个不可分离的整体，生理上亦成为一个协调共济的有机整体。

十二经脉及其分支的纵横交错，入里出表，通上达下，相互属络于脏腑之间；奇经八脉则联系沟通于十二经脉之间；十二经筋、十二皮部联络于筋骨皮肉等。这样就使脏腑之间、经脉之间、脏腑与五官九窍之间有机地联系起来，构成一个表里、上下、左右之间彼此紧密相关、协调共济的统一整体。正如《灵枢·海论》说："夫十二经脉者，内属于腑脏，外络于肢节。"

（二）通行气血，濡养脏腑组织

气血是构成人体和维持人体生命活动的基本物质，人体各个脏腑组织器官均需气血的濡润滋养，才能维持正常的生理活动。气血之所以能通达全身，发挥营养脏腑组织器官、抗御外邪、护卫机体的作用，则必须依赖于经络的传导与输布，故《灵枢·本脏》说："经脉者，所以行血气而营阴阳，濡筋骨，利关节者也。"

（三）感应传导

经络系统对于针刺、推拿及其他刺激有感觉传递和通导作用，即刺激经络上的某点可以起到沿经络线路传导的作用。当肌表受到针刺等刺激，刺激信息就会沿着经络从体表传到体内的相关脏腑，以达到调整脏腑功能的目的。在针刺治疗中，当针刺某些穴位时，会产生酸、麻、胀、重等感觉，并可沿经脉的循行路线传导发散，这种现象称为"得气"和"行气"，就是经络传导感应作用的具体表现。

（四）调节机体平衡

调节作用是指经络能运行气血并协调阴阳，使人体的功能活动保持相对的平衡。若人体的气血阴阳失去协调平衡，通过经络系统的自我调节，仍不能恢复正常，就会发生疾病。此时可针对气血失和、阴阳盛衰的具体情况，运用针灸、推拿等方法，对某些经穴施以适量的刺激，激发经络的调节作用，以达到"泻其有余，补其不足，阴阳平复"（《灵枢·刺节真邪》）的目的。现代研究证明，针刺足阳明胃经的足三里穴，可调节胃的运动和分泌功能。当胃的功能低下时，轻刺激该穴，可使胃的收缩加强、胃液酸度增加；当胃处于兴奋状态时，重刺激该穴，则能引起抑制效应。

三、经络学说的应用

（一）阐释病理变化

正常情况下，经络有运行气血、抗御外邪的作用，当发生疾病时，经络就成为传递病邪和反映病变的途径。

1. 外邪由表传里的途径　外邪侵犯人体，常以经络为途径，从皮毛、肌腠内传脏腑。如风热之邪通过皮毛侵犯肺络，导致肺失宣发肃降、肺气上逆，可见咳嗽、喘促、胸痛等。

2. 内脏病变反映于外的途径 内脏的病变可通过经络的传导，反映到体表特定的部位。如手少阴心经主要循行于上肢内侧后缘，故心绞痛患者常表现上肢内侧后缘的疼痛。

3. 脏腑病变相互传变的途径 由于脏腑之间通过经脉相互联系，当脏腑发生病变时，也可以通过经脉相互影响。如，肝病可引起胃脘胀满、嗳气呕恶等脾胃病变，心火可下移小肠引起尿赤、尿痛等，均是由经络的联系作用而引发。

（二）指导疾病诊断

经络有一定的循行部位和脏腑络属，脏腑经络的病证会在相应的部位反映出来。因此临床可以根据疾病症状出现的部位，结合经络的循行走向和所联系的脏腑，作为诊断的依据。如腰部疼痛多与肾有关，两胁疼痛多为肝胆疾病；又如头痛，根据经脉在头部的循行分布规律，前额痛多与阳明经有关，两侧痛多与少阳经有关，后头部、项部痛多与太阳经有关，巅顶痛多与厥阴经有关。

另外，根据某些穴位上有明显的压痛，或触摸到结节状、条索状的反应物等，均有助于疾病的诊断。如胆囊炎可在胆囊穴有压痛等。

（三）指导临床治疗

经络学说作为一种指导实践的理论，广泛应用于临床各科，尤其是对针灸、推拿和药物治疗，更具有指导意义。

1. 指导针灸推拿治疗 针灸和推拿疗法，是以经络学说为理论基础的常用治病及保健方法，主要是对于某一经或某一脏腑的病变，在其病变的邻近部位或经络循行的远端部位上取穴，通过针灸或推拿，以调整经络气血的功能活动，从而达到治疗的目的。针灸临床通常根据经脉循行和主治特点进行循经取穴。

2. 指导药物治疗 药物治疗也是以经络为基础，通过经络的传导输送，利用某些药物对某一脏腑经络有特殊选择性作用，选择相应的药物，直接使药到病所，达到治疗的目的，这也是中药归经理论形成的基础。例如：麻黄能入肺经、膀胱经，连翘能入心经，柴胡能入肝经、胆经，甘草能入十二经等。古人还根据经络学说，创立"引经报使"理论，如治头痛，属太阳经的可用羌活，属阳明经的可用白芷，属少阳经的可用柴胡，羌活、白芷、柴胡分别入太阳、阳明、少阳经，并且能作为其他药物的向导，引导其他药物归入上述各经而发挥治疗作用。

（四）预防疾病

临床上可以用调理经络的方法预防疾病。如常灸足三里穴可强壮身体、预防疾病，灸风门可预防感冒，常点按养老穴可美容肌肤和明目等。

此外，目前广泛应用的头针、耳针、电针、穴位注射、穴位结扎等治疗方法，也都是在经络学说指导下创立和发展起来的。这些疗法的发展和应用，又进一步充实和发展了经络学说。

第二节 十二经脉

PPT

一、十二经脉的命名

十二经脉对称地分布于人体的两侧，分别循行于上肢或下肢的内侧或外侧，每一经脉又分别隶属于一个脏或腑，因此十二经脉的名称是依据手足、阴阳、脏腑三个方面命名的。

主要行于上肢，起于或止于手的经脉，称"手经"；主要行于下肢，起于或止于足的经脉，称"足经"。主要分布于四肢内侧面的经脉，属"阴经"；主要分布于四肢外侧面的经脉，属"阳经"。

十二经脉分布于上、下肢的内外两侧，每个侧面都有三条经脉分布，内侧属阴，分别为太阴、少阴、厥阴；外侧属阳，分别为阳明、太阳、少阳。

十二经脉与脏腑有属络关系，如手太阴经属肺络大肠，称为手太阴肺经，手阳明经属大肠络肺称为手阳明大肠经，其他经脉分别称为手厥阴心包经、手少阴心经、手少阳三焦经、手太阳小肠经、足太阴脾经、足厥阴肝经、足少阴肾经、足阳明胃经、足少阳胆经、足太阳膀胱经。

二、十二经脉的分布规律

十二经脉对称地分布于人体的头面、躯干和四肢，纵贯全身。

（一）四肢部

阳经分布于四肢的外侧面，阴经分布于四肢的内侧面。外侧分三阳，内侧分三阴，大体上，阳明、太阴在前缘，太阳、少阴在后缘，少阳、厥阴在中线，见表5-2。

表5-2 十二经脉在四肢部的分布规律

	阴经（属脏）	阳经（属腑）	循行部位（阴经行于内侧，阳经行于外侧）	
手	太阴肺经	阳明大肠经	上肢	前缘
	厥阴心包经	少阳三焦经		中线
	少阴心经	太阳小肠经		后缘
足	太阴脾经	阳明胃经	下肢	前缘
	厥阴肝经	少阳胆经		中线
	少阴肾经	太阳膀胱经		后缘

注：在小腿下半部和足背部，肝经在前缘、脾经在中线，至内踝上8寸处交叉之后，脾经在前缘、肝经在中线。

（二）头面部

阳明经行于面部、额部；太阳经行于面颊、头顶及头后部；少阳经行于头侧部。

（三）躯干部

十二经脉都循行于躯干部。其中手三阴经均从腋下走出；手三阳经行于肩胛部；足三阳经则阳明经行于前（胸、腹面），太阳经行于后（背面），少阳经行于侧面；足三阴经均行于胸、腹面。循行于胸腹面的经脉，自内向外依次为足少阴肾经、足阳明胃经、足太阴脾经和足厥阴肝经。

三、十二经脉的走向和交接规律

十二经脉的走向和交接是有一定规律的。十二经脉分为手足三阴三阳四组，即手三阴、手三阳、足三阳、足三阴。每组的走向（循行方向）是一致的，并依次一组接一组，即手三阴经从胸腔走向手指末端，交手三阳经；手三阳经从手指末端走向头面部，交足三阳经；足三阳经从头面部走向足趾末端，交足三阴经；足三阴经从足趾走向腹、胸腔，交手三阴经，这样就构成一个"阴阳相贯，如环无端"的循环路径（图5-1）。正如《灵枢·逆顺肥瘦》所说："手之三阴，从胸走手；手之三阳，从手走头；足之三阳，从头走足；足之三阴，从足走腹。"由于手、足三阳经皆在头面部相汇交接，故有"头为诸阳之会"的说法。

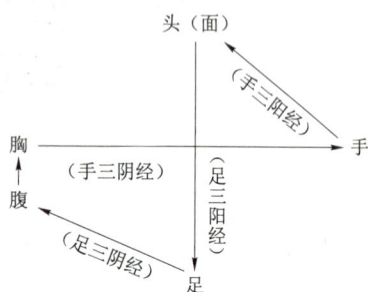

图5-1 十二经脉的走向与交接规律

四、十二经脉的表里关系

手足三阴、三阳经，通过经别和别络互相沟通，组合成六对"表里相合"关系，见表5－3。相表里的两条经脉循行于四肢内外侧相对的位置，并在四肢末端交接。

表5－3 十二经脉的表里关系

表	手阳明大肠经	手少阳三焦经	手太阳小肠经	足阳明胃经	足少阳胆经	足太阳膀胱经
里	手太阴肺经	手厥阴心包经	手少阴心经	足太阴脾经	足厥阴肝经	足少阴肾经

十二经脉的表里关系，不仅加强了相互表里两经的衔接和联系，而且脏经或腑经的相互属络，使表里的一脏一腑在生理功能上互相配合，在病理上相互影响。在临床治疗上，相互表里两经的腧穴可交叉使用，如肝经的病变，既可在肝经上选穴治疗，还可在与其相表里的胆经上取穴治疗，往往取得较好的疗效。

五、十二经脉的流注次序

十二经脉分布在人体内外，经脉中的气血运行是循环贯注的，从手太阴肺经开始，依次传至足厥阴肝经，再传至手太阴肺经，首尾相贯，如环无端（图5－2）。

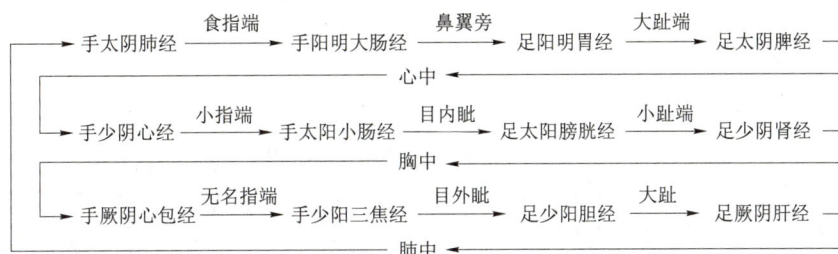

图5－2 十二经脉流注次序

六、十二经脉的循行路线

（一）手太阴肺经

起于中焦，向下联络大肠，还循胃口（下口幽门，上口贲门），通过横膈，属肺，至喉部，横行至胸部外上方（中府），出腋下，沿上臂内侧前缘下行，行于手少阴经与手厥阴经的前面，过肘窝沿着前臂内侧缘，入寸口上鱼际，直出拇指桡侧端（少商）（图5－3）。

分支：从手腕的后方（列缺）分出，沿掌背侧走向食指桡侧端（商阳），交于手阳明大肠经。

（二）手阳明大肠经

起于食指桡侧端（商阳），沿着食指桡侧向上，通过1、2掌骨之间（合谷）沿前臂前方，至肘部外侧，再沿上臂外侧前缘，上走肩端（肩髃），沿肩峰前缘向上合于第7颈椎棘突下（大椎），并转折向下进入锁骨上窝（缺盆），联络肺脏，向下通过横膈下行，属大肠（图5－4）。

分支：支脉从锁骨上窝上行，经过颈部至面颊，进入下齿龈，回绕至上唇，交叉于人中，左脉向右，右脉向左，分布在鼻孔两侧（迎香），与足阳明胃经交接。

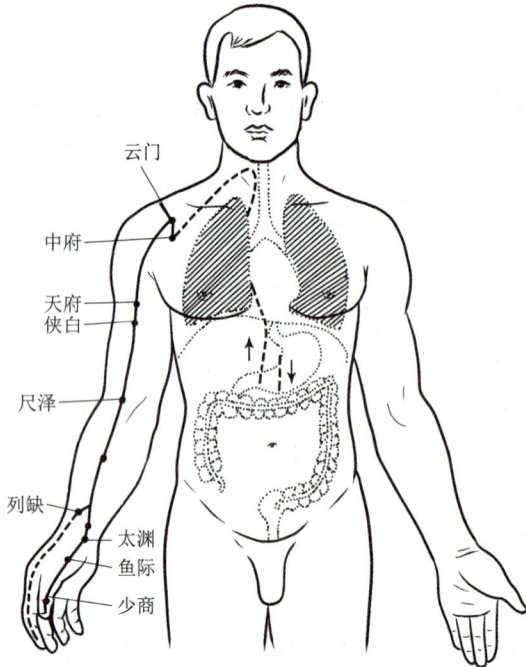

图 5－3　手太阴肺经示意

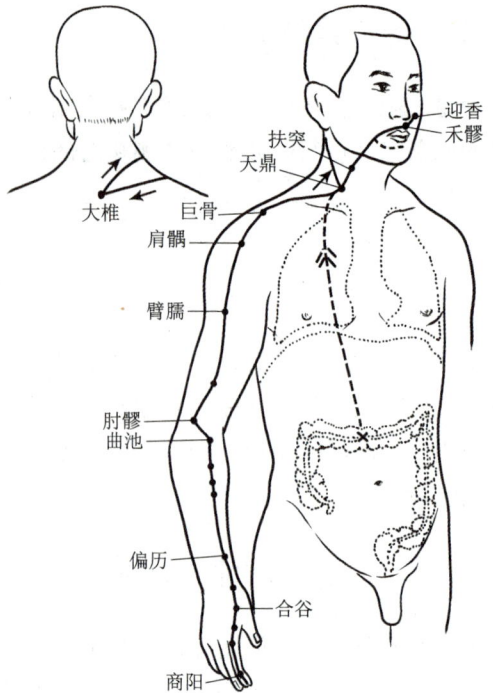

图 5－4　手阳明大肠经示意

（三）足阳明胃经

起于鼻翼两侧（迎香），挟鼻上行，左右侧交会于鼻根部，旁行入目内眦，与足太阳经交会；向下沿着鼻柱外侧，进入上齿龈内，回出环绕嘴唇，在颏唇沟（承浆）处左右相交，再向后沿下颌骨后下缘到大迎穴处，沿着下颌角（颊车），上行耳前，沿着发际，到达前额（图 5－5）。

面部支脉：从大迎前方下走人迎，沿着喉咙，进入缺盆部，向下通过横膈，属胃络脾。

缺盆部直行脉：从缺盆出体表经乳头，沿乳中线下行，向下挟脐旁，下行至腹股沟处的气街（气冲）。

胃下口部支脉：从胃下口幽门处分出，沿腹腔内下行到气街（气冲），与直行之脉会合，再由此下行大腿前侧，沿胫骨外侧前缘，下经足跗，进入第 2 趾外侧端（厉兑）。

胫部支脉：从膝下 3 寸（足三里）处分出，进入足中趾外侧端。

足跗部支脉：从足背（冲阳）分出，进入足大趾内侧端（隐白），与足太阴脾经相接。

（四）足太阴脾经

起于足大趾内侧端（隐白），沿足大趾内侧赤白肉际，上行过内踝的前缘，沿小腿内侧正中线上行，

图 5－5　足阳明胃经示意

在内踝上八寸处，交出足厥阴肝经之前，上行沿大腿内侧前缘，进入腹部，属脾络胃，向上穿过横膈，沿食道两旁上行，系舌根，分散于舌下（图5-6）。

分支：从胃别出，上行通过横膈，流注入心中，交于手少阴心经。

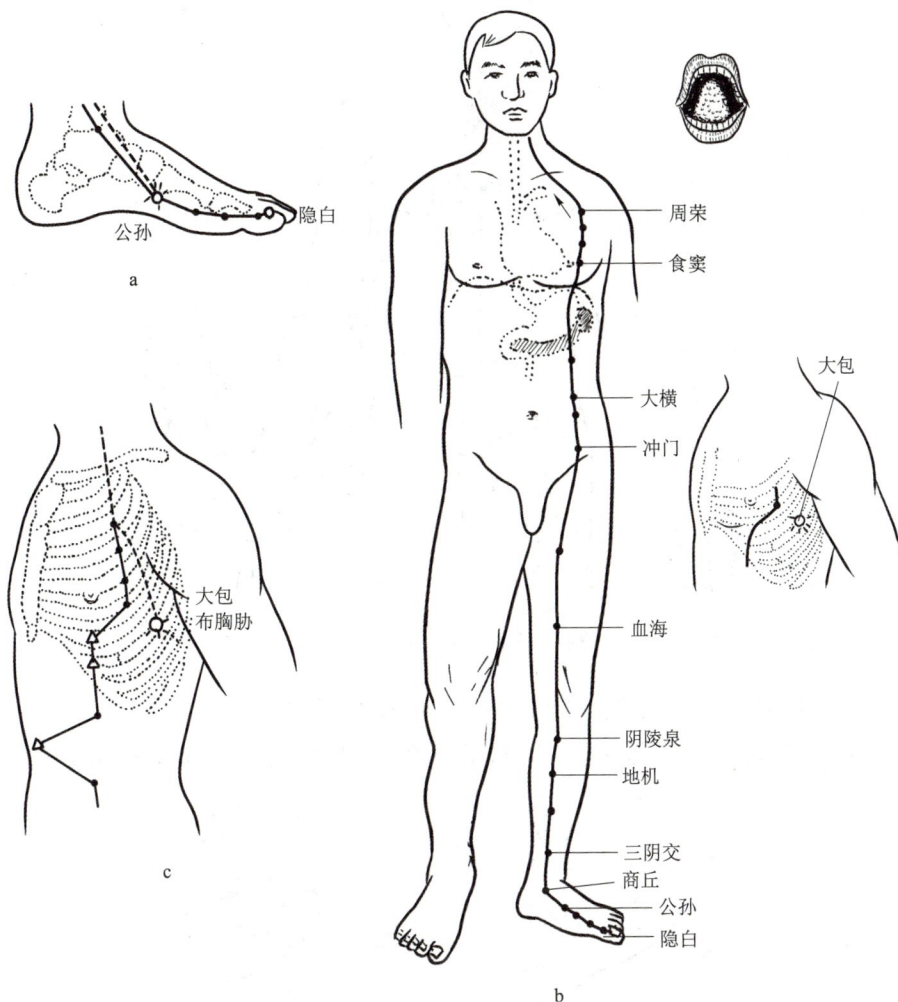

图5-6　足太阴脾经示意

（五）手少阴心经

起于心中，出属心系（心与其他脏器相联系的部位），向下穿过横膈，络小肠（图5-7）。

分支：从"心系"分出，挟食道上行，连于"目系"（眼球联系于脑的部位）。

直行者：从心系出来，上行经过肺，向下出于腋窝部（极泉），沿上臂内侧后缘，行于手太阴经和手厥阴经的后面，到达肘窝，沿前臂内侧后缘，经掌后豌豆骨部，进入掌内，沿小指桡侧下行至末端（少冲），交于手太阳小肠经。

（六）手太阳小肠经

起于小指外侧端（少泽），沿着手背外侧至腕部，直上沿前臂外侧后缘，经尺骨鹰嘴与肱骨内髁之间，沿上臂外侧后缘，出于肩关节后面，绕行肩胛部，交会于大椎，向下进入缺盆部，深入体腔，联络心脏，沿着食管，通过横膈，到达胃部，属于小肠（图5-8）。

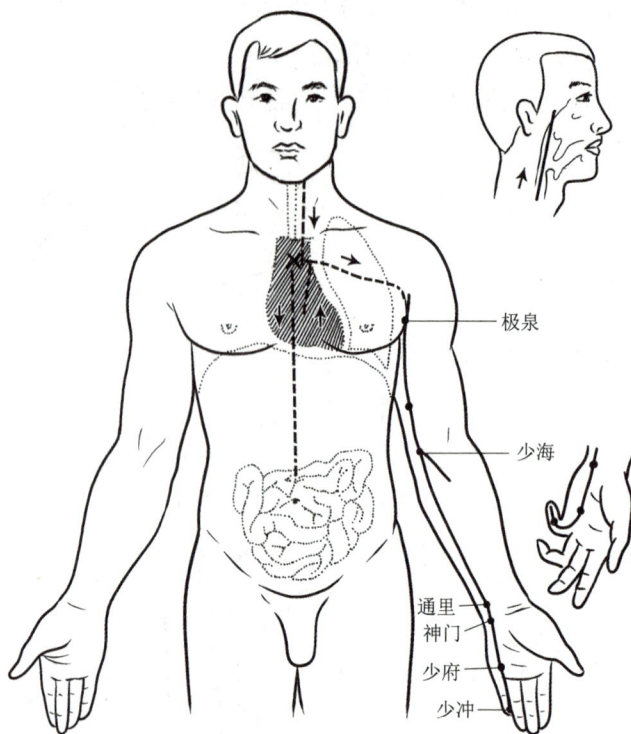

图 5 - 7　手少阴心经示意

缺盆部支脉：沿着颈部，上达面颊，至目外眦，转入耳中（听宫）。

颊部支脉：从面颊部分出，上行目眶下，抵于鼻旁，至目内眦（睛明），交与足太阳膀胱经。

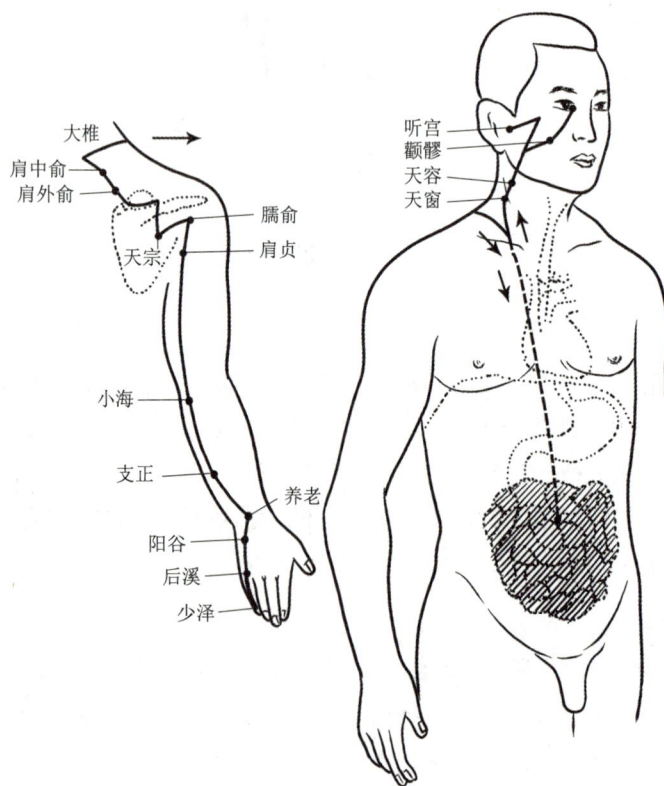

图 5 - 8　手太阳小肠经示意

（七）足太阳膀胱经

起于目内眦（睛明），向上到达额部，左右交会于头顶部（百会）（图5-9）。

头顶部支脉：从头顶部分出，到耳上角部。

头顶部直行的脉：从头顶入里联络于脑，回出分开下行项后（天柱），下行交会于大椎穴，再分左右沿肩胛内侧，脊柱两旁（1.5寸），到达腰部（肾俞），从脊柱两旁的肌肉，深入体腔，联络肾脏，属于膀胱。

腰部的支脉：从腰部分出，沿脊柱两旁下行，穿过臀部，从大腿后侧外缘下行进入腘窝中（委中）。

后项的支脉：从项部分出下行，经肩胛骨内缘直下，经过臀部（环跳）下行，沿大腿后外侧至腘窝中，与腰部支脉会合，然后下行穿过腓肠肌，出走于足外踝后，沿足背外侧缘至足小趾外侧端（至阴），交于足少阴肾经。

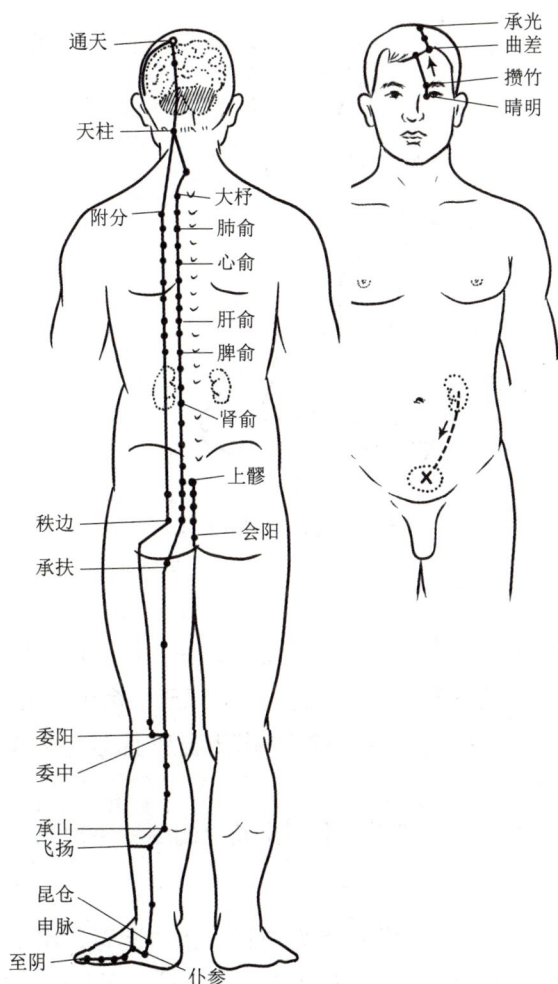

图5-9　足太阳膀胱经示意

（八）足少阴肾经

起于足小趾下，斜向足心（涌泉），出于舟骨粗隆下，沿内踝后，进入足跟，再向上行于小腿内侧后缘，出腘窝内侧，向上行大腿内侧后缘，入脊内，属肾络膀胱（图5-10）。

肾脏部直行的脉：从肾向上通过肝和横膈，进入肺中，沿着咽喉，挟于舌根两旁。

肺脏部支脉:从肺出来,联络心脏,流注于胸中,交于手厥阴心包经。

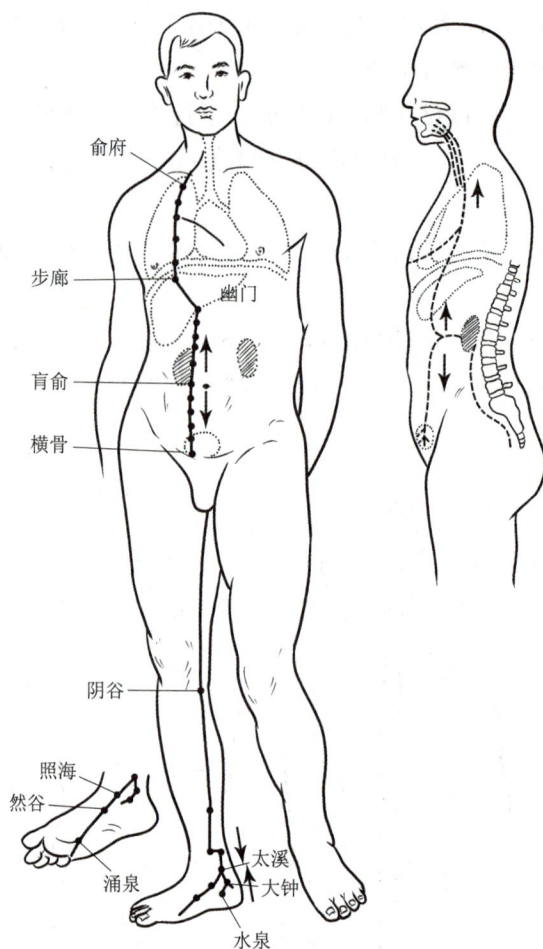

图5-10 足少阴肾经示意

(九) 手厥阴心包经

起于胸中,属心包络,向下通过横膈,从胸至腹依次络于上、中、下三焦(图5-11)。

胸部支脉:沿胸浅出胁部当腋下3寸处(天池),上行至腋窝中,沿上臂内侧中线,行于手太阴和手少阴之间,进入肘窝中,向下行于前臂两筋(桡侧腕屈肌腱与掌长肌腱)的中间,进入掌中(劳宫),沿中指桡侧到指端(中冲)。

掌中支脉:从掌中(劳宫)分出,沿着无名指出其尺侧端(关冲),交于手少阳三焦经。

(十) 手少阳三焦经

起于无名指末端(关冲),向上行于第4、5掌骨间,沿着腕背,出于前臂外侧桡骨和尺骨之间,向上通过肘尖,沿上臂外侧,上达肩部,向前进入缺盆部,分布于胸中,络心包,向下通过横膈,从胸至腹,属上、中、下三焦(图5-12)。

胸中支脉:从胸中分出,上行出缺盆,上走颈部,沿耳后直上,出于耳部上行额角,再屈曲而下行经面颊部,到达眶下部。

耳部支脉:从耳后进入耳中,出走耳前,与胸中支脉交叉于面颊部,到达目外眦(瞳子髎),交于足少阳胆经。

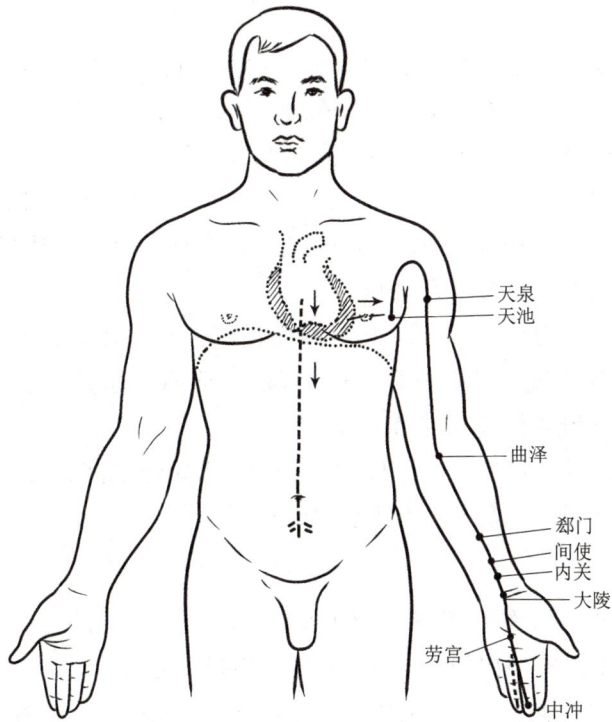

图 5-11　手厥阴心包经示意

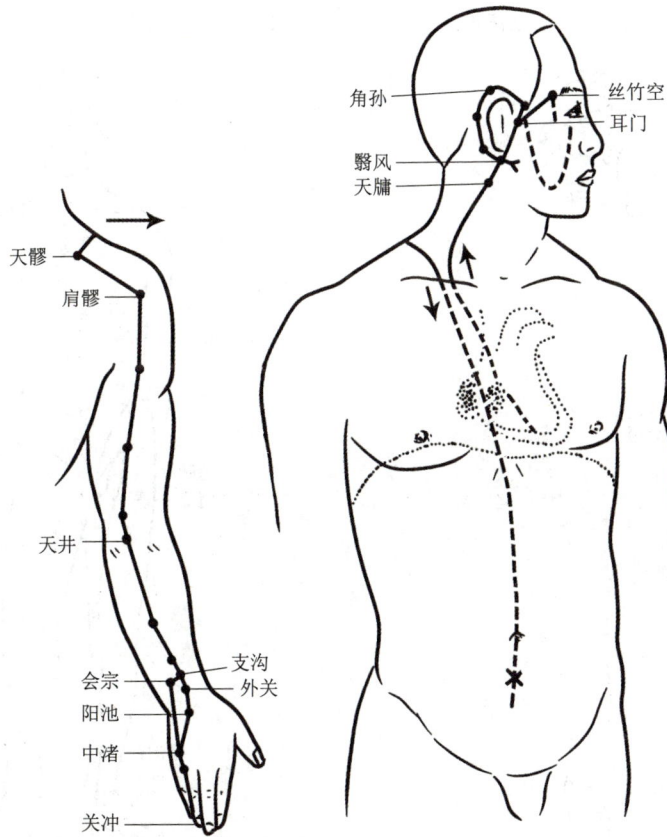

图 5-12　手少阳三焦经示意

（十一）足少阳胆经

起于目外眦（瞳子髎），上行到达额角，向后下行至耳后，经额部至眉上（阳白），又向后折至风池穴，沿颈部侧面下行至肩上，左右交会于大椎穴，前行入缺盆（图5-13）。

耳部的支脉：从耳后进入耳中，出走耳前，到目外眦后方。

外眦部的支脉：从目外眦处分出，下走大迎，会合于手少阳经到达目眶下，下行经颊车，由颈部向下会合前脉于缺盆，然后向下进入胸中，通过横膈，络肝属胆，沿着胁肋内，出于少腹两侧腹股沟动脉部，绕阴部毛际，横行入髋关节（环跳）。

缺盆部直行的脉：从缺盆分出，下行腋部，沿着侧胸部，经过季胁，向下会合前脉于髋关节环跳穴处，再向下沿着大腿外侧中线，出膝外侧，下行经腓骨前面，直下到达腓骨下端，再出外踝的前面，沿足背部，进入足第4趾外侧端（足窍阴）。

足背部支脉：从足背（足临泣）处分出，沿着第1、2跖骨之间，出于足大趾外侧端，穿过趾甲，回过来到趾甲后的毫毛处（大敦），交于足厥阴肝经。

（十二）足厥阴肝经

起于足大趾甲后毫毛处（大敦），沿着足背内侧向上，经过内踝前1寸处，上行至内踝上8寸处，交出于足太阴脾经的后面；上行膝内侧，沿着大腿内侧中线，进入阴毛中，环绕阴部，上达小腹，挟胃旁，属肝络胆；向上通过横膈，分布于胁肋，沿着咽喉的后面向上进入鼻咽部，连接"目系"（眼球联系于脑的部位），向上出于前额，与督脉会合于巅顶（图5-14）。

目系的支脉：从目系分出，下行面颊，环绕唇内。

肝脏部的支脉：从肝分出，通过横膈，向上流注于肺，交于手太阴肺经。

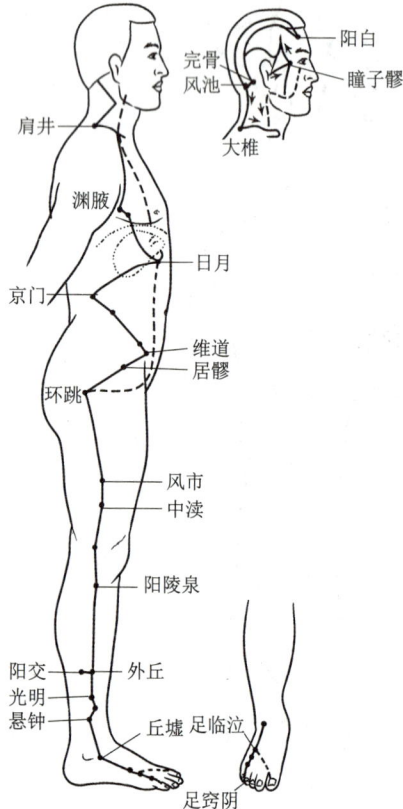

图5-13　足少阳胆经示意

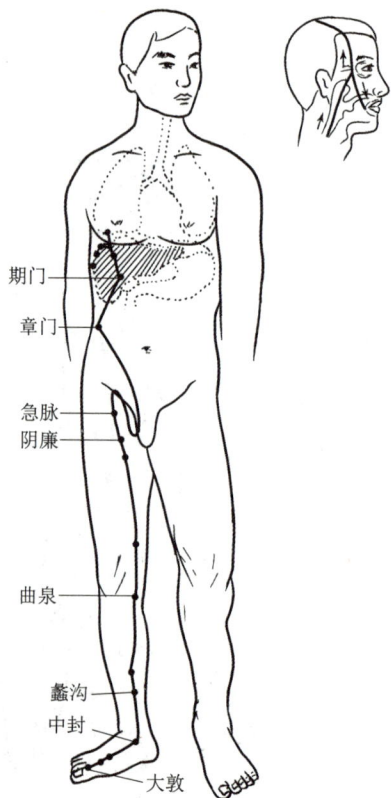

图5-14　足厥阴肝经示意

第三节　奇经八脉

奇经八脉，是督脉、任脉、冲脉、带脉、阴跷脉、阳跷脉、阴维脉、阳维脉的总称，是经络系统的重要组成部分。奇者，异也。奇经与正经是相对而言的，由于其分布不像十二经脉那样规律，与脏腑没有直接的相互属络，相互之间也没有表里关系，有异于十二正经，故名；又因其共有八条，故名"奇经八脉"。

一、奇经八脉的特点

奇经八脉分布和走向不像十二经脉那样规则，如人体之上肢无奇经八脉的分布；除带脉横行围腰腹一周、冲脉有一分支向下行走外，其余诸脉都是从下肢或会阴部向上行走；与奇恒之腑和部分脏腑有一定的联系，但同五脏六腑无直接络属关系；奇经八脉之间无表里相配之关系。

二、奇经八脉的作用

（一）加强十二经脉之间的联系

奇经八脉在其循行的过程中，同十二经脉的某些经脉交叉衔接，从而紧密地沟通了各条经脉之间的相互联系。如督脉"总督诸阳"，能联系手足三阳经脉，使阳经的经气都交会于督脉的大椎穴；任脉"总任诸阴"，其脉多次与手足三阴经交会；带脉有"约束诸经"的作用；冲脉则通行上下，渗灌三阴、三阳；"阳维维于阳""阴维维于阴"，则组合所有的阳经和阴经；阴跷脉与阳跷脉，对分布于腿膝内外侧的阴经和阳经有协调作用。

（二）调节十二经脉之气血

当十二经脉的气血旺盛而有余时，则流注于奇经八脉，蓄以备用，当人体生理功能活动需要或十二经脉气血不足时，则可由奇经"溢出"，渗灌和供应于全身组织，予以补充，发挥调节气血的作用，以保持十二经脉气血的相对恒定状态，从而维持机体的正常生理活动。

（三）参与女子胞、脑、髓、肾等脏腑的生理活动

奇经八脉虽不像十二经脉那样与脏腑直接属络，但与肝、肾及女子胞的关系极为密切，与女子的经、带、胎、产等功能密切相关，故能参与调节人体生殖功能，如"冲为血海""任主胞胎"。奇经在循行过程中与脑、髓直接联系，相互之间在生理和病理上均有一定的影响。

三、奇经八脉的循行和基本功能

（一）督脉

1. 循行部位　起于胞中，下出会阴，沿脊柱上行，至项后风府穴处进入颅内，络脑，并由项沿头部正中线，经额循行至上唇系带（龈交）（图5-15）。

2. 基本功能　督，有总管、统率的意思。督脉总督一身之阳经，故又称为"阳脉之海"。督脉与脑、脊髓和肾有密切的联系。

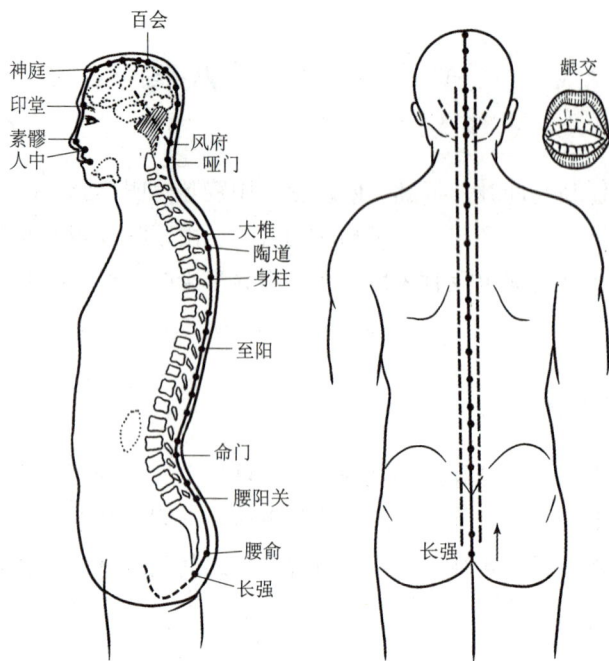

图 5 – 15 督脉示意

（二）任脉

1. 循行部位 起于胞中，下出会阴，经阴阜，沿腹部和胸部正中线上行，至下颌部，环绕口唇，于龈交穴交会督脉，沿面颊，分行至目眶下（图 5 – 16）。

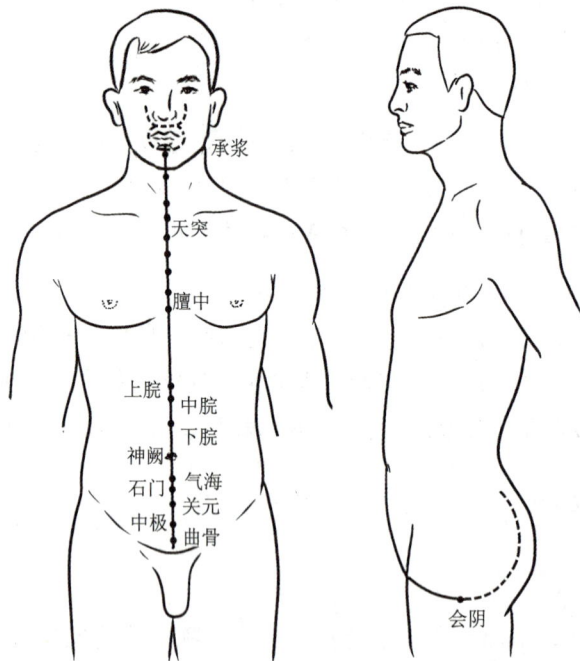

图 5 – 16 任脉示意

2. 基本功能 任，有担任、任养之意。任脉总任一身之阴经，故又称"阴脉之海"。任脉能调节月经，任养胎儿，称为"任主胞胎"。

（三）冲脉

1. 循行部位 起于胞中，下出会阴，于气街与足少阴肾经并行，夹脐上行，散布于胸中，再向上行，经喉，环绕口唇，到目眶下（图5-17）。

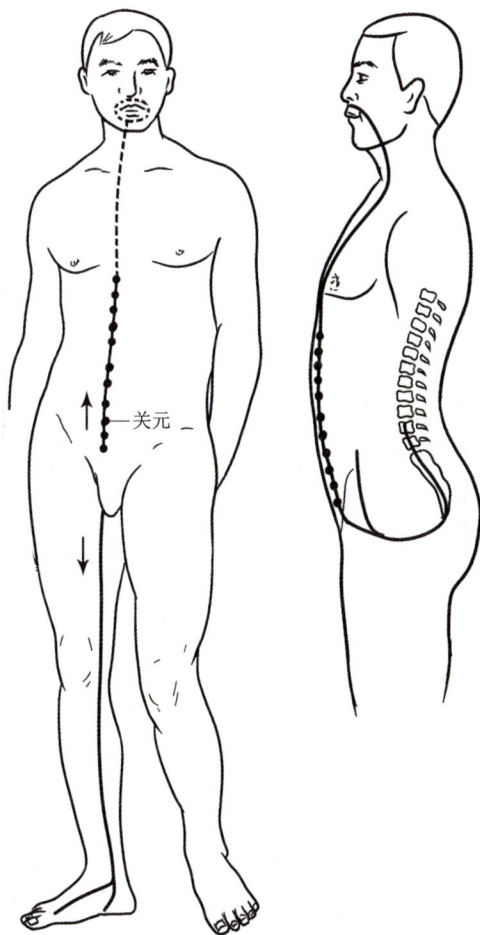

图5-17 冲脉示意

2. 基本功能 冲，有要冲的意思。冲脉能调节十二经气血，故有"十二经脉之海"之称。冲脉又称"血海"，与妇女的月经有密切的关系。

（四）带脉

1. 循行部位 起于季胁，斜向下行至带脉穴，绕身一周，于带脉穴处再向前下方沿髂骨上缘斜行到少腹（图5-18）。

2. 基本功能 带，有束带之意。带脉能约束纵行诸脉，与女子月经、带下也有一定关系。

（五）阴跷脉与阳跷脉

1. 循行部位 跷脉左右相对。阴跷脉、阳跷脉均起于足踝下。

阴跷脉起于内踝下照海穴，沿内踝后下肢内侧上行，入前阴，沿腹、胸进入缺盆，上行于人迎穴之前，经鼻旁，到目内眦，与手足太阳经、阳跷脉会合（图5-19）。

图5-18 带脉示意

阳跷脉起于外踝申脉穴,沿外踝后下肢外侧上行,经腹部、沿胸部后外侧上肩,颈外侧,上夹口角,入目内眦,与手足太阳经、阴跷脉会合,再上行进入发际,向下到达耳后,与足少阳胆经会于项后（图5-20）。

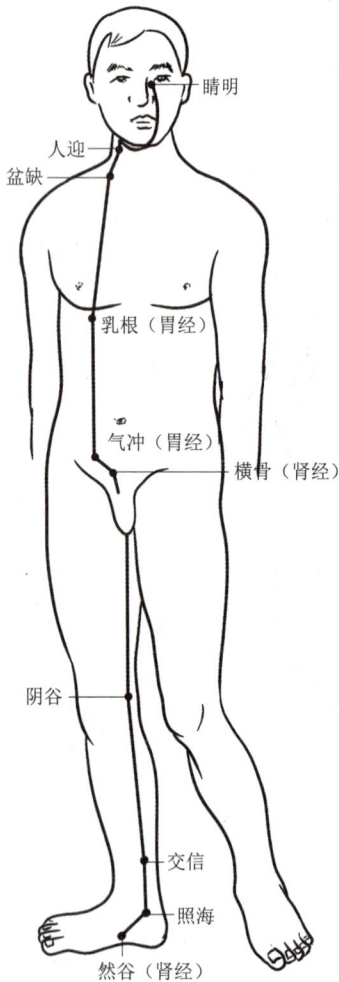

图 5 - 19　阴跷脉示意

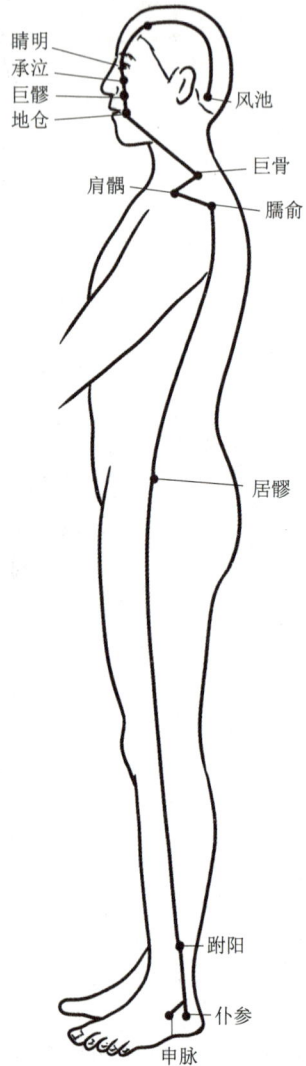

图 5 - 20　阳跷脉示意

2. 基本功能　跷,有轻健跷捷的意思。两脉均有濡养眼目、司眼睑之开合和下肢运动的作用。

（六）阴维脉与阳维脉

1. 循行部位　阴维脉起于小腿内侧诸阴之交,沿下肢内侧上行,至腹部,与足太阴脾经同行至胁部,与足厥阴经相合,然后上行至咽喉,与任脉相会（图5-21）。

阳维脉起于外踝下,与足少阳胆经并行向上,经躯干后外侧,从腋后上肩,经颈部、耳后,前行到额部,分布于头侧及项后,与督脉会合（图5-22）。

2. 基本功能　维,有维系的意思。阴维脉的功能是"维络诸阴",阳维脉的功能是"维络诸阳"。

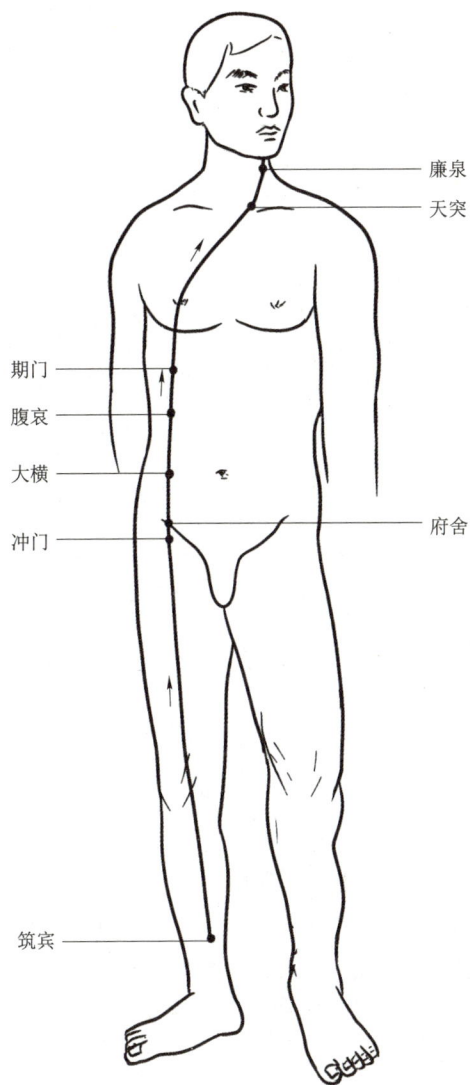

图 5 – 21 阴维脉示意

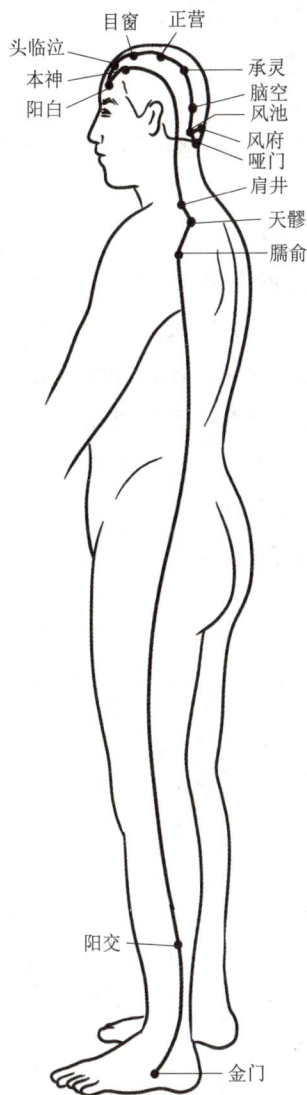

图 5 – 22 阳维脉示意

目标检测

答案解析

选择题

1. 循行于人体深部，且有一定循行路线的是（ ）

    A. 络脉   B. 孙络   C. 浮络

    D. 别络   E. 经脉

2. 内踝上八寸处以下，循行于下肢内侧中线的经脉是（ ）

    A. 足少阴肾经   B. 足太阴脾经   C. 足厥阴肝经

    D. 足阳明胃经   E. 足少阳胆经

3. 下列各组经脉中，从胸走向手指末端的是（ ）

    A. 手三阴经   B. 手三阳经   C. 足三阴经

    D. 足三阳经   E. 奇经八脉

4. 在头面部，分布于头侧部的经脉是（　）

  A. 阳明经   B. 太阳经   C. 少阳经

  D. 厥阴经   E. 少阴经

5. 具有约束纵行诸经作用的经脉是（　）

  A. 督脉   B. 带脉   C. 任脉

  D. 阴维脉   E. 阳维脉

6. 十二经脉在腹面的分布，由内向外的顺序为（　）

  A. 足阳明经、足少阴经、足太阴经、足厥阴经

  B. 足阳明经、足太阴经、足少阴经、足厥阴经

  C. 足少阴经、足阳明经、足太阴经、足厥阴经

  D. 足少阴经、足阳明经、足厥阴经、足太阴经

  E. 足厥阴经、足阳明经、足少阴经、足太阴经

7. 奇经八脉中与脑、髓、肾关系密切的是（　）

  A. 带脉   B. 冲脉   C. 任脉

  D. 督脉   E. 阴跷脉

8. 奇经八脉中，与月经关系最密切的经脉是（　）

  A. 冲脉、督脉   B. 任脉、带脉   C. 阳跷脉、阴跷脉

  D. 冲脉、任脉   E. 阴维脉、阳维脉

9. 奇经八脉中，被称为"阳脉之海"的经脉是（　）

  A. 督脉   B. 任脉   C. 带脉

  D. 冲脉   E. 阴维脉

10. 奇经八脉中，被称为"阴脉之海"的经脉是（　）

  A. 督脉   B. 任脉   C. 带脉

  D. 冲脉   E. 阴维脉

（伍梅芳）

书网融合……

     重点小结   微课   习题

第六章 中医生理学基础——体质

学习目标

知识目标： 通过本章学习，应能掌握体质的概念、九种常见体质的主要特征；熟悉体质形成的影响因素；了解体质的分类，体质学说在中医学中的应用。

能力目标： 具备表述常见体质特征的能力，能运用体质学说分析人体健康疾病的状态，指导养生保健及疾病治疗。

素质目标： 通过本章学习，能认识到健康与疾病都是长期积累的结果。培养优生优育意识，培养健康的体魄、心理和健全的人格。

情境导入

情境： 患者，女，40岁，形体偏胖，体倦乏力，面色苍白，语声低怯，常自汗出，且动则尤甚，心悸食少，舌淡苔白，脉虚弱。

分析： 体倦乏力，面色苍白，语声低怯，常自汗出，且动则尤甚等符合中医体质分类中的气虚体质。治则：以培补元气，补气健脾为主。选方：补中益气汤。食疗：选择性平偏温、健脾益气的食物，如粳米、山药、花生、大枣、糯米、南瓜、白扁豆、黄豆、牛肉、乌骨鸡、鹅肉、兔肉、鹌鹑、青鱼、胡萝卜、豆腐、香蕈、草菇、平菇、红糖、白木耳等。

思考： 1. 体质是如何分类的？

　　　　2. 影响体质的因素有哪些？

　　　　3. 体质与疾病有何关系？

中医体质学，是以阴阳五行、脏腑经络、气血津液等基础理论为指导，以《内经》及历代医家的体质理论为依据，研究人体体质的概念、形成、特征、类型、差异规律，及其对疾病发生、发展、演变过程的影响，并以此指导疾病预防、诊断、治疗以及养生康复的一门学科。

中医学历来重视对人体体质及其差异性的探讨，早在《内经》中就有对体质的形成、分类以及体质与病机、诊断、治疗、预防关系的论述。后世医家在长期防治疾病的实践中，又进一步丰富和发展了《内经》的体质学说内容，并十分重视其在养生、预防及辨证论治中的应用。因此，重视对体质问题的研究，不但有助于从整体上把握个体的生命特征，而且有助于分析疾病的发生、发展和演变规律，对诊断、治疗、预防疾病及养生康复均有重要意义。

第一节 体质概述

PPT

一、体质的概念

体质的"体"，指具有生命活力的形体、躯体；"质"，是指"特质""性质"。体质是指人体生命过程中，在先天禀赋和后天获得的基础上所形成的形态结构、生理功能和心理状态方面综合的、相对稳定的固有特质。是人类在生长、发育过程中所形成的与自然、社会环境相适应的人体个性特征。

体质通过人体形态、功能和心理活动的差异性表现出来。在生理上表现为功能、代谢以及对外界刺激反应等方面的个体差异，在病理上表现为对某些病因和疾病的易感性或易罹性，以及产生病变的类型与疾病传变转归中的某种倾向性。每个人都有自己的体质特点，人的体质特点或隐现、或显现于健康或疾病过程中。因此，体质实际上就是人群在生理共性的基础上，不同个体所具有的生理特殊性。

二、体质的构成要素

中医学认为，人体正常的生命活动是形与神的协调统一，"形神合一"是生命存在的基本特征，是中医学最基本的生命观。体质包括了形与神两方面的内容，一定的形态结构必然产生出相应的生理功能和心理特征，而良好的生理功能和心理特征是正常形态结构的反映，二者相互依存、相互影响，在体质的固有特征中综合地体现出来。可见，体质是由形态结构、生理功能和心理特征三个方面的差异性构成。

（一）形态结构的差异性

人类形态结构上的差异性是个体体质特征的重要组成部分，正如《灵枢·本脏》所说："五脏者，固有小大、高下、坚脆、端正、偏倾者，六腑亦有小大、长短、厚薄、结直、缓急。"人的形态结构主要包括外部形态结构和内部形态结构两方面的内容。内部形态结构是体质的内在基础，外部形态结构是体质的外在表现，相对而言，外部形态结构（即体表形态）最为直观，故备受古今中外体质研究者重视。因此，在人的内部形态结构完好、协调的基础上，人的体质特征首先是通过个体的身体外形特征（即体表形态）体现出来，而身体外形特征主要表现为体型、体格等方面的差异。

（二）生理功能的差异性

人体的生理功能和形态结构密切相关，是内部形态结构完整、协调的反映，是脏腑经络及精气血津液功能协调的体现。因此，人体生理功能的差异，可反映脏腑功能和精气血津液的盛衰，可体现人体消化、呼吸、血液循环、生长发育、生殖、感觉运动、精神意识思维以及机体的抗病能力、新陈代谢、自我调节能力等各方面功能的强弱。具体表现在心率、心律、面色、唇色、脉象、舌象、呼吸状况、语声高低、食欲、口味、体温、对寒热的喜恶、二便情况、性功能、生殖功能、女子月经情况、形体的动态及活动能力、睡眠状况、视听觉、触嗅觉、耐痛的程度、皮肤肌肉的弹性、须发的多少和光泽等方面的不同。因此，通过观察上述内容可以了解不同个体脏腑经络及精气血津液生理功能的盛衰偏颇，从而得知其体质类型。

知识链接

体型、体格与体表形态

体型，是指身体外观形态上的特征，是衡量体质的重要指标。中医观察体型，主要观察形体之肥瘦长短，皮肉之厚薄坚松，肤色之黑白苍嫩的差异等。其中尤以肥瘦最有代表性。

体格，是反映人体生长发育水平、营养状况和锻炼程度的状态。一般通过观察和测量身体各部分的大小、形状、匀称程度以及体重、胸围、肩宽、骨盆宽度和皮肤与皮下软组织情况来判断，是反映体质的标志之一。

体表形态是个体外观形态的特征，包括体格、体型、体重、体姿、面色、毛发、舌脉等。

（三）心理特征的差异性

心理是指客观事物在大脑中的反映，是感觉、知觉、情感、记忆、思维、性格、能力等的总称，属于中医学"神"的范畴。不同个体的心理特征有一定的差异性，主要表现为人格、性格、气质、态度、智慧等方面。中医学认为形与神是统一的，某种特定的形态结构往往表现为某种相应的心理倾向。如《灵枢·阴阳二十五人》称具有"圆面、大头、美肩背、大腹、美股胫、小手足、多肉、上下对称"等形态特征的土形人，多具有"安心、好利人、不喜权势、善附人"等心理特征。脏腑精气血津液是产生神的物质基础，不同脏腑的功能活动，总是表现出特定的情感、情绪和认知活动，如《素问·阴阳应象大论》说："人有五脏化五气，以生喜怒悲忧恐。"因此，由于个体脏腑经络以及气血津液功能活动不同，所表现的情志活动也有差异，如有人善喜、有人善悲、有人勇敢、有人胆怯等。可见，一定的形态结构与生理功能，是心理特征产生的基础，使个体表现出相应的心理特征，而心理特征在长期的显现中，又影响着形态结构与生理功能，并表现出相应的行为特征。

三、体质的基本特点

体质禀受于先天，得养于后天，体质的生理特点是先后天因素共同作用的结果。先天禀赋决定着个体体质的特异性和相对稳定性，而各种后天因素又使人体体质具有动态可变性。改变后天的种种因素，可以在某种程度上改善体质，因此体质具有可调性。在相同或类似的时空条件下，人群的遗传背景和后天生存环境也是大致相同的，这就使群类的体质具有趋同性，这就是"一方水土养育一方人"的原理。

（一）人体身心特性的概括

体质反映着个体在形态结构、生理功能和心理活动中的基本特征，体现了内在脏腑气血阴阳之偏倾和功能活动之差异，是对个体身体素质和心理素质的概括。

（二）普遍性、全面性和复杂性

体质普遍地存在于每个个体中，每个人作为一个形神的统一体，必然会显现出自己的身心特性。这些特性全面地体现在人体形态和功能的各个方面的差异性上。这种差异，由于它的全面性而在不同个体之间表现为复杂的多样性，这种多样性并非没有规律可循。体质学说的任务就是揭示其规律，并就体质做出合理的分类。

（三）稳定性和可变性

体质禀承于先天，得养于后天。先天禀赋决定着个体体质的相对稳定性和个体体质的特异性，后天各种环境因素、营养状况、饮食习惯、精神因素、年龄变化、疾病损害、针药治疗等，又使得机体体质具有可变性。但体质是一个随个体发育的不同阶段而演变的生命过程，在生命过程中的某阶段，体质状态具有相对稳定性。

（四）连续性和可预测性

体质的连续性体现在不同个体体质的存在和演变时间的不间断性，体质的特征伴随着生命自始至终的全过程，或表现为生理状态下的生理反应性，或表现为病理状态下的发病倾向性。偏于某种体质类型者，在初显端倪之后，多具有循着这类体质固有的发展演变规律缓慢演化的趋势，体质的这种可预测性，为治未病提供了可能。

四、体质的评价

体质的评价通过体质的构成内容来体现。因此，当评价一个人的体质状况时，应从其形态结构、生理功能及心理特征等方面进行综合考虑。

（一）体质的评价指标

1. 身体的形态结构状况　包括体表形态、体格、体型、内部的结构和功能的完整性、协调性。

2. 身体的功能水平　包括机体的新陈代谢和各器官、系统的功能，特别是心血管、呼吸系统的功能。

3. 身体的素质及运动能力水平　包括速度、力量、耐力、灵敏性、协调性及走、跳、跑、投、攀越等身体的基本活动能力。

4. 心理的发育水平　包括智力、情感、行为、感知觉、个性、性格、意志等方面。

5. 适应能力　包括对自然环境、社会环境和各种精神心理环境的适应能力，及对病因、疾病损害的抵抗力和修复能力。

（二）理想健康体质的标志

理想体质是指人体在充分发挥遗传潜力的基础上，经过后天的积极培育，使机体的形态结构、生理功能、心理状态以及对环境的适应能力等各方面得到全面发展，处于相对良好的状态，即形神统一的状态。形神统一是健康的标志，因此，中医学常常将理想体质的标志融于健康的标志之中，理想体质的标志也反映了健康的标志。其具体标志主要如下。

（1）身体发育良好，体格健壮，体形匀称，体重适当。

（2）面色红润，双目有神，须发润泽，肌肉皮肤有弹性。

（3）声音洪亮有力，牙齿清洁坚固，双耳聪敏，脉象和缓均匀，睡眠良好，二便正常。

（4）动作灵活，有较强的运动与劳动等身体活动能力。

（5）精力充沛，情绪乐观，感觉灵敏，意志坚强。

（6）处事态度积极、镇定、有主见，富有理性和创造性。

（7）应变能力强，能适应各种环境，有较强的抗干扰、抗不良刺激和抗病的能力。

第二节　体质的形成

PPT

体质禀赋于先天，得养于后天。因此，体质是个体在遗传的基础上，在内外环境的影响下，在生长发育的过程中形成的。归纳起来主要有以下几个方面。

一、先天因素

先天，又称禀赋，是指子代出生以前在母体内所禀受的一切，包括父母生殖之精的质量，父母血缘关系所赋予的遗传性，父母生育的年龄，以及在体内孕育过程中母亲是否注意养胎和妊娠期疾病所给予的一切影响。先天禀赋是体质形成的基础，是人体体质强弱的前提条件。父母的生殖之精结合形成胚胎，禀受母体气血的滋养而不断发育，从而形成了人体，这种形体结构便是体质在形态方面的雏形，故《灵枢·决气》说："两神相搏，合而成形。"张介宾称之为"形体之基"。因此，父母生殖之精的盈亏盛衰和体质特征决定着子代禀赋的厚薄强弱，影响其体质，父母体内阴阳的偏颇和功能活动的差异，可使子代也有同样的倾向性。父母形质精血的强弱盛衰，造成了子代禀赋的不同，表现出体质的差异，诸如身体强弱、肥瘦、刚柔、长短、肤色、性格、气质，乃至先天性生理缺陷和遗传性疾病，如鸡胸、龟背、癫痫、哮喘等。这种差异取决于先天遗传性因素，取决于父母肾之精气阴阳的盛衰偏颇及母体的调摄得当与否。先天之精充盈，则禀赋足而周全，出生之后体质强壮而少偏颇；先天之精不足，禀赋虚弱或偏颇，可使小儿生长发育障碍，影响身体素质和心理素质的健康发展。可见，在体质的形成过程中，先天因素起着关键性作用，是它确定了体质的"基调"。但这只对体质的发展提供了可能性，而体质的发育和定型，还受后天各种因素综合作用的影响。

二、后天因素

后天，是指人从出生到死亡之前的生命历程。后天因素是人出生之后赖以生存的各种因素的总和。后天因素可分为机体内在因素和外界环境因素两方面。机体内在因素包括性别、年龄、心理因素，外界环境因素指自然环境和社会环境。自然环境涉及生活环境、生产环境和食物链环境等一切客观环境。社会环境则涉及政治、经济、文化等环境要素。换言之，人们所处的环境包括人们赖以生存的基本条件和一切有关事物，例如社会的物质生活条件、劳动条件、卫生条件、社会制度、气候条件、生态平衡以及教育水平等。人从胚胎到生命终结之前，始终生活在一定的自然环境和社会环境之中。环境与健康的问题是生命科学中的重大课题，已经受到全球的关注。

（一）饮食因素

饮食结构和营养状况对体质有明显的影响。饮食物各有不同的成分或性味特点，而人之五脏六腑，各有所好。脏腑之精气阴阳，需五味阴阳和合而生。长期的饮食习惯和固定的膳食品种质量，日久可因体内某些成分的增减等变化而影响体质。如饮食不足，影响精气血津液的化生，可使体质虚弱；饮食偏嗜，使体内某种物质缺乏或过多，可引起人体脏气偏盛或偏衰，形成有偏倾趋向的体质，甚则成为导致某些疾病的原因。如嗜食肥甘厚味可助湿生痰，形成痰湿体质；嗜食辛辣则易化火灼津，形成阴虚火旺体质；过食咸则胜血伤心，形成心气虚弱体质；过食生冷寒凉会损伤脾胃，产生脾气虚弱体质；饮食无度，久则损伤脾胃，可形成形盛气虚体质。合理的膳食结构，科学的饮食习惯，适当的营养水平，则能保持和促进身体的正常生长发育，使精气神旺盛，脏腑功能协调，痰湿不生，阴阳平秘，体质强壮。

（二）劳逸

过度的劳动和安逸是影响体质的又一重要因素。适度的劳作或体育锻炼，可使筋骨强壮，关节通利，气机通畅，气血调和，脏腑功能旺盛；适当的休息，有利于消除疲劳，恢复体力和脑力，维持人体正常的功能活动。劳逸结合，有利于人体的身心健康，有利于保持良好的体质。但过度的劳作，则易于损伤筋骨，消耗气血，致脏腑精气不足，功能减弱，形成虚性体质。《素问·举痛论》说："劳则喘息汗出，外内皆越，故气耗矣。"过度安逸，四体不勤，则可使气血流行不畅，筋肉松弛，脾胃功能减退，而形成痰瘀质。如《灵枢·根结》说："王公大人，血食之君，身体柔脆，肌肉软弱。"睡眠对体质的形成有重要的影响，睡眠质量和平和质呈正相关，和偏颇体质呈负相关，且睡眠质量对血瘀质、阳虚质、气虚质影响较大。

（三）情志因素

情志，泛指喜怒忧思悲恐惊等心理活动，是人体对外界客观事物刺激的正常反应，反映了机体对自然、社会环境变化的适应调节能力。情志活动的产生、维持有赖于内在脏腑的功能活动，以脏腑精气阴阳为物质基础。七情的变化，可以通过影响脏腑精气的变化，而影响人体的体质。所以，精神情志，贵在和调。情志和调，则气血调畅，脏腑功能协调，体质强壮。反之，长期强烈的情志刺激，持久不懈的情志活动，超过了人体的生理调节能力，可致脏腑精气的不足或紊乱，给体质造成不良影响，常见的气郁型体质多由此引起。气郁化火，伤阴灼血，又能导致阳热体质或阴虚体质。气滞不畅还可形成血瘀质。情志变化导致的体质改变，还与某些疾病的发生有特定的关系，如郁怒不解，情绪急躁的"木火质"，易患眩晕、中风等；忧愁日久，郁闷寡欢的"肝郁质"，易诱发癌症。因此，保持良好的精神状态，对体质健康十分有益。

（四）自然环境因素

自然环境通常指地理环境，包括自然地理环境和人文地理环境，前者是包括气候、地理、水火、土壤、植物与动物界有机组合的自然综合体，后者是人类在自然地理环境的基础上所形成的人为环境。自然环境的变化可影响人体的形态结构、生理功能和心理活动，从而影响人体的体质。一般而言，恶劣的气候环境培养了人健壮的体魄和强悍的气质，舒适的气候环境则造就了人娇弱的体质和温顺的性格。我国南方多湿热，北方多寒燥，东部沿海为湿润的海洋性气候，西部内地为大陆性气候。因此，西北人形体多壮实，腠理偏致密；东南人体质多瘦弱，腠理偏疏松；滨海临湖之人，多湿多痰，易形成阴盛体质或湿盛体质。《素问·阴阳应象大论》记载"东方生风""南方生热""中央生湿""西方生燥""北方生寒"。由于气化各有偏盛，五方显现出不同的方域特色。各方居民在方域的影响下，就有不同的体质禀赋。如南方之人易感风、热、暑、湿之邪，其阴虚内热之体质较多见；北方之人易感风、寒、燥邪，其阳虚内寒之体质较多见。

（五）社会环境因素

人们生活在社会环境之中，社会环境同样会对人体体质的形成与发展产生直接影响。如社会动荡、战乱频繁或自然灾害等，人们流离失所，在生活上必然受到重大影响，易于导致饮食失节、劳逸失调、情志失调等，从而形成脾胃虚弱、元气内伤的体质特征。如李东垣《脾胃论》阐述了金元扰攘战乱之际，民不聊生，脾胃病大量发生的社会现象。相反，随着经济水平的提高、生活条件的改善，人们的饮食多为高脂肪、高蛋白，出行有车辆，天热有空调，这一方面极大地改变了人类的生存条件，另一方面也对人类体质形成、疾病发生产生一定影响。如户外活动少、生活环境拥挤、空调等工作生活环境，阳虚质的体质类型的形成明显增多；饮食摄取热量过多，又缺少运动，致使大量肥胖者出现，导致痰湿、湿热体质类型的人群明显增多。随着现代社会迅速发展，社会竞争的加剧，可能导致精神紧张、情绪躁动、焦虑不安、心灵疲惫，从而造成机体阴阳气血失调，形成气郁质等体质。

（六）其他因素

1. 年龄因素　体质是一个随着个体发育的不同阶段而不断演变的生命过程，某个阶段的体质特点与另一个阶段的体质特点是不同的。这是因为在生长、发育、壮盛以至衰老、死亡的过程中，脏腑精气由弱到强，又由盛至衰，一直影响着人体的生理活动和心理变化，决定着人体体质的演变。

知识链接

小儿体质

从出生到青春期，是体质渐趋成熟、定型的阶段。小儿体质特点，概括起来有以下三个方面。

1. 纯阳之体　"纯阳"是指小儿的生命活力，犹如初升之旭日，其阳气生长迅速而旺盛，身高、体重快速增加，各脏腑组织功能日益完善，呈现出蓬勃向上的生机。其临床意义有二：一是小儿受邪以后，容易转化为热病；二是小儿脏腑组织的修复力较强，对药物的反应敏感，患病后较成人易于康复。

2. 稚阴稚阳之体　稚阴，是指小儿脏腑、筋骨、脑髓、血脉、肌肤及精、血、津液等有形之质皆未充实、完善；稚阳，是指小儿各脏腑的功能活动相对幼稚不足，处于不稳定状态。"稚阴稚阳之体"学说概括了小儿机体柔嫩、气血未盛、脾胃虚弱，抗病能力较差等体质特点。所以小儿外易为六淫所侵，内易为饮食所伤，患病则发病急，传变快，易实易虚，易寒易热。

3. 五脏有余不足　明代著名儿科医家万全曾指出小儿五脏的生理特点是"肝常有余、脾常不足、肾常亏虚、心火有余、肺脏娇嫩"。如小儿处于不断生长发育的生理时期，对饮食营养的需求量日益增多，而尚不成熟完善的脾胃难以适应，故小儿易患消化系统病变，应对小儿进行正确的喂养。肺本为娇脏，外合皮毛，易被邪侵，所以小儿常易患感冒、咳嗽等病。小儿先天不足，肾气亏虚，常发生"五迟""五软"等。小儿感受外邪，容易从阳化热，热盛则神昏，或动风抽搐等，这是"心火有余、肝常有余"的病理体现。

2. 疾病因素 疾病是促使体质改变的一个重要因素。一般来说，疾病改变体质多是向不利方面变化，如大病、久病之后，常使体质虚弱；某些慢性疾病（如慢性肾炎、肺结核等）迁延日久，患者的体质易表现出一定的特异性。但感染邪气，罹患某些疾病（如麻疹、痄腮）之后，还会使机体具有相应的免疫力，使患者终生不再罹患此病。此外，疾病损害而形成的体质改变，其体质类型还与疾病变化有一定关系，如慢性肝炎早期多为气郁质，随着病变的发展可转为瘀血型、阴虚型等不同类型的体质。可见，体质与疾病因素常互为因果。

3. 药物因素 药物具有不同的性味特点，针灸也具有相应的补泻效果，能够调整脏腑精气阴阳之盛衰及经络气血之偏颇，用之得当，将会收到补偏救弊的功效，使病理体质恢复正常；用之不当，或针药误施，将会加重体质损害，使体质由壮变衰，由强变弱。朱震亨《格致余论·大病不守禁忌论》曰："饮食失宜，药饵违法，皆能致伤。"

总之，体质禀赋于先天，受制于后天。先、后天多种因素构成影响体质的内外环境，在诸多因素的共同作用下，形成个体不同的体质特征。

第三节 体质的分类

PPT

体质的差异现象是先天禀赋与后天多种因素共同作用的结果。人类体质间的同一性是相对的，而差异性则是绝对的。这种差异，既有因自然地域性差异而形成的群体差异，又有因禀赋、生活方式、行为习惯的不同而形成的个体差异；既有不同个体间的差异，又有同一个体不同生命阶段的差异。为了把握个体的体质差异规律及体质特征，有效地指导临床实践，必须对复杂的体质现象进行广泛的比较分析，然后予以甄别分类。

一、体质的分类方法

体质的分类方法是认识和掌握体质差异性的重要手段。中医学体质的分类，是以整体观念为指导思想，以阴阳五行学说为思维方法，以藏象及精气血津液理论为理论基础而进行的。古今医家从不同角度对体质做了不同的分类。《内经》曾提出过阴阳含量划分法、五行归属划分法、形态与功能特征分类法、心理特征分类法（包括刚柔分类法、勇怯分类法、形态苦乐分类法）等，张介宾等采用藏象阴阳分类法，叶天士等以阴阳属性分类，章虚谷则以阴阳虚实分类。现代医家多从临床角度根据发病群体中的体质变化、表现特征进行分类，但由于观察角度、分类方法不同，对体质划分的类型、命名方法也有所不同，有四分法、五分法、六分法、七分法、九分法、十二分法等，每一分类下又常有不同划分方法，但其分类的基础，是脏腑经络及精气血津液的结构与功能的差异。

体质的生理学基础是脏腑经络及精气血津液的盛衰偏颇，实际上是脏腑精气阴阳及其功能的差异和经络气血之偏颇。所以，在正常生理条件下，个体之间存在的脏腑精气阴阳和经络气血的盛衰偏颇，导致了个体之间在生命活动表现形式上的某种倾向性和属性上偏阴偏阳的差异性，从而决定了人类体质现象的多样性和体质类型。因此，着眼于整体生理功能的高低强弱，运用阴阳的分类方法对体质进行分类是体质分类的基本方法，正如章楠《医门棒喝·人体阴阳体用论》所说："治病之要，首当察人体质之阴阳强弱。"

二、常见体质分类及其特征

（一）体质三分法

《素问·调经论》说："阴阳匀平……命曰平人。"《素问·生气通天论》说："阴平阳秘，精神乃治。"但是，机体的精气阴阳在正常生理状态下，总是处于动态的消长变化之中，使正常体质出现偏阴或偏阳的状态。机体的精气阴阳，包括精为阴而气为阳和气自身所分之阴阳两个层次。体质类型的阴阳，主要是指以对立制约为主，而多表现为寒热、动静偏颇的阴阳二气。鉴于此，有人将人体正常体质大致分为阴阳平和质、偏阳质和偏阴质三种类型。理想的体质应是阴阳平和质。

（二）体质九分法

2009 年 4 月 9 日中华中医药学会发布了《中医体质分类与判定》，该标准将体质分为平和质、气虚质、阳虚质、阴虚质、痰湿质、湿热质、血瘀质、气郁质、特禀质九个类型，这是目前中医体质辨识的标准。

1. 平和质（A 型）

总体特征：阴阳气血调和，以体态适中、面色红润、精力充沛等为主要特征。

形体特征：体形匀称健壮。

常见表现：面色、肤色润泽，头发稠密有光泽，目光有神，鼻色明润，嗅觉通利，唇色红润，不易疲劳，精力充沛，耐受寒热，睡眠良好，胃纳佳，二便正常，舌色淡红，苔薄白，脉和缓有力。

心理特征：性格随和开朗。

发病倾向：平素患病较少。

对外界环境适应能力：对自然环境和社会环境适应能力较强。

2. 气虚质（B 型）

总体特征：元气不足，以疲乏、气短、自汗等气虚表现为主要特征。

形体特征：肌肉松软不实。

常见表现：平素语音低弱，气短懒言，容易疲乏，精神不振，易出汗，舌淡红，舌边有齿痕，脉弱。

心理特征：性格内向，不喜冒险。

发病倾向：易患感冒、内脏下垂等病；病后康复缓慢。

对外界环境适应能力：不耐受风、寒、暑、湿邪。

3. 阳虚质（C 型）

总体特征：阳气不足，以畏寒怕冷、手足不温等虚寒表现为主要特征。

形体特征：肌肉松软不实。

常见表现：平素畏冷，手足不温，喜热饮食，精神不振，舌淡胖嫩，脉沉迟。

心理特征：性格多沉静、内向。

发病倾向：易患痰饮、肿胀、泄泻等病；感邪易从寒化。

对外界环境适应能力：耐夏不耐冬；易感风、寒、湿邪。

4. 阴虚质（D 型）

总体特征：阴液亏少，以口燥咽干、手足心热等虚热表现为主要特征。

形体特征：体形偏瘦。

常见表现：手足心热，口燥咽干，鼻微干，喜冷饮，大便干燥，舌红少津，脉细数。

心理特征：性情急躁，外向好动，活泼。

发病倾向：易患虚劳、失精、不寐等病；感邪易从热化。

对外界环境适应能力：耐冬不耐夏；不耐受暑、热、燥邪。

5. 痰湿质（E 型）

总体特征：痰湿凝聚，以形体肥胖、腹部肥满、口黏苔腻等痰湿表现为主要特征。

形体特征：体形肥胖，腹部肥满松软。

常见表现：面部皮肤油脂较多，多汗且黏，胸闷，痰多，口黏腻或甜，喜食肥甘甜黏，苔腻，脉滑。

心理特征：性格偏温和、稳重，多善于忍耐。

发病倾向：易患消渴、中风、胸痹等病。

对外界环境适应能力：对梅雨季节及湿重环境适应能力差。

6. 湿热质（F型）

总体特征：湿热内蕴，以面垢油光、口苦、苔黄腻等湿热表现为主要特征。

形体特征：形体中等或偏瘦。

常见表现：面垢油光，易生痤疮，口苦口干，身重困倦，大便黏滞不畅或燥结，小便短黄，男性易阴囊潮湿，女性易带下增多，舌质偏红，苔黄腻，脉滑数。

心理特征：容易心烦急躁。

发病倾向：易患疮疖、黄疸、热淋等病。

对外界环境适应能力：对夏末秋初湿热气候，湿重或气温偏高环境较难适应。

7. 血瘀质（G型）

总体特征：血行不畅，以肤色晦暗、舌质紫暗等血瘀表现为主要特征。

形体特征：胖瘦均见。

常见表现：肤色晦暗，色素沉着，容易出现瘀斑，口唇暗淡，舌暗或有瘀点，舌下络脉紫暗或增粗，脉涩。

心理特征：易烦，健忘。

发病倾向：易患癥瘕及痛证、血证等。

对外界环境适应能力：不耐受寒邪。

8. 气郁质（H型）

总体特征：气机郁滞，以神情抑郁、忧虑脆弱等气郁表现为主要特征。

形体特征：形体瘦者为多。

常见表现：神情抑郁，情感脆弱，烦闷不乐，舌淡红，苔薄白，脉弦。

心理特征：性格内向不稳定、敏感多虑。

发病倾向：易患脏躁、梅核气、百合病及郁证等。

对外界环境适应能力：对精神刺激适应能力较差；不适应阴雨天气。

9. 特禀质（I型）

总体特征：先天失常，以生理缺陷、过敏反应等为主要特征。

形体特征：过敏体质者一般无特殊；先天禀赋异常者或有畸形，或有生理缺陷。

常见表现：过敏体质者常见哮喘、风团、咽痒、鼻塞、喷嚏等；患遗传性疾病者有垂直遗传、先天性、家族性特征；患胎传性疾病者具有母体影响胎儿个体生长发育及相关疾病特征。

心理特征：随禀质不同情况各异。

发病倾向：过敏体质者易患哮喘、荨麻疹、花粉症及药物过敏等；遗传性疾病如血友病、先天愚型等；胎传性疾病如五迟（立迟、行迟、发迟、齿迟和语迟）、五软（头软、项软、手足软、肌肉软、口软）、解颅、胎惊等。

对外界环境适应能力：适应能力差，如过敏体质者对易致过敏季节适应能力差，宿疾易复发。

第四节　体质学说的应用

由于体质的特异性、多样性和可变性，形成了个体对疾病的易感倾向、病变性质及其对治疗的反应等方面的明显差异。因此，中医学强调"因人制宜"，并把体质同病因学、病机学、诊断学、治疗学和养生学等密切地结合起来，以指导临床医疗实践。

一、体质与病因

不同的体质，由于阴阳寒热的偏盛偏衰，对各种致病因素的反应性、亲和性、耐受性不同，决定了对某些致病因素有特殊易感性。如素体阳虚，易感寒邪而为寒病；素体阴虚，易感热而患热病；肥人多痰湿，善病中风；瘦人多火，易得痨嗽；年老肾衰，多病痰饮咳喘。凡此种种，均说明了体质的偏颇是造成机体易于感受某病的根本原因。《丹溪医论选》说："人之生也，体质各有所偏，偏于阴虚，脏腑燥热，易感温病，易受燥气；偏于阳虚，脏腑寒湿，易感寒邪，易患湿症。"

二、体质与发病

中医学认为，正气虚是发生疾病的内在决定因素，体质的强弱决定正气的盛衰。体质健壮，正气旺盛，则难以致病；体质衰弱，正气内虚，则易于发病。如脾阳素虚之人，稍进生冷之物，便会发生泄泻；脾胃功能强健者，虽食生冷，却不发病。可见，感受邪气之后，机体发病与否，往往决定于体质。人体受邪后，由于体质不同，发病情况也不尽相同，或即时而发，或伏而后发，或时而复发。不仅外感病的发病如此，内伤杂病的发病亦与体质密切相关，如《素问·经脉别论》说："勇者气行则已，怯者则著而为病。"说明感受情志刺激后是否发病，不仅与刺激的种类和强度有关，更重要的是与机体体质有关。遗传性疾病、先天性疾病及过敏性疾病的发生，也都与个体体质密切相关。

三、体质与病机

病情从体质而变化，称之为从化。患者体质不同，即使感受相同的病邪，却往往发生不同的病理变化。《灵枢·五变》指出："一时遇风，同时得病，其病各异。"《医门棒喝·六气阴阳论》载："邪之阴阳，随人身之阴阳而变也。"如同为感受风寒之邪，阳热之体得之往往从阳化热，阴寒之体则易从阴化寒。又如同为湿邪，阳热之体得之，则湿易从阳化热，而为湿热之候，阴寒之体得之，则湿易从阴化寒，而为寒湿之证。因禀性有阴阳，脏腑有强弱，故机体致病后有化寒、化热、化湿、化燥等区别。另外，体质还决定疾病的传变，体质强壮、正气旺盛者，即使患病也不易传变；体质虚弱、正气亏虚者，不仅易于感邪，且病情多变。

四、体质与辨证

体质是辨证的基础，体质决定疾病的证候类型。感受相同的致病因素或患同一种疾病，因个体体质的差异可表现出阴阳表里寒热虚实等不同的证候类型，即同病异证。如同样感受寒邪，素体强壮，正气可以御邪于肌表者，表现为恶寒发热、头身疼痛、苔薄白、脉浮等风寒表证；而素体阳虚，正不胜邪者，一发病就出现寒邪直中脾胃的畏寒肢冷、纳呆食减、腹痛泄泻、脉象缓弱等脾阳不足之证。

又如同一地区、同一时期所发生的感冒，由于邪气性质的不同，感邪轻重的不同和体质的差异，证候类型就有风寒、风热、风湿、风燥等的不同。可见体质是形成同病异证的决定性因素。异病同证的产生也与体质密切相关。感受不同的病因或患不同的疾病，而体质在某些方面具有共同点时，常常可表现为相同或类似的证候类型。如阳热体质者，感受暑、热邪气势必出现热证，但若感受风寒邪气，亦可郁而化热，表现为热性证候。发生泄泻、水肿，体质相同时，都可以表现为脾肾阳虚之证。所以说，同病异证与异病同证，主要是以体质的差异为基础，体质是证候形成的内在基础。

由于体质的特殊性决定着发病后临床证候类型的倾向性，证候的特征中包含着体质的特征，故临床辨证特别重视体质因素，将判别体质状况视为辨证的前提和重要依据。

五、体质与治疗

体质是治疗的重要依据。在疾病的防治过程中，按体质论治既是因人制宜的重要内容，又是中医治疗学的特色。临床所见同一种病，同一治法对此人有效，对他人则不一定有效，甚至反而有害，其原因就在于病同而人不同，体质不同，故疗效不一。体质与治疗有着密切的关系，体质决定着治疗效果。

（一）因人论治

不同个体在形体、心理上都有各自的禀赋特点，因而有强弱之异、偏寒偏热之殊、阴阳盛衰之别，故在防治疾病过程中要考虑到患者的体质特点。如邪盛体实者治以泻法，体弱邪微者治以补法，从阴化寒者治以温通，从阳化热者治以清泄，处处兼顾其素禀特点。再如对虚人感冒，在扶正解表治法的基础上，对于气虚者宜益气解表，用人参败毒散；阳虚者宜温阳解表，用麻黄细辛附子汤。临证治病必须结合患者的体质，权衡强弱之分、偏寒偏热之别而辨证论治，还应重视年龄、性别、生活条件、地理环境等因素造成的体质差异，做到"因人制宜"。

"同病异治"和"异病同治"是辨证论治的具体体现。由于体质的差异，即使同一疾病也可出现不同的证候，故其治则异。即使病因或疾病不同，由于患者的体质在某些方面有共同点，往往可出现相似或相同的证候，故其治则同。

（二）用药宜忌

由于体质有阴阳偏颇的差异，临证应视体质而用药。一是注意药物性味，一般来说，阴虚体质者宜甘寒、酸寒、咸寒、清润，忌辛热温散、苦寒沉降；阳虚体质者宜益火温补，忌苦寒泄火；气虚体质者宜补气培元，忌耗散克伐等。二是注意用药剂量，一般说来，体长而壮实者剂量宜大，体瘦而弱者，剂量宜小。急躁者宜大剂取其速效，性多疑者宜平妥之剂缓求之。

（三）善后调理

在疾病初愈或趋向恢复过程中，中医学很重视善后调理，以促其康复，这也属于治疗范畴。此时常需多方面措施的配合，包括药物、食饵、精神心理和生活习惯等。这些措施的具体选择应用，皆须视患者的体质特征而异。如湿热质者热病初愈，慎食羊肉、桂圆等辛温食物或辛辣之味；痰湿质者大病初愈，慎食龟鳖等滋腻之物及五味子、乌梅等酸涩收敛之品。

六、体质与养生

善于养生者，就要修身养性，形神共养，以增强体质，预防疾病，增进身心健康。调摄时就要根据各自不同的体质特征因人施养。

中医学的养生方法，贯穿于衣食住行的各个方面，主要有顺时摄养、调摄精神、起居有常、劳逸适度、饮食调养及运动锻炼等，无论在哪一方面的调摄，都应兼顾体质特征。例如，在食疗方面，体质偏阳者，进食宜凉而忌热；体质偏寒者，进食宜温而忌寒；形体肥胖者多痰湿，食宜清淡而忌肥甘；胃酸偏多者，则不宜酸咸食品；阴虚之体，饮食宜甘润生津之品，忌肥腻厚味、辛辣燥烈之品；阳虚之体宜多食温补之品。在精神调摄方面，要根据个体体质特征，采用各种心理调节方法，以保持心理平衡，维持和增进心理健康。如气郁质者，精神多抑郁不爽，神情多愁闷不乐，性格多孤僻内向，多愁善感，气度狭小，故应注意情感上的疏导，消解其不良情绪，以防过极。阳虚质者，精神多萎靡不振，神情偏冷漠，多自卑而缺乏勇气，应帮助其树立起生活的信心。

总之，中医体质学作为一门应用性学科，源于临床，最终也要服务于临床，并从临床实践中获得自身的发展。中医体质学的贡献，不仅在于生命科学，更在于临床医学，它将更全面、本质地揭示人类健康与疾病的关系，从而更有效地用以指导医学实践。

目标检测

答案解析

选择题

1. 理想的体质应为（　）

    A. 偏阳质   B. 偏阴质   C. 阴阳平和质

    D. 肥胖质   E. 瘦小质

2. 具有亢奋、偏热、多动等特征的体质为（　）

    A. 阴阳平和质   B. 偏阴质   C. 偏阳质

    D. 肝郁质   E. 阳虚质

3. 素体阳虚阴盛者，易致邪从（　）

    A. 寒化   B. 实化   C. 虚化

    D. 湿化   E. 燥化

4. 素体阴虚阳亢者，受邪后多从（　）

    A. 寒化   B. 热化   C. 燥化

    D. 湿化   E. 火化

5. 体质偏阳者治宜（　）

    A. 温补益火   B. 清热利湿   C. 甘寒凉润

    D. 补气培元   E. 健脾化湿

（杨银芳）

书网融合……

重点小结   习题

第七章 中医病理学基础——病因

学习目标

知识目标：通过本章学习，应能掌握病因及辨证求因的概念，外感六淫、内伤、痰饮、瘀血等病因的概念和致病特点；熟悉病因的分类；了解其他病因的内容。

能力目标：能表述不同病因的性质和致病特点；能运用病因学说进行简单辨证求因，具有善于发现和避免接触传染源的能力。

素质目标：通过本章学习，认识事物的因果关系，培养自我管理能力和趋利避害意识；能关注气候变化，养成良好的饮食、起居、劳逸等行为习惯，培养良好的心理素质和心理调节能力。

情境导入

情境：患者，女，34岁，患者常因着凉或饮食不慎出现腹痛，得温痛减。此次发病因受凉后突然出现腹痛，坐立不安，自觉腹中拘急，畏寒身蜷，手足不温，腰膝酸冷，气坠欲大便，但并未得解。查患者面色苍白，腹软无压痛，舌淡红，苔白腻，脉弦紧。

分析：患者有常因受凉或饮食不慎后出现腹痛病史，其痛得温则减，故其素体脾肾阳虚。此次又因感寒为病，出现腹痛拘急，寒属阴邪，易伤阳气，阳气卫外失职，则畏寒身蜷，手足不温，阳虚气陷，则时有大便之意，寒凝气滞，故大便未得解。本证属虚中夹实，治以温阳行气止痛，方取良附丸加减。

思考：1. 中医常见的致病因素有哪些？
2. 中医是怎么认识病因的？

病因，即导致人体发生疾病的原因，又称为病邪。中医病因学说是研究各种致病因素的概念、形成、性质、致病特点、致病规律以及指导临床诊断与治疗的一门学说，是中医学理论体系的重要组成部分。中医常见的病因主要有外感病因、内伤病因、病理产物性病因和其他病因四类，外感病因包括六淫和疠气两部分，内伤病因包括七情内伤、饮食失宜、劳逸过度三个方面，病理产物性病因包括痰饮、瘀血、结石，此外，还包括外伤、寄生虫、先天因素、医源性因素等其他致病因素。中医认识病因的方法，一是问诊求因，通过询问发病经过及相关情况推断病因，如外感表证往往有感受风寒湿等病史；二是取象比类，把疾病症状、体征与事物现象比较，如将游走不定、变化多端、动摇不定的症状比作风；三是辨证求因，又称审证求因，是以疾病的临床表现为依据，通过分析疾病的症状、体征来推求病因的方法，这也是中医探求病因的主要方法。

第一节 外感病因

PPT

外感病因来源于自然界，多从人体肌表、口鼻侵袭机体而发病。包括六淫、疠气等。

一、六淫 微课1~4

六淫是指风、寒、暑、湿、燥、火六种外感病邪的统称。风、寒、暑、湿、燥、火是自然界六种正常的气候变化，称"六气"，六气成为致病因素，导致人体发病时称为"六淫"。六气的正常运行变化，有利于万物的生长、繁衍，人类在生命活动过程中，逐步认识了六气的变化特点，通过自身的调节机制产生了一定的适应能力，使人体的生理活动与六气的变化相适应，所以，正常的六气不易使人发病。如果气候变化异常，六气发生太过或不及，或非其时而有其气（如春天当温反而寒，冬季当寒反而热），以及气候变化过于急骤（如暴寒、暴暖），超出了机体的适应能力，就会导致疾病的发生。

（一）六淫的共同致病特点

1. 外感性　六淫邪气多从肌表或口鼻侵犯人体，故六淫又称为"外感六淫"。六淫致病的初始阶段，每以恶寒发热、舌苔薄白、脉浮为主要临床特征，称表证，故六淫致病称"外感病"。如六淫表邪不解，也可由表入里发生传变。

2. 季节性　六淫本为四时主气的太过或不及，故发病常有明显的季节性，如春季多风病、夏季多暑病、长夏初秋多湿病、深秋多燥病、冬季多寒病等。因为气候变化是复杂的，不同体质对外邪的感受性不同，所以特殊情况下，同一季节也可有不同性质的外感病发生。

3. 地域性　六淫致病与生活地域及环境影响密切相关，不同的地域有不同的发病特点，如西北高原地区多寒病、燥病；东南沿海地区多温病、湿病。工作或居处环境失宜，也能导致六淫侵袭而发病，如久处潮湿环境者多以湿邪为病；高温环境作业者又常以暑邪、燥热或火邪为害；干燥环境又多以燥邪为病等。

4. 相兼性　六淫邪气既可单独致病又可相兼为害，如风寒感冒、湿热泄泻、风寒湿痹等证，都是两邪或多邪共同致病所引发的病证。

（二）六淫各自的性质及致病特点

1. 风邪的性质及致病特点　风为春季的主气，故风邪致病多见于春天，但风邪四季均可发生。风邪来去疾速，善动不居，变幻无常，其性轻扬、开泄、动摇，且无孔不入。风邪外袭多自皮毛肌腠而入，从而产生外风病证。自然界各种反常气候多依附于风而致病，或以风邪为先导，故风邪是外感病极为重要的致病因素，称为"百病之长"。

（1）风为阳邪，其性开泄，易袭阳位　风邪具有轻扬、升发、向上、向外的特性，故属于阳邪；其性开泄，是指风邪易使腠理疏泄而开张。因其轻扬、升发、向上、向外，所以风邪致病，常伤及人体的上（头面）部、阳经和肌表，使皮毛腠理开泄，出现头痛、汗出、恶风等症状。

（2）风性善行而数变　"善行"是指风性善动不居，具有行无定处、病位游移的特点，如风邪导致之"痹证"，临床症状就可出现疼痛走窜不定，亦称之为"行痹"或"风痹"；"数变"是指风邪致病具有变幻无常和发病迅速的特性而言，如风疹（荨麻疹）起病迅速，发无定处，此起彼伏，时隐时现的特点。同时，以风邪为先导的外感疾病，一般发病多急，传变也较快，如风中于头面，可突发口眼歪斜。

（3）风性主动　动即动摇不定。风性主动指风邪致病具有动摇不定的特征，凡眩晕、震颤、抽搐、颈项强直、角弓反张、两目上视等动的症状，都属风证。临床上因受风而面部肌肉颤动，或口眼歪斜，为风中经络；因金刃外伤，复受风毒之邪而出现四肢抽搐、角弓反张等，也属于风性主动的临床表现。

（4）风为百病之长　风为百病之长，是指风邪为六淫之邪的首要致病因素，其余外邪常依附于风而侵犯人体，或风可以作为其他外感病邪的载体。如外感风寒、风热、风湿、风燥等。古人甚至将风邪作为外感致病因素的总称。

2. 寒邪的性质及致病特点　寒为冬季主气，故寒邪致病多见于冬季。在气温较低的冬季，或因气温骤降，人体防寒保暖不当，则常易受寒邪侵袭，故冬多寒病。此外，淋雨涉水，或汗出当风，或贪凉露宿，以及屋内空调过凉，亦是寒邪的致病途径，故其他季节也可由寒致病。寒邪具有寒冷、凝结、收引的特性。寒邪伤于肌表，郁遏卫阳，称为"伤寒"；寒邪直中于里，伤及脏腑阳气，称为"中寒"，此外由于机体阳气不足，失于温煦的病理反映，称为"内寒"，不属六淫致病。

（1）寒为阴邪，易伤阳气　寒为阴气盛的表现，故其性属阴，阴邪伤及阳气，导致阳气失去正常的温煦、气化作用，可出现阳虚阴盛的寒证。如外寒侵袭肌表，卫阳被遏，就会出现恶寒发热、无汗、鼻塞、流清涕等；寒邪直中脾胃，脾阳受损，便可见脘腹冷痛，呕吐，腹泻等；若寒邪直中少阴，心肾阳虚，则可见恶寒蜷卧，手足厥冷，下利清谷，小便清长，精神萎靡，脉微细等。

（2）寒性凝滞，主痛　凝滞，即凝结阻滞不通。寒性凝滞，指寒邪侵入，易使气血津液凝结、经脉阻滞。寒邪伤人，阳气受损，失其温煦，易使经脉气血运行不畅，甚或凝结阻滞不通，不通则痛，故寒邪伤人多见疼痛症状。如寒客肌表经络，气血凝滞不通，则头身肢体关节疼痛，若以关节冷痛为主者，称为"寒痹"或"痛痹"；寒邪直中胃肠，则脘腹剧痛；寒客肝脉，可见少腹或阴部冷痛等。

（3）寒性收引　"收引"，有收缩牵引之意。寒性收引，指寒邪侵袭人体，使气机收敛，腠理、经络、筋脉收缩而挛急。如寒邪侵及肌表，毛窍腠理闭塞，卫阳被郁不得宣泄，可见恶寒、发热、无汗等；寒客血脉，则气血凝滞，血脉挛缩，可见头身疼痛，脉紧；寒客经络关节，则经脉收缩拘急，甚则挛急作痛，屈伸不利，或冷厥不仁等。

3. 湿邪的性质和致病特点　湿为长夏主气，具有重浊、黏滞、趋下的特性。长夏即农历六月，时值夏秋之交，阳热尚盛，雨水且多，热蒸水腾，潮湿充斥，为一年中湿气最盛的季节。故湿邪为病，长夏居多。湿邪为病，亦有外湿、内湿之分。外湿多由气候潮湿、或涉水淋雨、居处潮湿等外在湿邪侵袭人体所致。内湿则是由于脾失健运，水湿不化，停聚形成。外湿和内湿虽有不同，但在发病过程中又常相互影响。伤于外湿，湿邪困脾，健运失职，湿浊内生；而脾阳虚损，水湿不化，外湿乘虚而入，合内湿而伤人。

（1）湿为阴邪，易损伤阳气，阻遏气机　湿性类水，故属阴邪。湿邪侵入，易伤阳气。脾主运化水液，性喜燥而恶湿，故外感湿邪，常先困脾，脾阳不振，运化无权，水湿内生、停聚，发为泄泻、水肿、尿少、腹水等。湿为重浊有质之邪，最易留滞于脏腑经络，阻遏气机，使脏腑气机升降失常，经络阻滞不畅，若湿阻胸膈，气机不畅则胸膈满闷；若湿阻中焦，脾胃气机升降失常，纳运失司，则脘痞腹胀，食欲减退；若湿停下焦，肾与膀胱气机不利，则小腹胀满、小便淋涩不畅。

（2）湿性重浊　"重"，即沉重、重着，指湿邪致病，出现以沉重感为特征的临床表现，如头身困重、四肢酸楚沉重等。若湿邪外袭肌表，困遏清阳，清阳不升，则头重如裹；湿邪阻滞经络关节，阳气不得布达，则可见肌肤不仁、关节疼痛重着等，称之为"湿痹"或"着痹"。"浊"，即秽浊不清，指湿邪为患，易呈现分泌物和排泄物秽浊不清的现象。如湿浊在上则面垢、眵多；湿滞大肠，则大便溏、下痢脓血；湿浊下注，则小便浑浊、妇女白带过多；湿邪浸淫肌肤，则可见湿疹等。

（3）湿性黏滞　"黏"，即黏腻；"滞"，即停滞。湿邪致病，以黏腻停滞为特点。主要表现在两个方面：一是症状的黏滞性。湿病症状多表现为黏滞而不爽，如排泄物和分泌物多滞涩不畅。湿滞大肠，则大便排泄不爽，或里急后重；湿阻膀胱，则小便滞涩不畅，或尿频涩痛；湿浊内蕴，则见口黏口甜，舌苔厚滑黏腻等，皆为湿邪为病的常见症状；二是病程的缠绵性，因湿性黏滞，易阻气机，气不行则湿不化，故起病隐缓，病程较长，反复发作，或缠绵难愈。如湿温、湿疹、湿痹（着痹）等，皆因其湿而不易速愈，或反复发作。

（4）湿性趋下，易袭阴位　湿邪为重浊有质之邪，属阴，而有下趋之特点。湿邪为病，多易伤及人体下部，如水肿、湿疹等病以下肢较为多见。此外，湿邪下注致病，如淋病、尿浊、带下、腹泻、痢疾等，都为湿性趋下、易袭阴位特点的体现。

4. 燥邪的性质和致病特点 燥为秋季的主气，又称"秋燥"。具有干燥、收敛等特性。秋季天气不断收敛，气候干燥，空气失于水分滋润，自然界呈现一派劲急干燥的气候，故秋季多燥病。燥邪伤人，多从口鼻而入，首犯肺卫，发为外燥病证。燥邪相兼寒热邪气又有温燥、凉燥之分。初秋尚有夏末之余热，久晴无雨，燥与热合，侵犯人体，发为温燥证；深秋有近冬之寒气，寒气与燥相合，侵犯人体，则发为凉燥证。

（1）燥性干涩，易伤津液 燥邪属阳，易伤阴液，燥邪为病，可见各种阴津亏虚、滞涩的证候，如口鼻干燥，咽干口渴，皮肤干涩，甚则皲裂，毛发不荣，小便短少，大便干结等。

（2）燥易伤肺 肺为娇脏，喜清润而恶燥。肺主气，司呼吸，直接与自然界大气相通，且外合皮毛，开窍于鼻。故燥邪伤人，多从口鼻而入，最易伤肺，出现干咳少痰，或痰黏难咯，或痰中带血，甚则喘息胸痛等肺津受伤的症状。此外，肺与大肠相表里，肺津耗伤，大肠失润，传导失司，可现大便干涩不畅等。

5. 火（热）之邪的性质和致病特点 火（热）旺于夏季，但并如其他季节气温骤高，亦可化为火热之邪，伤人致病。火与热虽程度不同，有"火为热之极，热为火之渐"之说，但性质无异，故火与热常互称。火热邪气致病有内外之分，属外感者，多是直接受温热邪气侵袭，如风热、燥热、湿热等；属内生者，则常由脏腑阴阳气血失调，阳气亢盛而成，如心火、肝火、胃火等。

（1）火（热）为阳邪，其性趋上 火热之性燔灼、升腾，故为阳邪。"阳胜则热"，故火邪致病多见高热、烦渴、汗出、脉洪数等。火性趋上，火热之邪易侵害人体上部，尤以头面部更著，出现目赤肿痛、咽喉肿痛、口舌生疮糜烂、牙龈肿痛、耳内肿痛或流脓等。

（2）火（热）易扰心神 心属火，火热致病，易犯心经，扰动心神。轻者心神不宁而心烦、失眠；重者可神不守舍，出现狂躁不安，或神昏、谵语等。

（3）火（热）易伤津耗气 火热之邪，最易迫津化汗外泄，或直接灼煎津液，使人体阴津耗伤，即所谓热盛伤阴。临床表现除热象显著外，往往伴有口渴喜冷饮，咽干舌燥，小便短赤，大便秘结等津伤阴亏的征象。同时，阳热太盛，伤津耗气，气随汗泄，临床可兼见体倦乏力、少气懒言等气虚症状。

（4）火（热）易生风动血 "生风"，是指火热之邪侵犯人体，燔灼肝经，耗劫津液，筋脉失养失润，易引起肝风内动的病证，又称"热极生风"。临床表现为高热神昏、四肢抽搐、两目上视、角弓反张等。"动血"，指火热之邪入于血脉，易灼伤脉络，迫血妄行，导致各种出血证，如吐血、衄血、便血、尿血、皮肤发斑、妇女月经过多、崩漏等。

（5）火易致肿疡 火邪入于血分，可聚于局部，腐蚀血肉，发为痈肿疮疡。由火毒壅聚所致之肿疡，其临床表现以肿疡局部红肿热痛为特征。

6. 暑邪的性质及致病特点 暑为夏季的主气，为火热之气所化，主要发生于夏至以后，立秋之前，有明显的季节性。暑邪与温、热及火属同一类的病邪，其区别在于程度与季节的不同。暑邪致病具有炎热、升散、兼湿的特性，纯属外邪，无内生之说。暑邪致病，有伤暑和中暑之别。起病缓，病情轻者为"伤暑"；发病急，病情重者，为"中暑"。

（1）暑为阳邪，其性炎热 暑为盛夏火热之气所化，火热属阳，故暑邪为阳邪。夏季气候炎热，暑邪随其炎热之势，较其他季节的火热之邪更为炽盛，故暑邪伤人多表现为一系列阳热症状，如高热、心烦、面赤、脉洪大等。

（2）暑性升散，伤津耗气 升，即升发、向上，暑为阳邪，其性升发，故易上扰心神，或侵犯头目，多表现为头晕、目眩、面赤等。"散"，指暑邪侵犯人体，可致腠理开泄而多汗，汗出过多，气随津泄，不仅伤津，而且耗气，故临床除见口渴喜饮、尿赤短少等津伤之症外，往往可见气短、乏力，甚则气津耗伤太过，清窍失养而突然昏倒、不省人事。

（3）暑多挟湿　暑季除气候炎热外，且常多雨而潮湿，热蒸湿动，故暑邪为病，常兼夹湿邪而侵犯人体。其临床特征，除发热、烦渴等暑热症外，常兼见四肢困倦、胸闷呕恶、大便溏而不爽等夹湿症状。

知识链接

内生五邪

在疾病的发展过程中，由于脏腑或气血津液等生理功能的失常，产生了类似于风、寒、湿、燥、火等外邪致病的病理现象，由于病起于内，故分别称为"内风""内寒""内湿""内燥"和"内火"等，统称为内生"五邪"。其临床表现虽与风、寒、湿、燥、火等六淫致病特点及其病理反应相似，但不属外邪致病，内生五邪属于中医病机范畴，外感六淫属于中医病因范畴，二者既有区别，又有一定联系和影响，故临床上应注意加以区别。

二、疬气 ■微课5

疬气，即疫疬之气，指一类具有强烈致病性和传染性的外感病邪。在中医文献中，疬气又称为"疫毒""疫气""异气""戾气""毒气""乖戾之气"等。

疬气可以通过空气传染，经口鼻侵入致病；也可随饮食、蚊虫叮咬、虫兽咬伤、皮肤接触等途径传染而发病。疬气侵入，导致疫疬病，又称疫病、瘟病或瘟疫病，如痄腮（腮腺炎）、烂喉丹痧（猩红热）、疫毒痢、白喉、天花、肠伤寒、霍乱、鼠疫、疫黄（急性传染性肝炎）、流行性出血热等，疫病的发生与流行往往与气候的恶劣和环境的破坏有关。

（一）致病特点

1. 发病急骤，病情险恶　一般而言，疬气多属热毒之邪，其性疾速，而且常夹毒雾、瘴气等秽浊之邪侵犯人体，故其致病比六淫更显发病急骤、来势凶猛、变化多端、病情险恶，因而发病过程中常出现发热、扰神、动血、生风、剧烈吐泻等危重症状。

2. 传染性强，易于流行　疬气具有强烈的传染性和流行性，可通过空气、食物等多种途径在人群中传播。当处在疬气流行的地域时，无论男女老少、体质强弱，凡接触者，多可发病。疬气发病，既可大面积流行，也可散在发生。

3. 一气一病，症状相似　疬气发病具有一定的特异性，同一种疬气致病，其临床表现也基本相似。疬气种类不同，所致之病各异，即所谓"一气致一病"。例如，痄腮，无论男女，一般都表现为耳下腮部肿胀；又如天花，无论老少，皆有皮肤损害。说明疬气有一种特异的亲和力，某种疬气可专门侵犯某脏腑、经络或某一部位而发病。

（二）流行因素

疬气的流行因素有多种，如气候、环境、预防措施及社会因素等。

1. 气候因素　自然气候的反常变化，久旱、酷热、洪涝、湿雾瘴气、地震等，均可滋生疬气而导致疾病的发生，如霍乱等病的大流行与此类因素有关。

2. 环境因素　环境卫生不良，如空气、水源、食物等受到污染，均可引起疫病发生（如麻疹、疫毒痢、疫黄等病）。

3. 预防措施不当　由于疬气具有强烈的传染性，接触者常可发病，若预防隔离工作不力，也往往会使疫病发生或流行。

4. 社会因素　社会因素对疠气的发生与疫病的流行也有一定的影响。若战乱不停，社会动荡不安，工作环境恶劣，生活极度贫困，则疫病容易不断发生和流行。若社会安定，且注意卫生防疫工作，有一系列积极有效的防疫和治疗措施，疫疠则能得到有效的控制。

第二节　内伤病因

PPT

一、七情内伤 ⓔ 微课 6

（一）七情内伤的概念

七情，是指喜、怒、忧、思、悲、恐、惊七种正常的情志活动，是人体的生理和心理活动对外界环境刺激的不同反应。一般情况下这些情志变化不会致病，只有强烈持久的情志刺激，超越了人体的生理和心理适应能力，损伤机体脏腑精气，导致功能失调，或人体正气虚弱，脏腑精气虚衰，对情志刺激的适应调节能力低下，七情则成为致病因素，也称之为"七情内伤"。由此可见，七情能否致病，除与情志本身反应强度、方式有关外，还与个体的心理特征、生理状态具有密切的关系。

（二）七情致病的特点

1. 直接伤及内脏　七情是机体对内外环境变化所产生的复杂心理反应，以内脏精气为物质基础。因此，七情过激致病，可直接伤及内脏。如心在志为喜，过度高兴则伤心；肝在志为怒，过度恼怒则伤肝；脾在志为思，过度思虑则伤脾；肺在志为悲，过度悲伤则伤肺；肾在志为恐，过度惊恐则伤肾。

正常情志活动的产生依赖于五脏精气充盛及气血运行的畅达，而心为五脏六腑之大主，主血而藏神；肝藏血，主疏泄；脾主运化，为气血生化之源。由此可见，七情致病以伤及心、肝、脾三脏为多见。

2. 影响脏腑气机　七情致病主要影响脏腑气机，使脏腑气机失常，气血运行紊乱，出现相应临床表现。不同情志致病，首先影响其相应脏腑气机。

（1）怒则气上　怒为肝之志，过怒可导致肝气疏泄太过，气机上逆，甚则血随气逆。临床主要表现为头胀头痛、面红目赤、呕血、甚则昏厥卒倒；若兼肝气横逆，影响脾胃运化功能，可兼见腹痛、腹泻等。

（2）喜则气缓　喜为心之志，过度喜乐可导致心气涣散不收，重者心气暴脱或神不守舍。临床可见精神不能集中，甚则神志失常、狂乱，或见心气暴脱的大汗淋漓、气息微弱、脉微欲绝等。

（3）悲则气消　悲为肺之志，过度悲伤可导致肺失宣降及肺气耗伤。临床常见意志消沉、精神不振、气短胸闷、乏力懒言等。

（4）思则气结　思为脾之志，过度思虑伤心脾，导致心脾气机郁滞，运化失职的病机变化。临床可见精神萎靡、反应迟钝、不思饮食、腹胀纳呆、便溏等。

（5）恐则气下　恐为肾之志，是一种胆怯、惧怕的心理反应。长期恐惧或突然意外惊恐，皆能导致肾气受损，肾气不固，气陷于下，可见二便失禁、遗精、骨痿等。恐惧伤肾，精气不能上荣，则心肺失其濡养，水火升降不交，可见胸满腹胀、怵惕不安、夜不能寐等。

（6）惊则气乱　指猝然受惊，伤及心肾，导致心神不定、气机逆乱、肾气不固的病机变化。临床可见惊悸不安、慌乱失措，甚则神志错乱，或二便失禁。

情志内伤引起的病理变化相当复杂，既可单一情志伤人，也可两种以上情志交织伤人，导致一脏或多个脏腑损伤。临床中还要全面综合分析，以进行正确判断。

3. 影响病情变化　在疾病过程中，七情变化对病情具有一定的影响。情绪消沉，悲观失望，或七情异常波动，可使病情加重或恶化。例如，高血压患者，遇事暴怒，会突然眩晕欲仆，甚至神昏失语、半身不遂。

二、饮食失宜

饮食是人类生存和保持健康的必要条件，饮食失宜，则可影响营养摄取，或导致脾胃功能损伤而成为致病因素。饮食失宜可分为三个方面，即饮食不节、饮食不洁和饮食偏嗜。

（一）饮食不节

节，即节制。饮食不节指过饥、过饱或饥饱无常，良好的饮食行为应以适度为宜，饥饱失常可影响健康，导致疾病发生。

1. 过饥　指摄食不足，如饥而不得食，或有意识限制饮食，或因脾胃功能虚弱而纳少，或因七情强烈波动而不思饮食，或不能按时进食等。长期摄食不足，营养缺乏，气血生化减少，一方面因气血亏虚而脏腑组织失养，功能活动衰退，全身虚弱；另一方面又因正气不足，抗病力弱，易招致外邪入侵，继发其他疾病。此外，长期摄食过少，胃腑失于水谷之养，也可损伤胃气而致胃部不适或胃脘疼痛等；如果有意抑制食欲，又可发展成厌食等较为顽固的身心疾病。儿童时期，如果饮食过少致营养不良，可影响其正常的生长发育。

2. 过饱　指饮食超量，或暴饮暴食，或中气虚弱而强食，以致脾胃难以消化转输而致病。轻者表现为饮食积滞不化，以致病理产物"食积"内停，可见脘腹胀满疼痛，嗳腐吞酸，呕吐、泄泻、厌食、纳呆等。若食积停滞日久，可进一步损伤脾胃功能，致使运化功能久不得复，还可聚湿、化热、生痰而引起其他病变发生。

> **知识链接**
>
> **饮食无时**
>
> 定时有规律的进食有利于脾胃运化腐熟功能有序进行，使水谷精微有规律地输布全身，营养脏腑组织器官。饮食无时指饮食在时间上没有规律，也属于饮食不节的范畴，长期饮食无时，可损伤脾胃，破坏脏腑功能有序性，使脏腑失调而产生各种疾病。

（二）饮食不洁

饮食不洁是指进食不洁净的食物而导致疾病的发生。多是缺乏良好的卫生习惯，进食陈腐变质，或被疫毒、寄生虫等污染的食物所造成。饮食不洁而致的病变以胃肠病为主。若进食腐败变质食物，则胃肠功能紊乱，出现脘腹疼痛、恶心呕吐、肠鸣腹泻或痢疾等。若进食被寄生虫污染的食物，则可导致各种寄生虫病，如蛔虫病、蛲虫病等，常表现有腹痛时作、嗜食异物、面黄肌瘦等。若蛔虫窜进胆管，还可出现上腹部剧痛、时发时止、吐蛔、四肢厥冷之蛔厥证。若进食被疫毒污染的食物，可发生某些传染性疾病。若进食或误食被毒物污染或有毒性的食物，则会发生食物中毒，轻则脘腹疼痛、呕吐腹泻；重则毒气攻心、神昏谵语，甚至导致死亡。

（三）饮食偏嗜

饮食偏嗜是指特别喜好某种性味的食物或专食某类食物，如饮食偏寒偏热，或饮食五味有所偏嗜，或嗜酒成瘾等，久之可导致人体阴阳失调，或营养物质缺乏而引起疾病。

1. 寒热偏嗜　一般而言，良好的饮食习惯要求寒温适中。若过分偏嗜寒热饮食，可导致人体阴阳失调而发生病变。如偏食生冷寒凉之品，久则易耗伤脾胃阳气，导致寒湿内生，发生腹痛泄泻等；偏食辛温燥热饮食，又可使肠胃积热，出现口渴、腹满胀痛、便秘，或酿成痔疮。

2. 五味偏嗜　五味，指酸、苦、甘、辛、咸，其各有不同的营养作用，不可偏嗜。人体的精神气血都由饮食五味所资生，且五味与五脏又有一定的亲和性。如果长期嗜好某种性味的食物，就会导致该脏的脏气偏盛，功能活动失调而发生病变，久之也可影响脏腑之间平衡关系而出现他脏的病理变化。

3. 食类偏嗜　若专食某种或某类食品，或厌恶某类食物而不食，或膳食中缺乏某些食物等，久之也可成为导致某些疾病发生，如瘿瘤（碘缺乏）、佝偻（钙、磷代谢障碍）、夜盲（维生素 A 缺乏）等。过食肥甘厚味，可聚湿生痰、化热，易致肥胖、眩晕、中风、胸痹、消渴等。

此外，酒为粮食和果品所酿，富有营养和一定的药用价值，少量饮用可宣通血脉，舒筋活络，但饮酒无度则可损伤脏腑，聚湿生痰，化生湿热。烟草含有多种毒性物质，吸烟有害健康，尤其对心、肺、胃损害最大。

三、劳逸过度

正常的劳动和体力锻炼，有助于气血流通、增强体质。必要的休息，可以消除疲劳、恢复体力和脑力，故合理调节劳逸是保证人体健康的必要条件。劳逸过度可导致脏腑经络及气血津液失常而引发疾病。劳逸过度包括过劳和过逸。

（一）过劳

即过度劳累，又分为劳力过度、劳神过度和房劳过度。

1. 劳力过度　指较长时间的过度劳伤形体而积劳成疾，或者是病后体虚，勉强劳作而致病。其病变特点主要表现在两个方面：一是劳力过度而耗气，损伤内脏的精气，导致脏气亏虚，功能减退，劳力太过尤易耗伤脾肺之气，常见少气懒言、体倦神疲、喘息汗出等；二是劳力过度损伤形体，即劳伤筋骨，体力劳动，主要是筋骨、关节、肌肉的运动，如果长时间用力太过，则易致形体组织损伤，久而积劳成疾。

2. 劳神过度　指脑力劳动过度。因心主血藏神，脾在志为思，血是神志活动的重要物质基础，故劳神过度，长思久虑，则易耗伤心血，损伤脾气，以致心神失养，神志不宁而心悸、健忘、失眠、多梦，致脾失健运而纳少、腹胀、便溏、消瘦等。

3. 房劳过度　又称"肾劳"。是指性生活不节，房事太过，或妇女早孕多育等。肾藏精，为封藏之本。若房事不节，损伤肾中精气，动摇肾之根本，可见腰膝酸软、眩晕耳鸣、精神萎靡、性功能减退等，或遗精、早泄，甚或阳痿等。妇女早孕多育，亏耗精血，累及冲任及胞宫，可见月经失调、带下过多、不孕等。此外，房劳过度也是导致早衰的重要原因。

（二）过逸

即过度安逸。人体每天需要适当的活动，气血才能流畅，阳气才得以振奋。过逸致病主要表现在两个方面：一是安逸少动或久卧不动，阳气失于振奋，气机失于畅达，脾胃等脏腑功能衰减，则见食少、胸闷、腹胀、肢困、肌肉软弱或发胖臃肿等。另外，脾气不振，气血不足，可见动则心悸、气喘汗出等；或气虚抗邪无力，易感外邪；二是长期用脑过少，不善思考，可致神气衰弱，常见精神萎靡、健忘、反应迟钝等。

PPT

第三节　病理产物性病因

病理产物性病因，又称继发病因，包括痰饮、瘀血、结石等。在疾病过程中形成的病理产物，又以致病因素的形成作用于人体，可加重原有疾病，也可导致新的疾病发生。

一、痰饮

痰饮是人体水液代谢障碍所形成的病理产物。一般以较稠浊的称为痰，清稀的称为饮。痰可分为有形之痰和无形之痰，有形之痰，是指视之可见，闻之有声的痰液，如咳嗽吐痰、喉中痰鸣等。无形之痰，是指只见其征象，不见其形质的痰证，临床上可通过其所表现的证候来确定，包括瘰疬、痰核和停滞在脏腑经络等组织中的痰。因此，中医学对痰的认识，主要以临床征象为依据进行分析判断。饮流动性较大，可留积于人体脏器组织的间隙或疏松部位，因其所停留的部位不同有悬饮、支饮、溢饮、痰饮等不同名称，表现也各异。因痰、饮同出一源，故常并称为痰饮。

（一）痰饮的形成

痰饮多由各种原因，如外感六淫、饮食失宜、劳逸过度、七情内伤等，使肺、脾、肾、三焦等与水液代谢有关的脏腑功能失调，导致水液代谢障碍，以致津液停滞，水积成饮，饮凝成痰。中医认识痰饮病证，除根据临床病证特点外，还要全面综合分析，以进行判断。无论是对病理变化还是临床症状认识，水、湿、痰、饮都不可截然分开。

> **知识链接**
>
> #### 痰的实质研究
>
> 痰有广义和狭义之分，狭义之痰仅指肺部渗出物及呼吸道、口腔分泌物；而广义之痰还包括中医所谓无形之痰。目前对广义之痰的认识有两种观点：一是认为其可能与脂肪利用障碍、血糖代谢和能量代谢障碍有关；二是认为可能由脑血流量降低及动脉硬化，造成组织器官供血不足而缺血，代谢产物堆积。以上二者造成的机体功能障碍及病理产物对人体的影响与痰饮理论较为吻合。

（二）痰饮的致病特点

1. 阻滞气血运行　痰饮为有形之邪，可随气流行，或停滞于经脉，阻滞气机，妨碍血行；若痰饮流注于经络，则经络气机阻滞，气血运行不畅，出现肢体麻木、屈伸不利，甚至半身不遂，或形成瘰疬痰核、阴疽流注等；若痰饮留滞于脏腑，则阻滞脏腑气机，使脏腑气机升降失常。

2. 影响水液代谢　痰饮本为水液代谢失常的病理产物，一旦形成之后，可作为一种继发性致病因素作用于人体，进一步影响肺、脾、肾等脏腑的功能活动，影响水液代谢。痰湿困脾，可致水湿不运；痰饮阻肺，可致宣降失职，水液不布；痰饮停滞下焦，可影响肾、膀胱的蒸化功能，以至水液停蓄。可见痰饮致病能影响人体水液的输布与排泄，加重水液代谢障碍。

3. 重浊黏滞，病势缠绵　痰饮由水湿停滞聚集而成，故具有湿邪致病的特点，如大多有沉重、秽浊、黏滞不爽的症状。同时所致疾病均有病势黏滞缠绵、病情容易反复、病程相对较长的特点。临床上常见由痰饮所致的疾病，如咳嗽、哮喘、眩晕、癫痫、中风、瘰疬、瘿瘤等，大多缠绵难愈。

4. 易蒙蔽心神　痰浊为病，随气流行，最易蒙蔽心神，出现一系列神志失常病证。痰迷心窍，可见胸闷心悸、头昏目眩，或痴呆、癫证；痰火扰心可见失眠、易怒、神昏谵语，甚则发狂。

5. 致病广泛，病证复杂 痰饮一旦产生，可随气流窜全身，外而经络、肌肤、筋骨，内而脏腑、全身各处，无处不到，致病广泛。因痰饮引起病证繁多，故有"百病多由痰作祟"之说。

痰饮致病的临床表现复杂，可分为痰证和饮证。①痰的病证特点：根据痰停留的部位不同，出现的症状亦不同，如痰滞于肺，可见喘咳咳痰；痰阻于心，心血不畅，而见胸闷心悸；痰迷心窍，则可见神昏、痴呆；痰火扰心，则发为癫狂；痰停于胃，胃失和降，可见恶心、呕吐、胃脘痞满；痰在经络筋骨，则可致瘰疬痰核、肢体麻木，或半身不遂，或成阴疽流注等；痰浊上犯头目，可见眩晕、昏冒；痰气凝结咽喉，则可出现咽中梗阻，吞之不下，吐之不出之病证。②饮的病证特点：饮在胃肠，则肠鸣沥沥有声，称为"痰饮"；饮在胸胁，则胸胁胀满，咳嗽气促引痛，称为"悬饮"；饮在膈上，则咳喘气逆，不能平卧，其形如肿，称为"支饮"；饮溢肌肤，则见肌肤水肿、无汗、身体疼重，称"溢饮"。

二、瘀血

瘀血为血液运行障碍、停滞所形成的病理产物。包括离经之血，滞留于经脉、四肢及脏腑之中而未能消散之血液。在中医文献中，瘀血又称"恶血""衃血""蓄血""败血""污血"等。瘀血是疾病过程中形成的病理产物，又是某些疾病的致病因素。瘀血与血瘀的概念不同，血瘀是指血液运行不畅或血液瘀滞不通的病理状态，属于病机学概念；而瘀血是血瘀的病理产物，又可以成为新的致病因素，属于病因学概念。

（一）瘀血的形成

1. 气虚 气虚运血无力，血行不畅；或气虚统摄血液不利，血溢脉外均可形成瘀血。

2. 气滞 气为血之帅，气行则血行，气滞则血停。

3. 血寒 寒主凝滞，寒邪客于血脉，或阳虚阴盛内寒，均可导致血液凝涩不畅而形成瘀血。

4. 血热 外感火热邪气入营血，或体内阴虚阳盛化火，血热互结，煎灼血中津液，使血液黏稠而运行不畅；或热灼脉络，迫血妄行导致内出血，以致血液壅滞于体内某些部位不散而形成瘀血。

5. 出血 各种外伤，如跌打损伤、金刃所伤、手术创伤等，致使脉管破损而出血，成为离经之血；或其他原因，如脾不统血、肝不藏血而致出血，以及妇女经行不畅、流产等，如果所出之血未能排出体外或及时消散，留积于体内则成瘀血。

（二）瘀血的致病特点

1. 阻滞气机 血为气母，血能载气，瘀血一旦形成，必然会影响气的正常运行，而导致气机郁滞，即所谓"血瘀必兼气滞"；气为血帅，气机郁滞又可导致血行不畅，从而形成血瘀气滞、气滞血瘀的恶性循环。如局部外伤，血出致瘀，使受伤部位气机郁滞，出现局部疼痛、青紫、肿胀等。

2. 影响血脉运行 瘀血形成后，无论其瘀滞于脉内，还是留积于脉外，均可影响心肝脉等脏腑组织的功能，导致全身或局部血液运行失常。血脉瘀阻不通，脉络受损，还可见血逸脉外而见出血紫暗等。

3. 影响新血生成 瘀血阻于经脉之中，可致血液运行不畅，受阻部位得不到血液的濡养滋润，势必导致脏腑功能异常，影响新血的形成，故有"瘀血不去，新血不生"之说。故久瘀之人，可见肌肤甲错、毛发不荣等血液亏虚而失于濡润的症状。

4. 病位固定、病证繁多 瘀血作为一种有形的病理产物，一旦停滞于体内某一部位，多难以及时消散，故其致病具有病位相对固定的特点，如局部刺痛固定不移，或癥积肿块日久不消等。

血液在人体的运行无处不到，由此也决定了瘀血致病病位非常广泛，因瘀血停积的部位不同，产生了各种各样的病证。如瘀阻于脑，可致头痛、头晕、突然昏倒、不省人事、语言謇涩、肢体活动障碍等；瘀阻于心，可见心悸气短、胸闷心痛；瘀阻于肺，可见呼吸困难、胸痛胸闷、气喘咳嗽、咯血；瘀阻于肝，结于胁下，可见胁肋刺痛、癥块；脉络瘀阻，则见腹部脉络怒张、面色青黑、面颈胸臂有血痣朱纹；瘀阻胃肠，可见胃脘刺痛、拒按、痛处固定，或见呕血、便血；瘀阻胞宫，可见小腹疼痛拒按，或痛经、经色紫暗有块等；瘀阻肢体经脉，可见肢体麻木疼痛、肿胀青紫等。此外，瘀血阻滞日久，尚可导致痰浊内停，或郁积化热。

（三）瘀血的病证特点

瘀血致病特点复杂，致病证候虽多，但其病证表现又有共同特点。

1. 疼痛　是瘀血致病常见症状。瘀血阻滞经脉，气血不畅或堵塞不通，不通则痛。疼痛呈持续性，或为刺痛，或为刀割，痛处拒按、固定不移，多于夜间加剧。

2. 肿块　瘀血不散，久之形成肿块。外伤瘀血，伤处则见青紫色血肿；瘀血积于体内、四肢，患处可及肿块，位置固定。

3. 出血　瘀血阻塞脉络，血不循经，溢出脉外，导致出血，血色多呈紫暗色，或夹有血块。

4. 色青紫暗　青紫为血瘀之色。面色黧黑，口唇及指端紫暗，皮肤甲错，舌色紫暗，或有瘀斑，舌下络脉曲张。

5. 脉诊　脉多细涩、沉弦或结代。

三、结石

结石，指体内某些部位形成并停滞为病的砂石样病理产物或结块。常见的结石有泥砂样结石、圆形或不规则形状的结石、结块样结石（如胃结石）等，且大小不一。一般来说，结石小者，易于排出；而结石较大者，难于排出，多留滞而致病。

（一）结石的形成

结石的成因较为复杂，有些机制目前尚不清楚，较常见因素如下。

1. 饮食不当　饮食偏嗜，喜食肥甘厚味，影响脾胃运化，蕴生湿热，内结于胆，久则可形成胆结石；湿热下注，蕴结于下焦，日久可形成泌尿道结石。若空腹食柿，影响胃的受纳和通降，可形成胃结石。此外，某些地域的水质中含有过量的矿物及杂质等，也可能是促使结石形成的原因之一。

2. 情志内伤　情志不遂，肝气郁结，疏泄失职，胆气不利，胆汁排泄受阻，日久可形成结石。

3. 服药不当　长期过量服用某些药物，致使脏腑功能失调，或药物沉积于体内某些部位而形成结石。

4. 体质差异　先天禀赋差异，以致某些物质的代谢异常，则易患结石。

（二）结石的致病特点

1. 多发于空腔性脏器　多发于肝、肾、胆、胃、膀胱等脏腑，肝气疏泄，关系着胆汁的生成和排泄；肾气的蒸化，影响尿液的生成和排泄，故肝、肾功能失调易生成结石。肝、肾有管道与胆及膀胱相通，而胃、胆、膀胱等管腔性器官，结石易于停留。故结石为病，多见肝、胆、肾、膀胱、胃。

2. 阻滞气机，损伤脉络　结石为有形实邪，停留体内，势必阻滞气机，影响气血津液运行，如局部胀痛、水液停聚等。重者，结石嵌顿于狭窄部位，如胆管或输尿管中，气血严重瘀阻，常出现腹部绞痛，若损伤脉络，可致出血，如尿血等。

3. 病程较长，病情轻重不一　结石多为湿热内蕴，日渐煎熬而成，故大多数结石的形成过程较长。因结石大小不等，停留部位不一，故临床症状表现差异很大。一般来说，结石小，病情较轻，有的甚至无任何症状；结石过大，则病情较重，症状明显，发作频繁。

第四节　其他病因

主要包括外伤、寄生虫、先天因素、医源性因素等。

一、外伤

（一）外伤的概念

外伤指因受机械暴力损伤，包括枪弹伤、金刃伤、跌打损伤、持重努伤、水火烧烫伤、冻伤、虫兽咬伤等。

（二）外伤的致病特点

1. 枪弹、金刃、跌打损伤、持重努伤　这些外伤，可引起皮肤肌肉瘀血肿痛、出血，或筋伤骨折、脱臼。重则损伤内脏，或出血过多，可导致昏迷、抽搐、亡阳等严重病变。

2. 烧烫伤　烧烫伤又称"火烧伤""火疮"等。烧烫伤多由沸水（油）、高温物品、烈火、电等作用于人体而引起，一般以火焰和热烫伤为多见。中医学在治疗烧烫伤方面积累了丰富的经验。我国在烧伤防治工作方面已取得了很大的成绩。

烧烫伤总以火毒为患。机体受到火毒的侵害以后，受伤的部位立即发生外证，轻者损伤肌肤，创面红、肿、热、痛，表面干燥或起水泡，剧痛。重度烧伤可损伤肌肉筋骨，痛觉消失，创面如皮革样，蜡白、焦黄或炭化，干燥。严重烧烫伤热毒炽盛，内侵脏腑，除有局部症状外，常因剧烈疼痛，火热内攻，体液蒸发或渗出，出现烦躁不安、发热、口干渴、尿少尿闭等，及至亡阴亡阳而死亡。

3. 冻伤　冻伤是指人体遭受低温侵袭所引起的全身性或局部性损伤。冻伤在我国北方冬季常见。温度越低，受冻时间越长，则冻伤程度越重。全身性冻伤称为"冻僵"；局部性冻伤常根据受冻环境而分类，如"战壕足""水浸足"等，而指、趾、耳、鼻等暴露部位受寒冷影响，出现紫斑、水肿等，则称为"冻疮"。寒冷是造成冻伤的重要条件。冻伤一般有全身性冻伤和局部性冻伤之分。

（1）全身性冻伤　寒为阴邪，易伤阳气，寒主凝滞收引。阴寒过盛，阳气受损，失去温煦和推动血行作用，则为寒战，体温逐渐下降，面色苍白，唇舌、指甲青紫，感觉麻木，神疲乏力，或昏睡，呼吸减弱，脉迟细，如不救治，易致死亡。

（2）局部性冻伤　局部冻伤多发生于手、足、耳廓、鼻尖和面颊部。初起，因寒主收引，经脉挛急，气血凝滞不畅，影响受冻局部的温煦和营养，致局部苍白、冷麻，继则肿胀青紫，痒痛灼热，或出现大小不等的水泡等；重则受冻部位皮肤亦呈苍白，冷痛麻木，触觉丧失，甚则暗红漫肿，水泡破后创面是紫色，出现腐烂或溃疡，乃至损伤肌肉筋骨而呈干燥黑色，亦可因毒邪内陷而危及生命。

4. 虫兽咬伤　虫兽伤包括毒蛇、猛兽、疯狗咬伤等。轻则局部肿疼、出血，重可损伤内脏，或出血过多，或毒邪内陷而死亡。

（1）毒蛇咬伤　毒蛇咬伤后，根据其临床表现不同，分为风毒、火毒和风火毒三类。

1）风毒（神经毒）　常见银环蛇、金环蛇和海蛇咬伤，伤口表现以麻木为主，无明显红肿热痛。全身症状，轻者头晕头痛、出汗、胸闷、四肢无力，重者昏迷、瞳孔散大、视物模糊、语言不清、流涎、牙关紧闭、吞咽困难、呼吸减弱或停止。

2）火毒（血循毒）　常见蝰蛇、尖吻蝮蛇、青竹蛇和烙铁头蛇咬伤。伤口红肿灼热疼痛，起水泡，甚至发黑，日久形成疮。全身症状见寒战发热，全身肌肉酸痛，皮下或内脏出血，尿血、便血、吐血、衄血，继则出现黄疸和贫血等，严重中毒死亡。

3）风火毒（混合毒）　如眼镜蛇、大眼镜蛇咬伤，临床表现有风毒和火毒的症状。

（2）疯狗咬伤　疯狗咬伤初起仅局部疼痛、出血，伤口愈合后，经一段潜伏期，然后出现烦躁、惶恐不安、牙关紧闭、抽搐、恐水、恐风等。

二、寄生虫

（一）寄生虫的概念

寄生虫是动物性寄生物的统称。寄生虫寄居于人体内，不仅消耗人的气血津液等营养物质，而且能损伤脏腑的生理功能，导致疾病的发生。

（二）寄生虫的致病特点

中医学早已认识到寄生虫能导致疾病的发生。诸如：蛔虫、钩虫、蛲虫、绦虫（又称寸白虫）、血吸虫等。患病之人，或因进食被寄生虫虫卵污染的食物，或接触疫水、疫土而发病。由于感染的途径和寄生虫寄生的部位不同，临床表现也不一样。如蛔虫病，常可见胃脘疼痛，甚则四肢厥冷等，称之为"蛔厥"；蛲虫病可有肛门瘙痒之苦；血吸虫病，因血液运行不畅，久则水液停聚于腹，形成"蛊胀"。上述蛔虫、钩虫、绦虫等肠道寄生虫，其为病多有面黄肌瘦、嗜食异物、腹痛等临床特征。

中医学虽然已经认识到寄生虫病与摄食不洁食物有关，在中医文献中又有"湿热生虫"之说。所谓"湿热生虫"，是说脾胃湿热为引起肠寄生虫病的内在因素之一，而某些肠寄生虫往往以"脾胃湿热"的症状为主要临床表现。因此，不能误认为湿热能直接生虫。

三、先天因素

先天因素，是指人在出生以前已经潜伏着可以致病的因素。先天因素，一般分为胎弱和胎毒两个方面。

（一）胎弱

又称胎怯，是指胎儿禀受父母的精气不足，先天禀赋薄弱，以致日后发育障碍、畸形或不良。形成的原因有二：一是父母之精本异常，发生遗传性疾病；二是父母身体虚弱或疾病缠身，导致先天禀赋不足。

（二）胎毒

胎毒有广义和狭义之分。狭义胎毒指某些传染病，在胎儿期由亲代传给子代，如梅毒、乙型肝炎、艾滋病病毒等。广义胎毒指受孕妊娠早期，其母感受邪气而患有某些疾病（包括隐性之疾），或误用药物等，导致遗毒于胎儿，出生后渐见某些疾病或异常。

四、医源性因素

医源性因素是指因医生的过失、治疗不当等，导致患者病情加重或致生他病的一类致病因素。包括医过、药邪。

（一）医过

医过是指可造成患者病情加重或变生他疾的医生不妥当的或过失性的行为。医过主要有以下几个方面的表现。

1. 言语不当　若医生讲话不注意分寸与场合，则给患者带来不良刺激，增加患者思想负担，加重病情，甚至产生新的病证。

2. 处方草率 若诊治患者时不够严肃仔细则让患者产生不信任及疑惑的不良心理反应。若医生处方字迹潦草，不规范地应用药物别名、僻名，则使调剂人员难于辨认，危急之际造成贻误病情。

3. 诊治失误 若医务人员诊断有失，辨证不准，以致用药失误，导致贻误病情。如实证判断为虚证，误用补药；虚证判断为实证，误用泻药。

4. 操作不当 在进行诊治技术操作时，应该专心致志，一丝不苟。若粗心大意，动作粗鲁，则往往会造成医疗差错或事故。例如推拿用力过猛会造成骨折、胸背部针刺不掌握深浅会引起气胸等。

（二）药邪

药邪是指用药不当而造成疾病的一种致病因素。药邪形成的原因如下。

1. 用药过量 用药过量包括剂量过大，或用药时间过长，而导致急性中毒或蓄积性中毒。

2. 炮制不当 有些含有毒性药物经过炮制可减轻毒性，例如半夏姜制、乌头火炮或蜜制、马钱子炸炒等，能减轻毒性。这类毒性药物如不炮制或炮制不规范，易使人中毒。

3. 配伍不当 中药使用讲究配伍，不同药物的合理配伍可中和其毒副作用，增强疗效。若配伍不当则易产生或增加毒副作用。古人提出的"十八反""十九畏"等配伍禁忌，是长期临床用药的经验总结。

4. 用法不当 附子、乌头、雷公藤等药久煎后可减低毒性，如煎法不当可导致中毒。妇女妊娠期使用妊娠忌药，则可伤及胎儿，变生他疾。

5. 滥用补药 随着生活水平的提高，人们渴求健康长寿，常有人为求得健康而滥用补药。但凡药物毕竟有着性味偏颇，如红参性温、鹿茸性热，滥用补药，也会损害健康，引发疾病。

作为医务工作者，必须对患者的生命高度负责，坚决防止和杜绝医源性致病因素的发生。

目标检测

选择题

1. 六淫邪气致病，易夹他邪的是（　　）
   A. 风邪　　　　　B. 燥邪　　　　　C. 湿邪
   D. 寒邪　　　　　E. 火邪

2. 其性黏滞，趋下的病邪是（　　）
   A. 湿邪　　　　　B. 火邪　　　　　C. 寒邪
   D. 风邪　　　　　E. 燥邪

3. 下列哪一项是火、燥、暑共同的致病特点是（　　）
   A. 上炎　　　　　B. 耗气　　　　　C. 伤津
   D. 动血　　　　　E. 扰神

4. 瘀血疼痛的特征是（　　）
   A. 刺痛　　　　　B. 绞痛　　　　　C. 胀痛
   D. 窜痛　　　　　E. 酸痛

5. 暑邪伤人，可见汗出、气短、乏力等，是由于（　　）
   A. 暑为阳邪，其性炎热　　B. 暑伤脾胃，纳食减少　　C. 暑多挟湿，阻遏气机
   D. 暑性升散，伤津耗气　　E. 暑性开泄，易袭阳位

6. 过食肥甘厚味，易于（　　）
   A. 阻滞气机　　　　B. 阻滞肝气　　　　C. 化热生痰
   D. 营养失调　　　　E. 寒湿内生

7. 思虑过度，易导致（　　）

　　A. 肝失疏泄　　　　　　　B. 心气紊乱　　　　　　　C. 肾气虚弱

　　D. 脾气郁结　　　　　　　E. 肺失宣肃

8. 季节性最明显的病邪为（　　）

　　A. 风邪　　　　　　　　　B. 火邪　　　　　　　　　C. 湿邪

　　D. 暑邪　　　　　　　　　E. 寒邪

9. 多夹湿邪为患的病邪是（　　）

　　A. 寒邪　　　　　　　　　B. 风邪　　　　　　　　　C. 火邪

　　D. 燥邪　　　　　　　　　E. 暑邪

10. 疫疠感染途径多为（　　）

　　A. 侵犯肌表　　　　　　　B. 空气传染，从口鼻入　　C. 经络

　　D. 脏腑　　　　　　　　　E. 血液

11. 过恐则伤（　　）

　　A. 心　　　　　　　　　　B. 肝　　　　　　　　　　C. 脾

　　D. 肺　　　　　　　　　　E. 肾

12. 与痰饮的形成有关的脏腑是（　　）

　　A. 心肺脾肾　　　　　　　B. 肺脾肾三焦　　　　　　C. 心肝脾肾

　　D. 心肺肝脾　　　　　　　E. 心肝肾三焦

13. 导致肌肤甲错的病理因素是（　　）

　　A. 痰　　　　　　　　　　B. 饮　　　　　　　　　　C. 瘀血

　　D. 疫疠　　　　　　　　　E. 结石

14. 怒则（　　）

　　A. 气下　　　　　　　　　B. 气乱　　　　　　　　　C. 气结

　　D. 气上　　　　　　　　　E. 气缓

15. 房劳过度，劳伤（　　）

　　A. 心肝　　　　　　　　　B. 肺脾　　　　　　　　　C. 心

　　D. 心脾　　　　　　　　　E. 肾

（侯辰阳）

书网融合……

重点小结　　　　微课1　　　　微课2　　　　微课3

微课4　　　　微课5　　　　微课6　　　　习题

第八章 中医病理学基础——病机

病机，指疾病发生、发展及其变化的机制。包括病因、病性、证候，脏腑气血虚实的变化及其机制，它揭示了在不同的病因下，不同的个体身上疾病发生、发展与变化、转归的本质特点及其基本规律。

中医认为，疾病的发生、发展和变化，与患病机体的正气强弱和病邪的性质密切相关。病邪侵袭机体，引起正邪相争，若邪盛正衰，破坏了机体阴阳的相对平衡，或使脏腑气血失常，就可能引起相应的病理变化。

《素问·至真要大论》首提"病机"二字，并强调其重要性，如"谨守病机，各司其属""审察病机，无失气宜"；又从临床常见的病证中，总结归纳为"病机十九条"，后世医家将其发展为中医病机学说。

病机学说是阐明疾病发生、发展和变化规律的学说。其旨在揭示疾病的本质，是对疾病进行正确诊断和有效防治的理论基础。其内容包括疾病发生的机制、病变的机制、病程演变的机制三个部分。

病机学说是以藏象学说为基础，把局部病变同全身状况联系起来，从脏腑、经络之间的相互联系和制约关系来探讨疾病的发展和转归，从而形成了注重整体联系的病理观。如用五行生克乘侮理论、六经传变、卫气营血传变等理论来解释脏腑之间、经络之间病理上的相互影响以及疾病的传变规律。

总之，中医的病机学说，不仅坚持了朴素的唯物主义病因观，而且还通过阴阳五行、藏象学说等把机体同外界环境之间，机体内部各脏腑经络之间的相互联系、相互制约的关系结合起来。主要表现在三个方面，一是把疾病看成是机体内外环境邪正斗争的结果，是机体阴阳相对平衡状态受到破坏的表现；二是重视局部病变与整体变化的联系；三是重视疾病的发展和传变，既看到疾病传变的一般规律，又注意疾病传变的特殊情况。

知识链接

六经传变

关于六经传变首见于《素问·热论》。其后在张仲景所著《伤寒杂病论》中得到具体的发挥。六经传变的一般规律：六经之中，三阳主表，三阴主里。三阳之中，太阳为一身之藩篱，主表，阳明主里，少阳主半表半里；三阴之中，太阴居表，其次为少阴、厥阴。外邪循六经传变，由表入里，渐次深入。即太阳→阳明→少阳→太阴→少阴→厥阴。这种传变规律反映了疾病由表入里，由阳入阴，由轻而重的发展趋势。

六经传变的特殊规律：六经传变不完全按照六经次序循经相传，还有一些特殊的传变形式。如越经传、表里传、直中、合病、并病。

第一节　发　病

PPT

人体自身与外界环境之间，始终维持着相对的动态平衡，即所谓"阴平阳秘"，这是维持正常生理状态的基础。当人体在某种致病因素的作用下，脏腑、经络等生理功能发生异常，气血阴阳的平衡协调关系遭到破坏，就会导致疾病的发生，称为"发病"。

发病机制，是指各种疾病在发病过程中各种证候发生的原理。主要包括不同病因在疾病过程中的作用，如何侵袭机体，如何引起机体阴阳失调、气血失常，从而在局部和整体产生系列病理变化及疾病的进一步转归的基本规律。

一、健康与疾病的关系

健康是指机体内外动态的阴阳平衡，包括脏腑经络、气血津液、形与神的阴阳平衡和机体与外界环境（包括自然环境和社会环境）的阴阳平衡两个方面。健康的机体意味着形体、情志和环境适应的完好状态，而不仅仅是没有疾病和虚弱，即《素问·生气通天论》中描述"阴平阳秘，精神乃治"。

疾病是指机体在一定条件下，邪气侵袭，机体因邪正斗争、邪盛正衰而产生阴阳失调，气血失常，出现局部及整体的一系列异常表现。

一般情况下，健康与疾病共存于机体之中，在同一机体内此消彼长，成为矛盾的统一体。机体与自然环境，以及机体内在环境之间，存在着整体统一的联系，维持着相对的动态平衡，从而保持着机体的正常生理活动，即健康状态。但机体时刻受着内外因素的影响，干扰着这种动态平衡状态。在一般情况下，机体的自身调节功能尚能维持这种平衡状态，保持健康，即《素问·上古天真论》中所描述"和于阴阳，调于四时""精神内守，病安从来"。如果内外因素的影响超过了机体的调节能力，即存在诸多病因，破坏了机体的阴阳动态平衡，而机体的调节功能又不能立即消除这种干扰，机体就会出现阴阳失调，气血失常，从而引发疾病。若经过适当的治疗，机体重新建立平衡，机体即可恢复到健康状态。

二、发病机制 〔e〕微课

中医学认为疾病发生、发展的过程就是邪气入侵、邪正斗争的过程。在机体的生命活动中，一方面正气发挥着维持机体正常生理功能的作用；另一方面，机体也无时无刻不在受着内外诸多病邪的侵袭，邪正之间不断地发生斗争，也不断地取得平衡和统一，保证了机体的健康。因此，疾病能否发生，决定于正气和邪气双方斗争的结果。

（一）邪正斗争与发病

1. 正气与邪气的概念　正气，通常与邪气相对而言，即机体正常功能及其各种维护健康的能力，包括自我调节能力、抗邪防病能力、康复自愈能力和适应环境能力；邪气，通常与正气相对而言，泛指各种致病因素。包括存在于机体内外的各种具有致病或损伤正气作用的因素，如六淫、七情、外伤、疫疬、痰饮和瘀血等。

2. 邪正斗争与发病　疾病的发生、发展和变化，是在一定条件下邪正斗争的结果。中医学认为，邪气侵袭和正气不足均为引发疾病必不可少的因素。

（1）正气不足是疾病发生的内在因素　中医发病学十分重视人体的正气，强调人体正气在发病过程中的主导作用。在一般情况下，若机体脏腑功能正常，气血充盈，卫外固密，常足以抗御邪气的侵袭，病邪难以侵入，即使邪气侵入，亦能驱邪外出，不易发病。即《素问·刺法论》所说："正气存内，邪不可干。"当正气不足时，或邪气的致病能力超过正气的抗病能力时，邪正之间的力量对比表现为邪盛正衰，正气无力抗邪，感邪后又不能及时驱邪外出，于是发生疾病。所谓"邪之所凑，其气必虚"（《素问·评热病论》），"本气充实，邪不能入"（《温疫论·原病》）。

机体正气的强弱，可以影响到发病部位、病情轻重程度及发病的时间。邪气侵入机体以后，究竟停留于何处而为病，取决于机体各部正气之强弱。机体正气不足的部分，则易受损，如脏气不足，病在脏；腑气不足，病在腑。从机体受邪之后看，若正气不甚衰者，即使受邪，也较轻浅，病情多不深重。从发病的时间来看，正气不很弱者，不一定立即发病，只有正气不足时，才能立即发病。

（2）机体感受邪气是发病的重要条件　中医重视正气，强调正气在发病中的主导地位，并不排除邪气对疾病发生的重要作用。机体感受邪气是发病的重要条件，在一定的条件下，甚至起主导作用。如高温、电击、毒药、虫咬、疫疬等，即使正气强盛，也难免不被伤害。正如吴有性在《温疫论·原病》中所言"若其年疫气充斥，不论强弱，正气稍衰者，触之即病"。邪气可以影响到疾病的寒热性质、病变部位、病情轻重甚至是发病时间。

1）邪气与疾病寒热性质的关系　一般来说，感受阳邪，易致机体阳气偏盛而出现实热证；感受阴邪，易致机体阴气偏盛而出现实寒证。如火为阳邪，心火炽盛，则易出现面赤汗出，口舌生疮、心烦失眠、小便短赤等实热之证；而寒为阴邪，寒邪直中，伤及脾胃，则易出现吐泻清稀、脘腹冷痛、小便清长等阴寒之候。

2）邪气与病变部位的关系　不同性质的邪气易侵袭的机体部位亦可不同，如风为阳邪，易袭阳位，故《素问·太阴阳明论》有"阳受风气，阴受湿气""伤于风者，上先受之"。同一性质的邪气也可能随着机体正气的不足程度，其侵入机体的深浅亦有不同。

3）邪气与病情轻重的关系　疾病的轻重，除体质因素外，决定于感邪的轻重，邪轻则病轻，邪重则病重。

（3）正邪斗争的胜负，决定发病与否　正邪斗争的胜负，是决定疾病发生与否的关键，正胜邪退则不发病，邪胜正负则发病。发病以后，由于正气强弱差异、病邪性质不同、感邪轻重不同，以及部位浅深不一，从而产生不同的病证。

（二）影响发病的因素

影响机体发病的因素有很多，可以归纳为内环境和外环境两种影响因素。

1. 内环境与发病　一般情况下，机体通过阴阳调节、脏腑经络调节、气机升降出入调节等调节机制，保持内环境的相对稳定。同时，机体通过内环境的自我调节来适应不断变化着的外环境，进一步使机体内外环境的阴阳平衡，动态的保持健康。也就是中医所谓的"处天地之和，从八风之理""外不劳形于事，内无思想之患"（《素问·上古天真论》）。但是，由于种种原因，机体内环境有时会失去正常的调节控制能力，不能很好地适应外环境，从而导致内环境阴阳气血失衡，引起发病。影响内环境的因素主要有体质因素、情志因素和先天因素等三个方面。

（1）体质因素　体质即机体的素体禀赋，往往决定其对某些外邪的易感性及某些疾病的易患倾向。不同体质的人所易感受的致病因素或易发疾病各不相同，而某一特殊体质的人，往往表现为对某种致病因素的易感性，如肥人多痰，瘦人多火等。不同体质类型的人所能耐受的邪气也各不相同，例如，阳偏盛者，其耐寒性高，感受一般寒邪不发病，或稍有不适可自愈，而遇热邪却易病。阴偏盛者，其耐热性较高，而感受寒邪却易发病。

外邪侵入机体后，究竟发为何种性质的病证，并不完全取决于邪气的性质，而往往与个人体质有关。病情随从素体禀赋而发生变化谓之从化。如《医宗金鉴·伤寒心法要诀》所言："人感受邪气虽一，因其形藏不同，或从寒化，或从热化，或从虚化，或从实化，故多端不齐也。"

（2）情志因素　机体的情志变化对正气的盛衰有很大的影响，七情为人之常性，但不良的精神情志，不仅能削弱人的正气，使之易于感受邪气而发病，同时不良的精神情志又是内伤疾病的重要因素。不同的情志变化可以引起病变的证候类型也不尽一致，突如其来的情志刺激，如意料之外的巨大打击、重大收获、巨大的事变或灾难、难以忍受的伤痛等，这些突发性的、强烈的刺激，常使人气血逆乱，导致暴病、急性病的发生，如喜、怒、惊、恐以刺激量过大、过猛为致病条件。某些问题在很长一段时间内未获得解决或实现，在这一段时间内保持着持续性的异常精神状态，如思虑忧愁、悲伤不已、精神紧张等，这类精神刺激伤人精气，引起气机失调，易致慢性病变。

（3）先天因素　先天因素多与遗传有关。先天因素从两个方面影响疾病的发生。一是影响素体禀赋，不同素体禀赋在后天对外邪的易感性和耐受性不同，因此疾病的发生情况也有差异；二是胎传疾病，中医一般认为因先天之精不足或胎儿在母体内感受邪毒所致，胎传疾病影响脏腑的正常生理活动，影响机体后天生长生活。

2. 外环境与发病　不同机体所处的时节气候、地域居所、人群禽畜等外环境各不相同，不同的环境能对机体造成不同的影响，导致某些疾病的易感或多发。同一机体若外环境突然发生了变化，而机体内环境不能适应这种变化，也会感受外邪而发病。可见外环境对机体是否发病是有影响的。

（1）时节气候因素　机体生活在一定的气候环境中，四时气候的异常变化，是滋生致病邪气的重要条件。不同的季节，气候变化不同，可产生不同的病邪，从而导致季节性的多发病。如春季温暖多风，易发风温；夏季气候炎热，易致暑病；秋季气候干燥，易发生燥病；冬季气候寒冷，易生寒病等。所谓"四时之气，更伤五脏"（《素问·生气通天论》），"天温日明，则人血淖液而卫气浮，故血易泻，气易行；天寒日阴，则人血凝泣而卫气沉。"（《素问·八正神明论》）。

（2）地域居所因素　地域居所不同，水土性质、物产及人们生活习俗的差异，对疾病的发生有着重要影响，甚则形成地域性的常见病和多发病。如北方气候寒冷，易损伤人体阳气，常易感寒邪而致寒病；东南沿海，气候多潮湿温热，易见湿热为病；如《素问·异法方宜论》所言："南方者，天地所长养，阳之所盛处也，其地下，水土弱，雾露之所聚也，其民嗜酸而食胕，故其民皆致理而赤色，其病挛痹。"对于人生活的居所，历代医家亦有明确的要求，如"凡人居住之室，必须固密，勿令有细隙，有风雨得入"（《备急千金要方》），"栖息之室，必常洁雅，夏则虚敞，冬则温密"（《寿亲养老新书》），"积水沉之可生病，沟渠通浚，屋宇清洁无秽气，不生瘟疫病"（《养生类纂》）等。

（3）生活和工作环境　良好的人际关系，和谐的生活、工作环境也是维护机体健康的因素。做好与周围人群的良性沟通，保持积极、乐观的生活态度有利于提高机体正气，减少疾病发生。同时，做好居家禽畜的卫生和防疫工作，减少人畜共患疾病的发生。

综上所述，中医的发病学认为，疾病的发生关系到正气和邪气两个方面，正气不足是发病的内在因素，也是主导因素，邪气是导致发病的重要条件。机体内环境自身的阴阳平衡以及内外环境之间的阴阳平衡容易受到体质、情志、气候、地域等因素的影响，从而导致疾病的发生。

三、发病类型

根据邪气的性质和致病途径及其侵袭部位不同，个体的素体禀赋和正气强弱不一，所以其发病类型也有区别。发病类型可分为卒发、伏发、徐发、间发、继发、合病与并病、复发等。

（一）卒发

卒发，又称顿发，感而即发，急暴突然之意，是指机体感邪后立即发病。一般多见以下五种情况。

1. 疫气致病　发病迅速，来势凶猛，病情危笃，常相"染易"，以致迅速扩散，广为流行。吴有性在《温疫论·原病》中言"此气（疫气）之来，无老少强弱，触之者即病"。

2. 新感外邪较盛　六淫之邪侵入，若邪气较盛，则感邪之后随即发病。如新感暑湿或春温，多因邪气较盛，正不胜邪，多感而即发，随感随发。

3. 情志遽变　急剧的情绪波动，如暴怒、悲伤等情志变化，导致人的气血逆乱，而病变顷刻而发，出现猝然昏仆、半身不遂、胸痹心痛等危急重证。

4. 毒物所伤　误服毒物或被毒虫咬伤等，均可使人中毒而发病急骤。

5. 急性外伤　如坠落伤、跌打伤、烧烫伤、冻伤等，均可直接而迅速致病。

（二）伏发

伏发，即伏而后发，指某些病邪传入机体后，不即时发病而潜伏于内，经一段时间后，或在一定诱因作用下才发病。如破伤风、狂犬病等，均经一段潜伏期后才发病。中医也有"伏邪"一说，伏邪系指寒毒，或伏火、乖戾气等，乘正气之虚潜藏于机体之内，逾时而发，或为气候、饮食、情志诸因素所诱发。如中医所谓"伏气温病""伏暑"等均属此类。

在温病学上亦有晚发一说，晚发为伏发的一种类型，指冬季受寒，当时未发，发于来年清明之后，夏至之前的温病。即雷丰《时病论》所言："伏气有五，曰春温也，风温也，温病也，温毒也，晚发也。"

（三）徐发

徐发，又称缓发，指发病徐缓。主要与相应的致病因素、体质因素相关。例如：临床上许多痹证，是由风寒湿三气杂至合而成痹，常起病徐缓，病程缠绵，或呈急性期与慢性期交替出现过程，多与寒湿邪气的性质及其致病特点有关。某些高龄患者，正气亏虚，机体反应性低下，虽感受外邪，常可徐缓起病，且病情多重，又说明徐发与体质因素密切相关。

另外，徐缓发病也包含着对机体存在着渐进性病理过程的认识。例如：嗜酒成癖，久嗜膏粱厚味，积以时日，就可渐渐呈现出越来越明显的症状或体征。

（四）继发

继发，是与原发相对而言，指在原发疾病的基础上继发新的病证。二者有着十分密切的病理联系，原发病是继发病的前提和依据，继发病是在原发病的基础上产生的新的病变。如小儿久泻或虫积，营养不良，进一步可发展为疳积；久患眩晕，由于忧思恼怒，饮食失宜，劳累过度，有的可发为中风，出现猝然昏仆、面瘫、半身不遂等。

（五）合病与并病

合病、并病之说，首见于《伤寒论》"太阳阳明合病，喘而胸满者，不可下"。六经中，两经或三经的病证同时出现者，称之为合病；若一经病证未罢又出现另一经病证者，则称为并病。合病与并病的区别，主要在于发病时间上的差异，合病为同时并见，并病则依次出现。合病多见于病邪较盛之时，由于邪盛，可同时侵犯两经，如伤寒之太阳与少阳合病、太阳与阳明合病等，甚则有太阳、阳明与少阳之三阳合病。至于并病，则多体现于疾病传变之中病位的传变，是病变过程中病变部位发生了相对转移的现象，并且，原始病位的病变依然存在。

（六）复发

所谓复发，是指疾病重新发作，又称为"复病"。复病具有如下特点：一是其临床表现类似初病，但又不仅是原有病理过程的再现；二是常有一定的诱因，是由诱因作用于旧疾之宿根，机体遭受到再一次的病理性损害而旧病复发；三是复发的次数愈多，恢复就愈不完全，预后也就愈差。

1. 复发的基本条件　疾病复发的基本条件有三个：一是余邪未尽，就病邪而论，疾病初愈，病邪已去大半，犹未尽除，为复发提供了必要的条件，余邪未尽是复发的首要条件；二是正气未复，因为疾病导致正气受损，疾病初愈时正气尚未完全恢复，正虚未复也是疾病复发中必不可少的因素；三是复遇诱因，如新感病邪、过于劳累，均可助邪而伤正，使正气更虚，余邪复炽，引起旧病复发，其他如饮食不慎、用药不当或房劳伤正也可导致复发。

2. 复发的主要类型　由于病邪的性质不同，机体正气的盛衰各异，因而复发大体上可以分为疾病少愈即复发、休止与复发交替和急性发作与慢性缓解交替等三种类型。

（1）疾病少愈即复发　这种复发类型多见于较重的外感热病。多因饮食不慎、用药不当，或过早操劳，使正气受损，余火复燃，引起复发。少愈指疾病初愈阶段，实际上与疾病的完全痊愈尚有一段距离。此阶段正气已虚，余邪未尽，适逢诱因，易致复发。因而疾病少愈阶段应注意扶助正气，继续清除病邪，避免诱发因素。

（2）休止与复发交替　这种复发类型在初次患病时即有宿根伏于体内，虽经治疗，症状和体征均已消除，但宿根未除，一旦正气不足，或感新邪引动宿邪，即可旧病复发。例如，哮喘病，有痰饮宿根胶着于胸膈，休止时宛若平人，但当气候骤变，新感外邪引动伏邪，或过度疲劳，正气暂虚，无力制邪时，痰饮即泛起，上壅气道，哮喘复发。此类情况，除急性期应进行积极有效的治疗外，尤应重视缓解期的防治。一方面要尽量避免各种诱发因素，另一方面要把扶正固本作为治疗的重点，尚有余邪留恋者，需兼理余邪，对于疾病的防复及根治具有重要的意义。

（3）急性发作与慢性缓解交替　这种复发类型实际上是慢性疾病症状较轻的缓解期与症状较重的急性发作期的交替。例如，胆石症，结石为有形之病理产物，会阻碍气机，而致肝气郁结。在肝疏泄正常，腑气通降适度时，患者仅感胁下胀闷、善太息、不思饮食等，是谓慢性缓解期。若因情志抑郁，或便秘，腑气失于通降，或因进食膏粱厚味，助生肝胆湿热，使肝胆气机郁滞不通，胆绞痛发作，症见右胁下剧痛，牵引及右侧肩背，是谓急性发作。经过适当治疗，发作渐轻，又进入缓解期。但是，胆石不除，急性发作的反复出现，总是在所难免。

3. 复发的诱因　导致疾病趋于重新活跃的因素。诱发因素归纳起来主要有如下几个方面。

（1）复感新邪　疾病进入静止期，余邪势衰，正亦薄弱，复感新邪势必助邪伤正，使病变再度活跃。这种重感致复多发生于热病新瘥之后，所谓"瘥后伏热未尽，复感新邪，其病复作"（《重订通俗伤寒论·伤寒复证》）。因而，病后调护，慎避风邪，防寒保暖，对防止复发有着重要的意义。

（2）食复　指疾病初愈，因饮食因素而致复发者。吴有性《温疫论》强调"有愈后数日，微热不思食者，此微邪在胃，正气衰弱。强与之，即为食复"。在疾病过程中，由于病邪的损害或药物的影响，脾胃已伤，若多食强食，不注意饮食宜忌，或不注意饮食卫生，均可致脾胃再伤。

（3）劳复　指疾病初愈，余邪未清，因过度劳累而致疾病复发者。劳复一般分为劳力复、劳神复和房劳复三种。凡病初愈，切忌操劳，宜安卧守静，以养其气。例如，某些外感热病的初愈阶段，可因起居劳作而复生余热；哮病、水肿等，均可因劳倦而复发并加重。

（4）药复　指病后滥施补剂，或药物调理运用失当导致复发者。病后用药调理应遵循扶正宜平补，勿助邪，祛邪宜缓攻，勿伤正的原则。尤其注意勿滥投补剂，若急于求成，反会导致虚不受补，或壅正助邪而引起疾病的复发，或因药害而滋生新病。

（5）情志复　指疾病初愈，由于情志过激而致旧病复发。精神恬静而愉快，有利于气机的调畅和精气血津液的正常代谢，使正气旺盛，促进康复和预防。反之，情志过激，则可引起气机紊乱和气血津液失常，脏腑功能失调，使余邪再度致病，疾病易于复发。如《重订通俗伤寒论·伤寒复证》称"怒复"为"伤寒瘥后，因事触怒，相火暴发，因而余热复作者"。

此外，气候因素、地域因素等也可成为复发的因素。例如，某些哮病、瘙痒等，多在时节转变时复发；机体组织冻伤、肌肤干燥瘙痒等与地域、时节有着明显的关系。

总之，中医学关于发病的理论，主要是阐述病邪侵袭机体，引起正邪相搏的发病机制，探讨影响发病的因素以及发病的途径与类型等，为研究疾病的发病原因，避免诱发因素，减少复发提供帮助。中医发病学重视人与自然的和谐共处，统筹考虑了天时、地利、人和等诸多方面对机体的影响，这也是中医整体观思想的集中体现。

第二节　基本病机

PPT

基本病机，指机体对于致病因素侵袭或影响所产生的基本病理反应，是病机变化的一般规律，亦是其他病机的基础。

中医学认为，疾病的发生、发展与变化，与机体的正气强弱和致病邪气的性质有密切关系。正气强弱不同，病邪各异，可以产生全身或局部的多种多样的病理变化。尽管疾病的种类繁多，临床征象错综复杂、千变万化，但当我们对疾病的发生、发展过程进行剖析时，就会发现许多不同的病证，都有着某些共同的病理发展过程，在许多由于不同的致病因素所引起的千差万别的病理变化中，却存在着某些具有共同性的一般规律。这就说明，患病机体对于各种不同致病因素的损害作用，都是以邪正盛衰和脏腑组织的阴阳、气血、津液代谢等的失调或障碍为基本病理发生反应的，故邪正盛衰、阴阳失调、气血失常、津液失常是病机变化的一般规律。

一、邪正盛衰

邪正盛衰，是指在疾病过程中，机体的抗病能力与致病邪气之间相互斗争所发生的盛衰变化。邪正斗争，不仅关系着疾病的发生、发展和转归，而且也影响着病证的虚实变化。所以，邪正斗争是疾病病理变化的基本过程，疾病的过程也就是邪正斗争及其盛衰变化的过程。

在疾病的发展变化过程中，正气和邪气不断地发生着消长盛衰的变化。随着体内邪正的消长盛衰而形成了病机的虚实变化。虚与实，体现了机体正气与病邪相互对抗消长运动形式的变化，是基本的病机之一。故《素问·通评虚实论》对虚实的判定中有"邪气盛则实，精气夺则虚"之说。当然，对同一机体而言，虚与实也是不断变化的，因致病因素作用于机体之后，在疾病的发展过程中，邪正是互为消长的，正盛则邪退，邪盛则正衰。随着邪正的消长，疾病就反映出两种不同的本质，即虚与实的变化。

（一）虚实的基本原理

虚与实是相对的而不是绝对的，是动态的而不是静态的。清·余国佩所著《医理》强调了诊病首辨虚实的重要性："病虽多变，古人立名各别，其实不外虚实、燥湿之偏为提纲，化寒化热为传变。"

1. 实 所谓实，是指邪气盛而正气尚未虚衰，以邪气盛为主要矛盾的一种病理变化。实所表现的证候称之为实证。发病后，邪气亢盛，正气不太虚，尚足以同邪气相抗衡，临床表现为亢盛有余的实证。实证多有外感六淫、疫气或痰饮、食积、瘀血等病邪滞留的临床表现。多见于疾病的初期或中期，病程一般亦较短，如《伤寒论》中"阳明病，胃家实也"，此胃家实，并非胃气充盛，而是指邪热入胃。外感热病侵入机体阳明经，入脏入腑，出现了以大热、大汗、大渴、脉洪大的"四大"症状，或潮热、谵语、狂躁、腹胀满坚硬而拒按、大便秘结、手足微汗出、舌苔黄燥、脉沉数有力等症状，前者称"阳明经证"，后者称"阳明腑证"。就邪正关系而言，不论经证腑证，它们皆属实证；就疾病性质来说它们均属热证，故称实热证。邪气由外感而得，病初多有表实证，随着邪气深入，可转化为里实证。亦有邪从内生者，如痰饮、瘀血、积滞、宿便等，多为里实证。实证的表现除了在症状上亢盛有余、突发迅猛以外，在舌脉上亦有体现。

2. 虚 所谓虚，是指正气不足，正不胜邪，以正气不足为主要矛盾的一种病理变化。因机体阴阳、气血等不足所表现的证候，称之为虚证。多见于体质素虚，疾病后期，或大病久病之后。气血不足，阴阳受损，导致正气虚弱，正气对病邪虽然还在抗争，但无力反击，临床上出现一系列的虚损不足的证候。如妇女崩漏，由于失血甚多，其症状多伴有面色苍白或萎黄、神疲乏力、心悸、气短、舌淡、脉细等血虚之证候。又如高年久咳者，咳声无力、声低息弱、动则乏力、少气懒言，表现出气虚之证候。

（二）虚实错杂

虚实错杂又称虚实夹杂，指在疾病过程中，正虚与邪盛同时并存的病理状态。邪正之间动态的消长盛衰，不仅可以产生单纯的虚或实的病理变化，而且由于疾病的失治或误治，以致病邪久留，损伤了机体的正气；或因正气本虚，无力驱邪外出，而致水湿、痰饮、瘀血等邪气内生，形成虚实同时存在的虚实错杂的病理变化。虚实错杂包括虚中夹实和实中夹虚两种病理变化。

1. 虚中夹实 是指以正虚为主，又兼夹实邪的病理变化。如脾阳不振之水肿，脾阳不振，不思水谷，气血生化无源，则动则乏力、少气懒言等，皆为虚候；脾阳不足，不能运化水湿，则水湿停聚，发为浮肿，则为实候。上述病理变化以脾虚为主，实居其次，此谓因虚致实，虚中夹实。

2. 实中夹虚 是以实邪为主，兼见正气不足的病理变化。如外感热病在发展过程中，常见实热伤津之象，因邪热炽盛而见高热、汗出、便秘、舌红、脉数之实象，又兼口渴、尿短赤等邪热伤津之症，病本为实为热，因实热耗气伤津，气津两伤则为虚，此谓因实致虚，实中夹虚。

分析虚实错杂的病机，应根据邪正之孰缓孰急，虚实之孰多孰少，来确定虚实之主次。在实际临床用药中，应仔细分辨疾病的虚实主次，集中处理主要矛盾。

（三）虚实转化

疾病发生后，邪正双方力量的对比时刻在发生变化，因而疾病在一定条件下也常常发生由实转虚、因虚致实的病理变化。

1. 由实转虚　疾病在发展过程中，邪气盛，正气不衰，由于误治、失治，病情迁延，虽然邪气渐去，但是机体的正气、脏腑的生理功能已受到损伤，因而疾病的病理变化由实转虚。正如吴有性在《温疫论·前后虚实论》所言："先实而后虚者……或他病先亏，或年高血弱，或先有劳役，或新产下血过多。"此阶段疾病邪气仍在，但正气已虚，且以正虚为主。多为久病不愈伤及阴阳，导致正气不足，出现虚实转换。

2. 因虚致实　所谓因虚致实，是由于正气本虚，脏腑生理功能低下，导致气、血、水谷等不能正常运化、输布，产生了气滞、瘀血、痰饮、积滞等实邪停留体内；或因正虚病证，复感外邪，邪盛则实。如心肾阳气亏虚的心悸气喘，可因病情突然变化而发生水饮泛溢，上凌心肺，肺气闭塞，出现怔忡不宁、端坐喘息、胸中憋闷欲死的危急证候。又如肺肾两虚的哮证，肺卫不固，复感风寒，哮喘复发，而见寒邪束表、痰涎壅肺的实证。因虚致实的转变，正虚仍然存在，但实性病机占突出地位。

（四）虚实真假

一般情况下，疾病的现象与本质是相一致的，可以反映病机的虚或实。但在特殊情况下，即现象与本质不完全一致的情况下，临床上也会出现与疾病本质不符的许多假象，因而有"至虚有盛候"的真虚假实和"大实有羸状"的真实假虚的病理变化。虽然假象也是由疾病的本质所决定的，也是疾病本质的表现，但它并不如真象那样更直接地反映疾病的本质，往往会把疾病的本质掩盖起来。因此，我们要审慎地利用四诊合参，参考舌脉征象来全面地分析疾病的现象，从而揭示病机的真正本质。

1. 真虚假实　真虚假实之虚指病理变化的本质，而实则是表面现象，是假象。如正气虚弱的人，因肺脾气虚，本是虚证，有时反出现脘腹胀闷，痰多咳嗽等类似"实"的表现。仔细分辨，方可见到纳呆食少、咳声无力、舌胖嫩苔润、脉虚无力等正气虚弱的表现，其腹虽满，却有时减轻，不似实证之腹满不减或减不足言；虽痰多咳嗽，却咳声无力。分析病机多为肺脾气虚，不能运化水谷，则脘腹胀闷；水湿停聚，聚津为痰，导致肺气不宣，则痰多咳嗽。故病机的本质为虚，实为假象，即真虚假实。导致这类似实证症状的原因并不是实邪，而是身体虚弱的结果，故实为假象。古人所谓"至虚有盛候"，就是指此而言。治疗应用补法，兼用消法。

2. 真实假虚　真实假虚病机本质为实，而虚则是表面现象，为假象。如热结肠胃、痰食壅滞、湿热内蕴、大积大聚等，使经络阻滞，气血不能畅达，反而出现一些类似虚的假象。仔细分辨虽可见精神萎靡、不欲多言，但语声高亢气粗；肢体倦怠，但稍动则舒适；大便下利，但得泄而反快。究其本质，是实而不是虚。导致这类似虚之症脉的原因并不是病体虚弱，而是实邪阻滞经络，气血不能外达之故，因此称这类症脉为假象，古谓"大实有羸状"，此时治疗仍然应专力攻邪。

总之，在疾病的发生和发展过程中，病机的虚和实，都只是相对的而不是绝对的，是动态的而不是静态的。临床上多根据患者脉象的有力无力、舌质的胖嫩与苍老、患者言语发声的亢亮与低怯等来判断虚实情况。

二、阴阳失调

阴阳失调，是机体阴阳消长失去平衡的统称，是疾病发生、发展变化的内在根据，因此为病机总纲。机体在疾病过程中，由于六淫、七情、饮食、劳倦等各种致病因素作用于机体，导致脏腑、经络、气血、营卫等相互关系失调，以及表里出入、上下升降等气机运动失常均属于阴阳失调。阴阳失调的病理变化，主要表现为阴阳盛衰、阴阳互损、阴阳格拒、阴阳转化以及阴阳亡失等五个方面，其中阴阳偏盛偏衰是各种疾病最基本的病理变化，这种变化通过疾病性质的寒热而表现出来。《素问·阴阳应象大论》说："阳胜则热，阴胜则寒。"《素问·调经论》又说："阳虚则外寒，阴虚则内热，阳盛则外热，阴盛则内寒。"说明在疾病过程中，人体大多存在着病变性质的寒热变化，因此，阴阳失调成为阐释病性寒热变化的具有普遍意义的基本病机。

（一）阴阳盛衰

阴阳盛衰，是阴或阳的偏盛或偏衰，表现为或寒或热，或实或虚的病理变化，其表现形式有阳盛、阴盛、阳虚、阴虚四种。

1. 阴阳偏盛　阴或阳的偏盛，主要是指"邪气盛则实"的病理变化。"阳盛则热，阴盛则寒"是阳偏盛和阴偏盛病机的特点。前者病属热属实，后者病属寒属实。阳长则阴消，阴长则阳消，所以，"阳盛则阴病，阴盛则阳病"（《素问·阴阳应象大论》），是阳偏盛或阴偏盛等病理变化的必然发展趋势。

（1）阳盛　指机体在疾病发展过程中，出现阳气偏亢，脏腑经络功能亢进，邪热过盛的病理变化。多由感受阳热病邪，或感受其他病邪郁久化热；或内邪滋生郁滞，从阳而化热；或自身功能病理性亢奋而化热；或恣食辛辣、肥甘，或过用、误用温补壮阳之品而化热等所致。阳盛则热的病机特点，多表现为阳盛而阴未虚的实热证，以热、动、燥为其特点，故阳气偏盛产生热性病变，以及燥、动之象，出现发热、烦躁、舌红苔黄、脉数等。故曰"阳盛则热"。由于阳的一方偏盛会导致阴的一方相对偏衰，所以除上述临床表现外，同时还会出现口渴、小便短少、大便干燥等阳盛伤阴，阴液不足的症状，故谓"阳盛则阴病"，但主要矛盾在于阳盛。阳盛必损阴，但阴虽亏而尚未达到阴虚的程度，阴仅相对不足，其病机为阳盛而阴未虚。

（2）阴盛　指机体在疾病过程中，出现阴气偏盛，功能障碍或减退的病理变化。阴盛则寒，多由感受寒湿阴邪，或过食生冷，寒湿中阻，阳不制阴而致阴寒内盛。阴盛则寒的病机特点，多表现为阴盛而阳未虚的实寒证，以寒、静、湿为其特点，故阴偏盛产生寒性病变，以及湿、静之象，表现为形寒、肢冷、口淡不渴、脉迟等。故曰"阴盛则寒"。由于阴的一方偏盛，常常耗伤阳气，会导致阳的一方偏衰，从而出现恶寒、腹痛、便溏等。这种阳气偏衰的表现是由于阴盛所引起的，故谓"阴盛则阳病"。但此时为阳的相对不足，不是绝对的亏损，是阴盛而阳未虚。

2. 阴阳偏衰　阴阳偏衰，是机体阴精或阳气亏虚所引起的病理变化。多见于久病、大病后期。阳气亏虚，阳不制阴，使阴相对偏亢，形成"阳虚则寒"的虚寒证；反之，阴精亏损，阴不制阳，使阳相对偏亢，从而形成"阴虚则热"的虚热证。

（1）阳虚　指机体阳气虚损，失于温煦，功能减退的病理变化。形成阳偏衰的主要原因，多由于先天禀赋不足，或后天饮食失养，或劳倦内伤，或久病损伤阳气所致。其病机特点多表现为机体阳气不足，阳不制阴，阴相对亢盛的虚寒证。阳气不足，一般以脾肾之阳虚为主，其中以肾阳不足最为重要，因为肾阳为人身诸阳之本。由于阳气的虚衰，阳虚则不能制阴，阳气的温煦功能减弱，经络、脏腑等组织器官的某些功能活动也因之而减弱衰退，血和津液的运行迟缓，水液不化而阴寒内盛，这就是阳虚则寒的主要机制。阳气不足，则推动、温煦、兴奋作用减退，抑制之势增强，可见精神萎顿、倦卧少动、脉象无力等。阳虚则气化失司，蒸腾无力，以致水谷不化，水湿泛滥，或湿浊内生，可见下利清谷、小便清长、大便稀溏等。总之，阳气虚衰，其病理表现多为一系列虚寒性征象，应与阴盛则寒在病机、临床证候上做出区分。

（2）阴虚　指机体阴液虚亏及其功能减退，因而阴不制阳，导致阳相对亢盛，功能虚性亢奋的病理状态。形成阴偏衰的主要原因，多由于阳邪伤阴，或因五志过极，化火伤阴，或因久病耗伤阴液所致。其病机特点多表现为阴液不足及其滋养、宁静功能减退，以及阳气相对偏盛的虚热证。阴虚之证，五脏俱有，临床上以肺肾阴虚、肝肾阴虚为多见。因为肾阴为诸阴之本，所以，肾阴不足在阴偏衰的病机中占有极其重要的地位。由于阴液不足，不能制约阳气，从而形成阴虚内热、阴虚火旺和阴虚阳亢等多种表现，如五心烦热、骨蒸潮热、消瘦、盗汗、咽干口燥、舌红少苔、脉细数无力等，均为阴虚则热的表现，应与阳盛则热在病机、临床证候上做出区分。

（二）阴阳互损

阴阳互损，是指在阴或阳任何一方虚损的前提下，病变进一步发展影响到另一方，形成阴阳两虚的病理变化。在阴虚的基础上，继而导致阳虚，称为阴损及阳；在阳虚的基础上，继而导致阴虚，称为阳损及阴。这是阴阳互根互用的体现。

1. 阴损及阳　指由于阴液亏损，累及阳气，使阳气生化不足或无所依附而耗散，从而在阴虚的基础上又导致了阳虚，形成了以阴虚为主的阴阳两虚的病理变化。多由久病阴液亏耗不足，或久病、失血等慢性消耗性病证发展而成。其临床表现亦为虚热证与虚寒证并见，但以虚热症状为主，虚寒症状次之。例如，临床常见的遗精、盗汗、失血等慢性消耗性病证，严重地耗伤了机体阴精，因而化生阳气的物质基础不足，发展到一定阶段，兼见自汗、畏寒、下利清谷等阳虚之候。

2. 阳损及阴　指由于阳气虚损，无阳则阴无以生，阴液生化不足，从而在阳虚的基础上又导致了阴虚，形成了以阳虚为主的阴阳两虚的病理变化。其临床多表现为虚寒证与虚热证并见，但以虚寒症状为主，虚热症状次之。例如，肾阳虚衰，封藏失司，精关不固，失精耗液，或阳虚不固，自汗频出，伤津耗液等。

（三）阴阳格拒

阴阳格拒，是阴阳失调比较特殊的一类病机，也是病情危重的情形之一，包括阴盛格阳和阳盛格阴两方面。主要由于某些致病因素引起阴和阳的一方盛极或虚弱至极，阴阳强弱悬殊，盛者壅遏于内，将另一方排斥格拒于外，迫使阴阳之间不相维系，从而形成真寒假热或真热假寒等复杂的临床现象。

1. 阴盛格阳（真寒假热）　阴盛格阳，是指阴寒过盛，阳气被格拒于外，出现内真寒外假热的一种病理变化。临床常见某些寒证因阴寒过盛于内，逼迫阳气浮越于外，反而症见发热、口渴、手足躁动不安、脉洪大等假热症状。但细细观察可见患者身虽热，却反而喜盖衣被；口虽渴而饮水不多，喜热饮或漱水而不欲饮；手足躁动，但神志清楚；脉虽洪大，但按之无力。

阴盛格阳，又有格阳和戴阳之分，格阳是内真寒而外假热，阴盛格阳于体表（面红烦热）；戴阳是下真寒而上假热，阴盛格阳于头面（面赤如妆）。格阳和戴阳均属真寒假热证，其病机同为阴盛格阳。

2. 阳盛格阴（真热假寒）　指热极似寒的一种反常表现。病的本质属热，因邪热内盛，深藏于里，阳气被遏，郁闭于内，不能外透，格阴于外。表现为四肢厥冷，脉象沉伏或服寒药不纳等假寒症状。但患者具有心胸烦热，腹部扪之灼热，身大寒而不欲近衣（不恶寒反恶热）等反映热盛本质的症候。其实质为真热假寒。《医宗金鉴·伤寒心法要诀》："阳气太盛，阴气不得相荣也。不相荣者，不相入也，既不相入，则格阴于外，故曰阳盛格阴也。"如热性病发展到极期，即有阳热极盛之心胸烦热、胸腹扪之灼热、口干舌燥、舌红等症状，又有阳极似阴的四肢厥冷或微畏寒等，即所谓"热深厥亦深，热微厥亦微"。四肢厥冷是假象，系阳盛于内，格阴于外所致。

（四）阴阳转化

阴阳转化，是指相互对立的阴阳双方，在一定条件下可向其对立面转化。古人通过对自然界和人体内的各种事物和现象的观察和体验，已认识到事物或现象的阴阳属性的改变一般出现在其发展变化的极期阶段，即"物极必反"。事物或现象的运动变化发展到了极点，阴阳双方的消长变化发展到一定程度，其阴阳属性就会发生转化。如《素问·阴阳应象大论》"重阴必阳，重阳必阴"。《灵枢·论疾诊尺》"四时之变，寒暑之胜，重阴必阳，重阳必阴，故阴主寒，阳主热，故寒甚则热，热甚则寒"。

由此可知，在疾病发展过程中，阴阳失调还可表现为阴阳的相互转化，包括由阳转阴和由阴转阳。

1. 由阳转阴　指疾病的本质本为阳气偏盛，但当阳气亢盛到一定程度时，就会向阴的方向转化的病理过程。如某些急性外感性疾病，初期可见高热、口渴、咳嗽、舌红、苔黄等一些热邪亢盛的表现，属于阳证。由于治疗不当或邪毒太盛等原因，可突然出现四肢厥逆、冷汗淋漓、脉微欲绝等阴寒危象。此时，疾病的本质即由阳转化为阴，疾病的性质由热转化为寒，病理上称之为"重阳必阴"。

2. 由阴转阳　指疾病的本质为阴气偏盛，但当阴气亢盛到一定程度，就会向阳的方向转化的病理过程。如感冒初期，可以出现恶寒重发热轻、头身疼痛、骨节疼痛、鼻塞流涕、无汗、咳嗽、苔薄白、脉浮紧等风寒束表之象，属于阴证。如治疗失误，或因体质等因素，可以发展为高热、汗出、心烦、口渴、舌红、苔黄、脉数等阳热亢盛之候。此时，疾病的本质即由阴转化为阳，疾病的性质则由寒转化为热，病理上称之为"重阴必阳"。

（五）阴阳亡失

阴阳亡失，是指机体的阴液或阳气突然大量的亡失，导致生命垂危的一种病理变化。包括亡阳和亡阴。

1. 亡阳　是指机体的阳气发生突然脱失，而致全身功能突然严重衰竭的一种病理变化。亡阳多由于邪盛，正不敌邪，阳气突然脱失所致，也可由于素体阳虚，正气不足，疲劳过度等多种原因，或过用汗法，汗出过多，阳随阴泄，阳气外脱所致，亦有久病不起者，阳气渐耗，终致阳气虚脱。其临床表现多见大汗淋漓，肌肤手足逆冷，神情淡漠，甚至昏迷，脉微欲绝等。

2. 亡阴　是指由于机体阴液发生突然性的大量消耗或丢失，而致全身功能严重衰竭的一种病理变化。亡阴多由于热邪炽盛，或邪热久留，大量煎灼阴液所致，也可由于其他因素大量耗损阴液而致亡阴。其临床表现多见汗出不止，汗热而黏、四肢温和、渴喜冷饮、身体干瘪、眼眶深陷、精神烦躁或昏迷谵妄、脉细数疾无力等。

亡阴和亡阳，在病机和临床征象等方面，虽然有所不同，但阴阳有互根互用的关系，亡阴可以迅速导致亡阳，亡阳也可继而出现亡阴，最终导致"阴阳离决、精气乃绝"，生命活动终止而死亡。

综上所述，阴阳失调的病机，是以阴阳的属性，阴和阳之间存在着的相互关系和作用，来分析机体一切病理现象的，阴阳失调是中医学最重要的基本病机。

三、气血失常

气血失常，是指气或血的亏损和各自的生理功能异常，以及气血之间关系失调的病理变化。气血是机体脏腑、经络等一切组织器官进行生理活动的物质基础，"人之所有者，血与气耳"（《素问·调经论》），气血的生成与运行又有赖于脏腑生理功能的正常，因此，在病理上，脏腑发病必然会影响到全身的气血，气血的病变也必然影响到脏腑。气与血的生理联系极为密切，《难经本义》说"气中有血，血中有气，气与血不可须臾相离，乃阴阳互根，自然之理也"，因此，在病理情况下，气病必及血，血病亦及气，临床上尤以气病及血为多见。气血失调的病机，与邪正盛衰，阴阳失调一样，不仅是脏腑、经络等各种病变机制的基础，也是分析研究各种疾病病机的基础。

（一）气的失常

气的失常，包括气的生成不足或耗散太过、气的运行失常，以及气的生理功能减退等，具体表现为气虚、气陷、气滞、气逆、气闭、气脱等几个方面。

1. 气虚　是指气的生成不足或耗散太过，导致脏腑功能减退，抗病能力降低的病理状态。常表现为身体虚弱、面色苍白、呼吸短促、四肢乏力、头晕、动则汗出、语声低微等。其形成的主要原因多是先天不足，或后天失养，或肺脾肾功能失调，也可因劳伤过度、久病耗伤、年老体弱所致。由于气藏于五脏，通常情况下，某脏气虚必然与该脏的功能相互联系。

肺气虚，则其主宣降、司呼吸、调节水液代谢等作用就会减弱，出现短气自汗、声音低怯、咳嗽气喘、胸闷、小便不利等。

肾气虚，肾精不足，可见神疲乏力、眩晕健忘、腰膝酸软乏力、小便频数而清、白带清稀、舌质淡、脉弱。肾不纳气，则呼吸浅促、呼多吸少。

脾气虚，不能运化水谷精微，气血生化乏源，症见饮食减少、食后胃脘不舒、倦怠乏力、形体消瘦、大便溏薄、面色萎黄、舌淡苔薄、脉弱。

心气虚，不能鼓动血脉，亦不能养神，故见心悸、气短、多汗、劳则加重、神疲体倦、舌淡、脉虚无力。

气虚和阳虚都是脏腑组织功能衰退和抗病能力减弱的表现，但气虚是指单纯的功能减退，而阳虚则是气虚进一步的发展。其区别在于：气虚是虚而无寒象，而阳虚则是虚而有寒象。

由于气与血、津液的关系极为密切，因而在气虚的情况下，必然会影响及血和津液，从而引起血和津液的多种病变。如气虚可导致血虚、血瘀和出血，也可引起津液的代谢障碍，如脾气虚不能运化水湿而形成痰饮、水肿等。

2. 气的升降失常　气的升降出入，是脏腑气机的基本运动形式。升降失常实指气机紊乱的病理变化。人体脏腑经络气血津液等功能作用的发挥，人体与外界进行物质交换和自我更新，也都是靠气的升降出入来完成，故《素问·六微旨大论》说："非出入则无以生长壮老已，非升降则无以生长化收藏。"六淫、情志等病因引起气机紊乱，其病理变化可表现为气机不利与气机逆乱。气机不利包括气郁、气滞与气闭；气机逆乱包括气逆、气陷、气脱等，两者的病理本质都是升降的太过不及、失调与反作。例如，肝气不疏、气滞血瘀、腑气不通等，属升降不及的病理；肝气横逆、肝阳上亢、暴注下迫等，属升降太过的病理；肺失肃降、胃气上逆、清气在下、浊气在上、血与气并走逆上等，属升降反作的病理；气虚下陷、心肾不交、上不制下、肾不纳气等，属升降失调的病理。由于气机紊乱，升降出入障碍，进而可引起精血津液的流动与输布异常，产生水饮痰浊等病理产物，这些病理产物反过来又壅滞气机，阻遏升降出入，于是发生种种新的病变。此外，升降失常也必定导致气化失常，使气化发生亢奋与衰退的改变。严重的升降失常可危及生命，如《素问·生气通天论》所谓"大怒则形气绝，而血菀于上，使人薄厥"，《素问·调经论》所谓"血之与气，并走于上，则为大厥，厥则暴死，气复反则生，不反则死"等，都是升降失常的严重病变。故有"生死之机，升降而已"的说法。

（1）气滞　指由于情志不畅、饮食失调等原因引起机体的某部位或某脏腑气机运行滞涩不畅的病理变化。气滞主要是由于情志内郁，或痰、湿、食、积、瘀血等阻滞，以及外伤侵袭、用力努伤、跌仆闪挫等因素，引起气机阻滞而不畅，使某些脏腑经络的功能失调或障碍所致，以闷胀、疼痛为其临床特点。如气滞于胃则胃痛，气滞于肝胆则胸胁胀闷。疼痛的性质为胀痛，常常是胀重于痛；疼痛的发作时重时轻，部位不固定，表现为窜痛；气滞证往往与精神因素有关，情志不畅时症状加重，嗳气或矢气后症状减轻，脉象多为弦脉。

气行则血行，气滞则血瘀；气行水亦行，气滞则水停。所以气滞可以引起血瘀、水停，形成瘀血、痰饮、水肿等病理变化。

（2）气逆　主要指气机上逆，是气机升降失常，脏腑之气逆乱的一种病理变化。气逆多由情志所伤，或因饮食寒温不适，或因痰浊壅阻等所致。《素问·举痛论》说"怒则气逆"，故气逆最常见于肝、肺、胃等脏腑。肝气上逆多见头胀、头痛、眩晕、耳鸣，甚则咯血、吐血；肺气上逆则见为咳、喘；胃气上逆则见恶心、呕吐等。

气逆不降，病涉多脏，有虚实之别。一般地说，气逆于上，以实为主，但也有因虚而气上逆者。如肺气虚而失肃降，或肾不纳气也可导致肺气上逆。

（3）气陷　气陷为气虚病机之一，是以气的升举无力，应升反降为主要特征的一种病理变化。常由气虚证进一步发展而来，或者劳动用力过猛、过久损伤某一脏气所致。脾宜升则健，脾气虚，易导致"中气下陷"。机体内脏位置的相对恒定，全赖于气的正常升降出入运动。所以，在气虚而升举力量减弱的情况下，就会引起某些脏腑器官的下垂，如胃下垂、子宫脱垂、脱肛等，还可伴见腰腹胀满重坠、便意频频，以及短气乏力、语声低微、脉弱等。

（4）气脱　气脱属于气虚的病机变化之一，但它是气虚至极，出现了亡气、失气，人体之气濒临竭绝的病理变化，是元气脱散的危重证候。气脱之名，首见于《灵枢·决气》，说："气脱者，目不明。"由于体内气血津液严重损耗，以致脏腑生理功能极度衰退，真气外泄而陷于脱绝危亡之境。根据元气脱散的时间缓急，气脱有虚脱、暴脱之分。精气逐渐消耗，引起脏腑功能极度衰竭者，为虚脱；精气骤然消耗殆尽，引起阴竭阳亡者，为暴脱。如肝气虚脱则目视昏蒙、四肢微搐；脾气虚脱则肌肉大脱、泄泻不止；肾气虚脱则诸液滑遗、吸气困难。阴气暴脱则肤皱眶陷、烦躁昏谵；阳气暴脱则冷汗如珠、四肢厥逆等。

（5）气闭　是脏腑经络气机闭塞不通的一种病理变化，属于厥证的范畴，《兰台轨范·厥门》有"尸厥，脉动而无气，气闭不通"之说，即为此意。气闭多是风寒湿热痰浊等邪毒深陷于脏腑或郁闭于经络，以致某一窍隧失其通顺所致。如心气内闭则谵语癫狂、神昏痉厥；胸肺气闭，则胸痹结胸、气喘声哑；膀胱气闭则小便不通；大肠气闭则大便秘结；经络气闭则关节疼痛等。

（二）血的失常

血的生理功能异常，主要表现在两个方面：一是血的生化不足或耗伤太过，或血的濡养功能减退，从而形成血虚的病理状态；二是血的运行失常，或血行迟缓，或血行逆乱，从而导致血瘀、血热，以及出血等病理变化。

1. 血虚　血虚是指机体内血液不足，肢体、脏腑、五官、百脉失于濡养而出现的全身性衰弱的病理变化。多见于年老、体弱、久病、失血、脾胃虚弱、思虑过度、心脾两虚患者。但要注意，中医讲的血虚和西医的贫血不是同一个概念，血虚未必贫血，贫血一定存在血虚。其形成的原因有四：一是失血过多，如吐血、衄血、月经过多，外伤出血等使体内血液大量丧失，而新血又不能及时生成和补充；二是血液生化不足，脾胃为气血生化之源，脾胃虚弱，化源不足，导致生成血液的物质减少，或脾胃摄纳不足，化生血液的功能减弱；三是慢性疾病消耗等因素而致营血暗耗；四是瘀血阻滞，瘀血不去则新血不生等。

血是维持机体生命活动的重要物质之一，对机体具有濡养作用。因此，血液虚亏不能濡养脏腑组织，必然导致脏腑筋脉失于营养，生理功能逐渐减退等病理变化。如《素问·举痛论》曰："脉涩则血虚，血虚则痛。"其临床表现为面色苍白、唇色爪甲淡白无华、头晕目眩、肢体麻木、筋脉拘挛、心悸怔忡、失眠多梦、皮肤干燥、头发枯焦，以及大便燥结、小便不利等。

由于心主血，肝藏血，脾为气血生化之源，肾精能化血，所以血虚多与心、肝、脾、肾等脏功能失调关系密切。血虚与阴虚同属阴血不足，但血虚是虚而无热象，而阴虚是虚而有热象，故二者在病机上既有联系又有区别。

2. 血瘀 是指瘀血内阻，血行不畅的一种病理变化。气滞而致血行受阻，或气虚而血运迟缓，或痰浊阻于脉络，或寒邪入血，血寒而凝，或邪热入血，煎熬血液等，均可以形成血瘀。血瘀证临床表现多见刺痛不移、拒按、肿块、出血、妇女经闭等。血瘀反过来又可加剧气机郁滞，从而形成气滞血瘀，加重病情。

3. 血热 血热是指血分有热，血行加速甚则瘀阻的一种病理变化。血热多由外感热邪侵袭机体，或外感寒邪入里化热，伤及血分，以及情志郁结，郁久化火，火热内生，伤及血分所致。临床上常表现为以下四个方面。

（1）热象 血热多属阳盛则热之实性、热性病证，常有发热征象。

（2）血行加速 血得热则行，可使血流加速，脉道扩张，络脉充血，故可见面红目赤，舌色深红等。

（3）动血 在血行加速与脉道扩张的基础上，血分有热，灼伤脉络，引起出血，又称"热迫血行"。

（4）扰乱心神 血热炽盛则扰动心神，心主血脉而藏神，血脉与心相通，故血热则使心神不安，可见心烦或躁扰发狂等。

4. 出血 指血液溢于脉外的一种病理变化。其形成多由火气上逆，或热邪迫血妄行，或气虚不能摄血，或瘀血停滞，或外伤损伤脉络等，使血液不能正常循行而溢于脉外所致。出血之候，随处可见，由于出血部位、原因以及出血量、颜色不同，可表现出不同的病理现象。出血过多，可以导致血虚气弱，发展成为气血两虚，使脏腑组织功能减退，若突然大量失血，还可致气随血脱，甚则发生阴阳离决而死亡。

此外，血的失常还包括血寒。血寒是血分有寒，血行迟缓的一种病理变化，多因寒邪侵袭或阳虚内寒所致，以肢体手足麻木冷痛、心腹怕冷、腹有冷痛、得温则减、女子月经不调为其病变特征。

（三）气血关系失常

气和血的关系极为密切，生理上相互依存，相互为用，病理上也相互影响而致气血同病。气血关系失常，主要有气滞血瘀、气虚血瘀、气不摄血、气随血脱、气血两虚等。

1. 气滞血瘀 指气机郁滞，血行不畅而气滞与血瘀并存的一种病理变化。气滞和血瘀，常同时存在，相互影响。由于气的运行不畅，导致血运的障碍，形成气滞血瘀，也可因闪挫外伤等因素，气滞和血瘀同时形成。其形成多由情志不舒，或外邪侵袭引起肝气久郁不解所致。临床上多见情绪抑郁或急躁、胸胁胀闷、走窜疼痛、胁下痞块、刺痛拒按、经闭、痛经、舌质紫暗或有瘀斑、脉涩等症。治疗宜"以通为补"，用行气、活血药物疏通气血。

2. 气虚血瘀 属虚中夹实，是气虚与血瘀证候同时并见的病理状态。多由于各种原因导致脏腑气机衰减，气虚推动无力，以致血行不畅而瘀滞。轻者，气虚无力但尚能推动，只是血行迟缓，运行无力；重者，在机体某些部位，因气虚较甚，无力行血，血失濡养，可见瘫软不用，甚至萎缩，肌肤干痒等。

3. 气不摄血 由于气虚不能统摄血液，以致血不循经，溢出脉外，从而导致失血的病理变化。临床表现为咯血、吐血、衄血、发斑、便血、尿血、崩漏等各种出血，兼见面色无华、疲乏无力、舌淡脉虚等气虚表现。

4. 气随血脱 指在大量出血的同时，气也随着血液的流失而散脱，从而形成气血并脱的病理变化。常由外伤失血或妇女崩漏、产后大出血等因素所致。血为气之载体，血脱则气失去依附，故气亦随之散脱而亡失。

5. 气血两虚　指气虚和血虚同时存在的病理变化。多为久病消耗、气血两伤所致，或先有失血，气随血耗；或先因气虚，血的生化无源而日渐衰少，从而形成动则乏力、少气懒言、肌肤干燥、肢体麻木等气血不足之证。

四、津液失常

津液失常是指津液亏损不足和输布排泄障碍的病理变化。在津液的生成、输布和排泄过程中，离不开气的气化功能和升降出入运动。气化功能健旺，津液的生成、输布和排泄才能正常；升降出入运动正常，津液在体内的升降环流才能协调，津液的吸收和排泄才能维持相对的平衡。在人体津液代谢中，肺、脾、肾、膀胱、三焦及肝等脏腑的生理功能起着重要的作用，其中尤以肺的宣发肃降、脾的运化转输，以及肾的蒸腾气化，对于津液的清浊升降运动起着主导作用。津液代谢过程中，其生成、输布、排泄任何一个环节发生病变，都会影响津液代谢的全过程，导致津液代谢失常。津液失常主要有两种情况，一是津液不足，二是津液的输布代谢失常（包括湿浊困阻、痰饮凝聚、水液潴留）。

（一）津液不足

津液不足，是指津液在数量上的亏少，导致脏腑及孔窍、皮毛失其濡润滋养作用，因而产生一系列干燥失润的病理变化。津液不足多由素体阴亏或感受燥热之邪，或高热、多汗、吐泻、多尿、失血，或过用辛燥之剂等引起津液耗伤所致。根据津液不足的严重程度，有伤津和脱液两种类型。津和液，在性状、分布部位、生理功能等方面均有所不同，因而津液不足的病机及临床表现，也存在着一定的差异。伤津和脱液，在病机和临床表现方面虽然有所区别，但津液本为一体，二者相互为用，病理上互相影响。一般说来，轻者为伤津，重者为脱液。由于津血同源，故津液亏乏或枯竭，必然导致阴血亏乏，出现血燥虚热内生或血燥生风等津枯血燥的病理改变。

津液的代谢，有赖于气的升降出入运动，气有固摄、输布津液和蒸腾、气化津液作用，可以控制和调节津液的生成与排泄。气也要依附于津液而存在，如机体津液大量丢失，气失其依附，可形成气随液脱的危重状态。

（二）津液的输布代谢失常

津液的输布和排泄，是津液代谢中的两个重要环节。津液的输布和排泄的功能障碍，虽然各有不同，但其都能导致津液在体内不正常的停滞，成为内生水湿、痰饮等病理产物生成的根本原因。

津液的输布障碍，是指津液得不到正常输布，在体内环流迟缓，或在体内某一局部发生潴留，导致津液不化，水湿内生，酿成痰饮的一种病理变化。导致津液输布障碍的原因很多，涉及肺的宣发和肃降、脾的运化和散精、肝的疏泄条达和三焦的水道是否通利等，但其中最主要的是脾的运化功能障碍。

津液的排泄障碍，主要是指津液转化为汗液和尿液的功能减退，导致水液潴留，外溢于肌肤而为水肿的一种病理变化。津液化为汗液，主要是肺的宣发功能；津液化为尿液，主要是肾的蒸腾气化功能。可见肺肾两脏对津液排泄有重要作用。

津液的输布和排泄障碍，二者虽然有别，但亦常相互影响、互为因果，可导致内生水湿，酿成痰饮，引起多种病变，形成湿浊困阻、痰饮凝聚和水液潴留等三种病理变化。

1. 湿浊困阻　与肺脾肾等脏腑有关，以脾的运化失司为要。《医原记略》描述湿邪为病，"其为害最缓，最隐，而难觉察也……在经多见足肿而冷，或腰背强，头重如裹，或肢作困，为疮为疡，湿性缠绵，或全身疼，浮肿、痹证、痿躄，种种为病；入里则气机壅塞，为胀为痞，或温湿寒热、湿痰泄泻，为病不一"。

2. 痰饮凝聚 痰与饮都是脏腑功能失调，津液代谢障碍，以致水湿停聚而形成的病理产物，多与肺、脾两脏有关，如清·李用粹在《证治汇补·痰证》中言："脾为生痰之源，肺为贮痰之器。"

3. 水液潴留 多为肺、脾、肾等脏腑功能失调，水液代谢障碍，使水液潴留体内，而发为水肿。水液泛溢肌肤，则头面、眼睑、四肢浮肿，甚则全身水肿。若水邪潴留腹腔，则腹肿胀大，发为腹水。

目标检测

答案解析

选择题

1. 所谓实，主要指邪气亢盛，而此时机体的正气，则处于（　）
   　A. 正气未衰，抗邪有力　　　B. 正气已衰，但不严重　　　C. 正气受损，但尚有抗病能力
   　D. 正气不足，无力抗邪　　　E. 正气虚损，兼挟实邪

2. "至虚有盛候"的病机是（　）
   　A. 实中夹虚　　　　　　　B. 虚中夹实　　　　　　　C. 因虚致实
   　D. 由实转虚　　　　　　　E. 真虚假实

3. 阴偏衰的病机是指（　）
   　A. 阳气亢盛，阴气相对不足　　　　　　　B. 阳热病邪侵袭而伤阴
   　C. 阴气和精血津液不足，功能虚性亢奋　　　D. 精血津液亏乏，阳不敛阴
   　E. 阳热盛极，格阴于外

4. 在下列阴阳失调病机中，最易出现虚阳外越的是（　）
   　A. 阴损及阳　　　　　　　B. 阳损及阴　　　　　　　C. 阴虚阳亢
   　D. 阳盛格阴　　　　　　　E. 阴盛格阳

5. 气滞血瘀的病机正确的描述为（　）
   　A. 元气不足导致，气停则血停　　　　　　B. 气郁化火，迫血妄行
   　C. 元气不足导致，气不摄血　　　　　　　D. 气机郁滞，血行不畅
   　E. 气机郁滞，迫血妄行

6. 以下存在因虚致实病机的是（　）
   　A. 气不摄血　　　　　　　B. 气虚血瘀　　　　　　　C. 气随血脱
   　D. 气滞血瘀　　　　　　　E. 气血两虚

7. 患者久病，纳少乏力，出现久痢脱肛，其病机属于（　）
   　A. 气逆　　　　　　　　　B. 气陷　　　　　　　　　C. 气脱
   　D. 气闭　　　　　　　　　E. 气虚

8. 阴偏衰所形成的病理变化是（　）
   　A. 实热　　　　　　　　　B. 实寒　　　　　　　　　C. 虚热
   　D. 虚寒　　　　　　　　　E. 真寒假热

9. 肝病日久，两胁胀满疼痛并见舌质瘀斑、瘀点。其病机是（　）
   　A. 气滞血瘀　　　　　　　B. 气不摄血　　　　　　　C. 气随血脱
   　D. 气血两虚　　　　　　　E. 气血失和

10. 患者腹泻初愈，旋即外出暴饮暴食，导致腹泻不止，在发病上属于（ ）

A. 食复　　　　　　　　B. 劳复　　　　　　　　C. 情志复

D. 复感新邪　　　　　　E. 药复

（王海峰）

书网融合……

重点小结　　　　　　微课　　　　　　习题

第九章 中医诊疗基础——诊法

学习目标

知识目标：通过本章学习，应能掌握诊法的概念、原则，望诊之望神、望色、望舌的主要内容及临床意义，闻诊之语言、呼吸异常及咳嗽、呃逆、嗳气等声音变化，口气、痰涕、二便等气味异常的主要内容和临床意义，问诊之问现在症的主要内容和临床意义，切诊之脉诊的方法和常脉、病脉的脉象及临床意义；熟悉望诊之局部望诊、望排出物、望食指络脉的主要内容和临床意义，问诊的方法和基本内容；了解诊法的原理，望诊之望形体、望姿态的内容，按诊的内容。

能力目标：能运用四诊的方法收集病史资料，能运用诊法理论对常见症状、体征的临床意义进行初步的分析。

素质目标：通过本章学习，培养良好的职业道德和严谨的诊疗行为规范，具备较强的人际沟通能力和良好的人文关怀精神。

情境导入

情境：患者，男，41岁。5年来自觉呼气困难，每天总感到气出不上来，稍干重活即呼气困难，咳嗽、咳痰，无咯血，无潮热、盗汗，有10年吸烟史，每早咳黏痰一口。在多家医院诊治，吃补中益气丸稍轻。就诊时，面色黧黑，说话前半句有力，后半句无力，牙齿黑黄，舌质粗糙，舌尖红，中苔黄糙，舌根白腻，肺脉滑实有力，右关弱，右尺沉细，左寸浮细而软，左关涩。

分析：四诊结果如下，望诊，面色黧黑，牙齿黑黄，舌质粗糙，舌尖红，中苔黄糙，舌根白腻；闻诊，说话前半句有力，后半句无力；问诊，5年来自觉呼气困难，每天总感到气出不上来，稍干重活即呼气困难，咳嗽、咳痰，无咯血，无潮热、盗汗，有10年吸烟史，每早咳黏痰一口，在多家医院诊治，吃补中益气丸稍轻；切诊，肺脉滑实有力，右关弱，右尺沉细，左寸浮细而软，左关涩。辨证：肺实脾虚气陷证（分析患者肺中黏燥之痰较多，脾气升之受阻，肝气又受郁金所克，有降无升）。治疗：养肺阴、清肺痰、补脾助运、疏肝泄胆。

思考：1. 中医是如何收集患者病情资料的？

2. 望、闻、问、切各自发挥了什么作用？

3. 如何做到四诊合参？

第一节 诊法概要

PPT

诊法是中医诊察疾病和获取病情资料的主要方法，也是中医临床辨证的依据，包括望、闻、问、切四种方法，简称"四诊"。四诊所收集到病情资料主要包括症状、体征和病史，"症状"指患者主观感觉上的不适或痛苦，如头晕、胸闷、恶心等；"体征"指客观能检测到的异常征象，如声音嘶哑、面色苍白、脉细等；"病史"指就诊者的现病史、既往史、个人生活史、家族史等内容。中医诊法所收集到的病情资料虽然只是疾病所反映的现象，但它是判断病种、辨别证候的主要依据，因而在中医诊断学中具有重要的意义。

一、诊法的基本原理

人体是一个有机的整体，任何疾病在临床上所表现的症状、体征，都是机体与疾病斗争过程中阴阳消长和脏腑气血盛衰的反映，体内有病变，不但可以在发病部位上表现出一定的征象，也可以通过脏腑相及、经络连属而在其他部位察觉出来，反之亦然，所谓"欲知其内，当观乎外，诊察于外，斯知其内"，因此，通过眼观、耳闻、鼻嗅、口问和触摸等诊察方法，可以对患者反映出来的各种现象（包括症状和体征），进行全面的诊察和认识。

二、诊法的基本原则

望、闻、问、切四诊是用于诊察了解疾病变化的四种不同方法，在临床上各有其独特作用，但是具体应用时应相互配合、相互补充，才能全面掌握病情资料，不能相互取代。因此，诊法运用要遵循以下原则。

（一）察外审内，整体审察

整体审察是指通过诊法收集病情资料时，需从整体上进行多方面的考虑，而不能只看到局部的病变。整体观念是中医整体审察的认识论基础，中医学认为人是一个有机整体，内在脏腑与外在体表、四肢、五官等组织结构是一个统一的整体，人体内环境还受外界自然环境、社会环境的影响。当人体某一脏腑患病时，通过经络连属，可以影响全身，自然气候、精神情绪等也会影响决定疾病的发展变化与转归。因此，在诊察疾病时，不仅要对局部进行详细的询问、检查，而且要通过寒热、饮食、二便、睡眠、精神状况、舌脉等了解全身的情况，还要了解病史、家庭、环境、气候等对疾病发展变化的影响，才能做出正确的诊断。所以说，察外审内、整体审察是运用诊法的一个基本原则。

（二）诸法并重，四诊合参

四诊合参是指收集病情资料时应诸法参用，四诊并重。望、闻、问、切四诊从不同角度来检查病情和收集临床资料。疾病的发展可以出现一系列的症状和体征，病史和主观感觉上的症状需要问诊获取，而客观上的体征则需医者通过视觉、嗅觉、触觉来获取，只有四诊合参，才能完整全面地获取病情信息。此外，疾病是复杂多变的，证候的表现有真象，也有假象，只有四诊合参，相互印证，才能去伪存真。所以，临床诊察疾病时，需诸法并重，四诊合参，全面、准确、真实地了解病情，然后分析确定证候，才能做出正确的诊断，任何只重视某一种诊法而忽略其他诊法的做法都是不可取的。

实际上，临床运用四诊时也是难以截然分开的，往往是望时有问、有闻，切诊时也有望、有闻、有问等。临证诊病时，有时是望色在先，有时是闻声在先，有时是问病在先，并不都是按某一固定顺序进行。

第二节　望　诊 🅔 微课1

PPT

医生运用视觉，对就诊者全身和局部的一切可见征象以及分泌物、排泄物等进行有目的地观察，以了解其健康或疾病状态，称为望诊。

人是一个有机整体，内在脏腑、经络、气血及津液的病理变化，必然会通过外在表现反映出来。病变的反映有症状、体征之分，望诊即通过收集患者体征上的一些变化以了解机体的健康状况。

望诊的内容主要包括整体望诊、局部望诊和望排出物、望小儿指纹、望舌等。整体望诊主要观察人的神、色、形、态；局部望诊观察头面、五官、颈项、皮肤等情况；望排出物主要观察人的排泄物、分泌物的形、色、质、量等；望小儿指纹是对三岁以下小儿食指络脉的观察，是小儿脉诊的辅助诊法；望舌是望诊的重要组成部分，也是中医独特的诊法之一。临床望诊时，一般先观察患者的神色、形态，以获得总体印象，在此基础上，进一步进行有目的的局部、排出物、舌象的观察，从而获取有意义的病情资料。

一、整体望诊

又称为全身望诊，是通过观察患者全身的神、色、形、态变化来判断其精气盛衰、气血荣亏，从而推断其病情轻重，预后转归的一种诊察方法。

（一）望神

中医学里神的概念有广义和狭义之分。广义的神是对人体生命活动各种外在表现的总体概括，是人的生命力的体现，即神气；狭义的神指人的精神、意识、思维、情志活动等，即神志。

神以先、后天之精气作为物质基础，通过脏腑组织的功能活动表现出来，精气盛则神旺，精气衰则神疲。因此，通过诊察神的旺衰，可判断出脏腑精气的荣枯，分析病情的轻重，推测病情的发展、预后和转归。

望神，既要观察总体生命活动情况，又要了解意识清醒状态、思维能力等。对神的判断，主要从意识、表情、面色、语言、目光、体态、动作、呼吸等方面来观察，其中尤以神情、面色、两目及体态的表现为观察重点。临床上一般将神的表现概括为得神、少神、失神、假神和神乱五类。

1. 得神　又称有神，是神气充足的表现。

临床表现：神志清楚，表情自然，面色荣润，语言清晰，双目灵活、精彩内含，体态自如，动作灵敏，肌肉不削，呼吸平稳等。

临床意义：提示正气未伤，精气充足，为健康人的表现。若病而有神，则表明脏腑功能不衰，病情较轻，预后良好。

2. 少神　又称神气不足。

临床表现：精神不振，嗜睡健忘，面色少华，声低懒言，双目少神，动作迟缓，倦怠乏力，肌肉松弛，食欲减退等。

临床意义：提示正气不足，精气轻度损伤，脏腑功能减退，多见于轻病或疾病恢复期，素体虚弱者亦可出现。

3. 失神　又称无神，是神气衰败的表现。

临床表现：精神萎靡，意识模糊，表情淡漠，面色晦暗无华，目暗睛迷，眼神呆滞，呼吸气微或喘，大肉已脱，动作失灵等；或表现为壮热，神昏谵语，循衣摸床，撮空理线。

临床意义：提示脏腑精气衰竭；或邪气亢盛，内陷心包，多见于急危重症，病情重，预后差。

4. 假神　指久病、重病患者，突然出现精神暂时好转的假象。是临终前的预兆，古人喻为"残灯复明"或"回光返照"。

临床表现：原神志昏迷不清，目无光彩，不欲言语者，突然清醒，精神转佳，目光浮露，语言增多，欲见亲人或做某事；或原不欲饮食，突然食欲大增，欲进食；或原面色晦暗，突然两颧泛红如妆。

临床意义：提示病情恶化，脏腑精气极度衰竭，正气欲脱，阴阳即将离绝，为临终危候，往往见于久病、重病、精气极度衰弱的患者。

得神、少神、失神、假神的临床表现归纳，见表9-1。

表9-1 得神、少神、失神、假神临床表现归纳

	得神	少神	失神	假神
神情	神志清楚 表情自然	精神不振 嗜睡健忘	精神萎靡 表情淡漠	原神昏 意识突然转清
面色	面色荣润 含蓄不露	面色少华 色淡不荣	面色无华 晦暗暴露	原面色晦暗 突然颧红如妆
双目	双目灵活 精彩内含	双目少神 目光暗滞	目暗睛迷 呆滞无神	原暗滞无神 突然浮光暴露
言语	言语清晰 对答如常	声低懒言	声低气微 神昏谵语	原不能言 突然言语不休
体态	肌肉不削 行动灵敏	肌肉松弛 行动迟缓	大肉尽脱 循衣摸床	久卧不起 忽思活动
饮食	饮食如常	食欲减退	不欲进食	久不能食 突欲进食

5. 神乱 指神志错乱失常，常见于癫、狂、痫等病。

（1）痴呆

临床表现：神情痴呆、淡漠寡言、闭门不出，或自言自语、哭笑无常。

临床意义：多因先天禀赋不足，或忧思气结，痰浊蒙蔽心神，或年老体衰，元神失养，神机失用所致。多见于癫病或痴呆。

（2）焦虑恐惧

临床表现：焦虑不安、心悸不宁，或胆怯恐惧，不敢独处。

临床意义：提示心胆气虚，心神失养，可见于脏躁。

（3）狂躁

临床表现：精神狂躁，呼笑怒骂，打人毁物，不避亲疏，登高而歌，弃衣而走，妄行不休，力逾常人等。

临床意义：多因痰火扰乱心神所致，常见于狂病。

（4）癫痫

临床表现：突然跌倒，昏不知人，口吐涎沫，四肢抽动等。

临床意义：多属肝风挟痰，蒙蔽清窍的痫病。

中医望神是医生对患者的总体印象把握，临证望神，应注意静心宁神，仔细观察，做到形神相参，明辨真假。对于慢性病、久病患者，得神、少神、失神之间的恶化与好转是逐渐出现的，难以截然区分。而急症患者，有时会出现得神与失神之间的跨越，应谨察病机，切勿耽误治疗时机。

（二）望色

望色是通过观察人体皮肤颜色和光泽的变化以诊察疾病的方法，又称"色诊"。色指皮肤的颜色和色调变化；泽指皮肤的光泽和润燥变化。由于面部皮肤薄嫩，气血充盛，色泽变化易显露于外，故临证望色主要观察面部皮肤的色泽。

皮肤色泽是脏腑精气外荣之象，颜色属阴主血，反映病位和病性及血液运行和盛衰情况；光泽属阳主气，反映脏腑精气和津液的盛衰。所以，通过观察皮肤色泽的变化，可反映疾病的不同性质和不同脏腑的病证。色分常色和病色，常色指人在健康状态下的皮肤色泽；病色指人在疾病状态下皮肤呈现的色泽。

1. 常色 黄种人的常色可描述为"红黄隐隐，明润含蓄"。红黄隐隐，即面色红润之色隐现于皮

肤之内，是胃气充足，精气内含的体现；明润含蓄，即面部皮肤光亮润泽，内含而不暴露，是有神气的体现。"红黄隐隐，明润含蓄"说明人体脏腑精气充盛，功能正常。由于季节、气候及环境等因素的影响，个体常色会有一定的变化，故常色又有主色、客色之分。

主色是生来就有、基本不变的色泽，跟遗传有关，属禀赋差异，如有的人天生肤色偏黑或偏白。客色是指受年龄、季节、环境、饮食、运动等因素影响，而致面部色泽出现的正常变化，属于生理变动范围，如同一个人可见春季面色稍青，夏季面色稍红。

2. 病色　指人体在疾病状态时面部的色泽表现，其特点是晦暗枯槁或暴露凝滞。晦暗枯槁即面部皮肤色暗无光泽，反映脏腑精气已衰，胃气不能上荣。暴露凝滞指某种面色非常明显地显露于外，是病色外现、真脏色显露的表现。一般分青、赤、黄、白、黑五种，即"五色主病"。

（1）青色　主寒证、痛证、气滞、血瘀、惊风。寒邪凝滞，或气滞血瘀，或筋脉拘急，或热盛动风，致脉络瘀阻，血行不畅，故见青色。

临床表现：阴寒内盛，脘腹剧痛，可见面色淡青或青黑；心阳不振，心脉痹阻可见面色青灰、口唇青紫；肝郁脾虚，血瘀水停可见面色青黄；小儿高热惊风，可见眉间、鼻柱、唇周发青等。

（2）赤色　主热证，亦可见于戴阳证。热迫血行，脉络充盈，故见赤色。

临床表现：阳盛实热，可见面红目赤；阴虚火旺，可见午后两颧潮红；久病重症患者，忽见两颧泛红如妆，游移不定，为戴阳证，此属虚阳浮越，真寒假热之危候。

（3）黄色　主脾虚、湿证。脾虚失运，或湿邪困脾，气血生化不足，无以上荣颜面，故见黄色。

临床表现：脾胃气虚，气血不足，可见面黄而枯槁无光之"萎黄"；脾虚湿蕴，水湿内停，可见面黄而虚浮之"黄胖"；湿热蕴结，可见面目一身俱黄，色鲜明如橘皮，俗称"阳黄"；寒湿困阻，可见面目一身俱黄，色如烟熏，俗称"阴黄"。

（4）白色　主虚证、寒证、失血、夺气。各种虚证致气血亏虚或血运失常，气血不能上荣颜面，故见白色；寒凝脉收，血行迟滞，面部失荣，可见面白。

临床表现：诸虚气血生成不足或失血者可见面、唇、甲淡白无华；阳虚证可见面㿠白而虚浮；阳气暴脱可见面色苍白伴四肢厥冷、冷汗淋漓；阴寒凝滞，脉络拘急可见面白、腹痛。

（5）黑色　主肾虚、寒证、水饮、血瘀、疼痛。肾属水，其色黑，故肾虚患者多面见黑色。肾阳不足，阴寒内盛，水液代谢失常；或寒凝经脉，血阻成瘀；或寒凝瘀阻痛证，皆可见血行不畅而面黑。

临床表现：肾阳亏虚，浊阴上泛可见面色黧黑晦暗；肾阴亏虚，虚火灼精可见面黑而干焦；瘀阻脉络，肌肤失养可见面黑伴肌肤甲错；肾虚水饮内停或妇女寒湿带下可见眼眶下发黑。

青、赤、黄、白、黑五色，既代表不同性质的病邪，也代表不同脏腑的病变。如《灵枢·五色》说"以五色命脏，青为肝，赤为心，白为肺，黄为脾，黑为肾"，在临床上具有一定的指导意义，如脾虚湿盛，面色常见淡黄而晦暗，肝郁脾虚之胃脘痛患者，可见面黄而鼻周稍青。

临证望色，如患者面色鲜明、润泽，为"善色"，提示其病情轻浅、气血未衰、其病易治、预后较好；如面色枯槁、晦暗，为"恶色"，提示病情深重、精气已衰、其病难治、预后较差。

知识链接

面部分候脏腑

传统中医学理论认为面部与人体各脏腑存在一定的相应性，故望面部各部位的色泽、形态变化可以诊五脏六腑之病。按照《内经》的论述，面部分候脏腑的方法主要有两种：一为《灵枢·五色》提出，额为"庭"，候首面；眉间为"阙"，候肺，阙上候咽喉，阙下候心；鼻为"名堂"，鼻柱候肝，肝旁为胆，肝下候脾，脾旁候胃；面颊从上到下，分称蔽、藩、壁，分候小肠、大肠、肾；人中候膀胱、子处。一为《素问·刺热》提出，额部候心，鼻部候脾，左颊候肝，右颊候肺，颏部候肾。一般内伤多应用《灵枢·五色》面部分候脏腑，而外感风寒则多按《素问·刺热》面部分候脏腑。根据现在生物全息及反射理论，面部分候脏腑亦有变动，临床此法可供参考，但应用时不可拘泥。

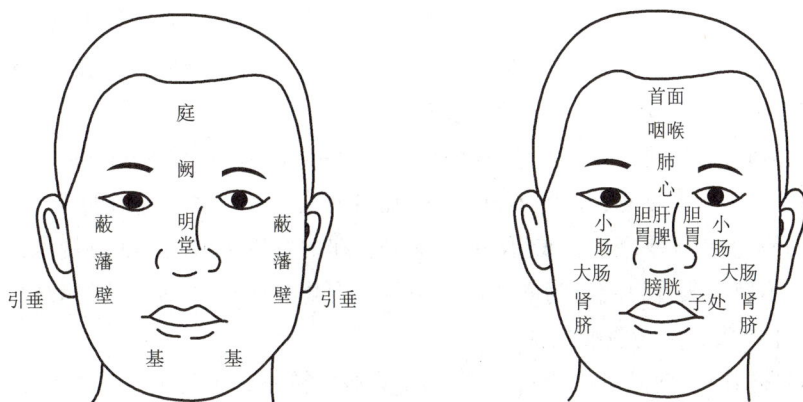

《灵枢·五色》面部分候脏腑示意

　　人之面色，受外界非病理因素影响较大，需悉心体会，详察色泽变动，结合面部分候脏腑及五行病色生克顺逆理论，分清阴阳虚实，表里寒热。一般色浮者，病在表；色沉者，病在里；色清者，病为阳；色浊者，病为阴；色淡者，病为虚；色浓者，病为实；色散者，病为新；色滞者，病为久；色润者，病为轻；色枯者，病为重。

（三）望形体

　　望形体是指通过观察就诊者形体的强弱、胖瘦及体型特点来诊察疾病的方法。

　　人之形体赖五脏精气充养，五脏与形体之皮、肉、筋、骨、脉有着密切的关系，形体的强弱与内脏功能的盛衰是统一的，一般内盛则外强，内衰则外弱。不同的体质形态，其阴阳气血盛衰不同，对疾病的易感性和患病后的预后转归也不同，如肥人多中风，以形盛气虚，气血难以运行，郁滞生痰所致；瘦人多火，以阴虚相火易亢而致。故观察患者形体强弱胖瘦等特点，既可以了解内在脏腑的虚实、气血盛衰及体质特征等，有助于临床疾病的判断，也可以根据形体特征，推断疾病的预后转归。

　　1. 体强　多表现为骨骼粗大，胸廓宽厚、肌肉强健、皮肤润泽。

　　临床意义：反映脏腑精气充实，气血旺盛，抗病力强。一般不易患病，患病后恢复力亦强，预后佳。

　　2. 体弱　多表现为骨骼细小，胸廓狭窄、肌肉消瘦，皮肤干涩。

　　临床意义：反映脏腑精气不足，体弱易病，若病则预后较差。

　　3. 体胖　多表现为头圆，颈短粗，肩宽平，大腹便便，少气乏力，精神不振。

　　临床意义：形盛气虚，多易聚湿生痰，故有"肥人多湿"之说。

　　4. 体瘦　多表现为形体消瘦，毛发枯槁不荣，常伴有两颧发红，潮热盗汗，五心烦热等，严重者形瘦骨立，大肉尽脱。

　　临床意义：多属阴血不足，气火有余之证，故有"瘦人多火"之说。若久病形瘦骨立，为脏腑精气衰竭之象。

　　临证过程中，望形体胖瘦强弱尚需结合精神状态、饮食情况综合考虑，即要注意形、气相参。凡形体肥胖，肤白无华，精神不振者，即"形胜气虚"，多为阳气不足之证；形体虽瘦而精力充沛，神旺有力者，预后多佳，即所谓"形胜气者夭，气胜形者寿"，不能单以形之肥瘦断虚实。

（四）望姿态

望姿态是指通过观察就诊者的动静姿态和肢体异常动作以诊察病情的方法。

人体的动静姿态、体位动作与机体阴阳气血的消长和寒热虚实变化关系密切。"阳主动，阴主静"，阳、热、实证患者，机体功能亢进，多表现为躁动不安；阴、寒、虚证患者，机体功能减退，多表现为喜静少动。此外，某些疾病常常迫使患者采取固定的体位和动态以减轻症状。因此，观察患者的姿态、体位改变可以判断邪正关系、寒热虚实。

1. 坐姿 坐而喜仰，多属肺气壅滞、痰饮停肺；坐而喜伏，多为肺虚少气；但坐不得卧，卧则气逆，多为咳喘肺胀，或为水气凌心；但卧不耐坐，坐则神疲或晕眩，多为气血两虚；坐而不欲起者，多为阳虚、气虚；坐卧不安为烦躁之征，或腹满胀痛之故；坐时常以手抱头，头倾视深，为精神衰惫。

2. 站姿 站立不稳，头昏目眩，为肝风内动或气血亏虚；不能久站，腰腿酸软，多属肾气不足，气血亏虚；站时以手护腹，多为腹痛之征。

3. 卧姿 卧时喜向内、向暗处，喜静懒动，身重不能转侧，多为阴证、寒证、虚证；卧时喜向外、向亮处，身轻自能转侧，躁动不安，多为阳证、热证、实证。仰卧伸足，不喜衣被，多属实热；蜷卧缩足，喜加衣被，多为虚寒证；颈项强直，反折如弓，称为角弓反张，为肝风内动，筋脉拘急；神志不清，手不自主地抚摸床沿衣被或伸手向空，手指时分时合，为病重失神之象。

4. 行姿 行走时身体颤摇不定，多为肝风内动，或筋脉虚损；行时以手护体，多为所护之处疼痛。

5. 异常动作 患者眼睑、面部肌肉、唇、指、趾不时颤抖或震摇不定，为热盛动风或血虚筋脉失养；四肢抽搐，舒缩交替，多因肝风内动、筋脉拘急；手足屈伸扭转，状似舞蹈，为先天禀赋不足或气血不足，风湿内侵；手或足软弱无力，行动不灵，多属痿证；一侧手足行动不灵或麻木不仁，多为中风偏瘫；一侧手足疼痛而肌肉萎缩，多为风邪耗血，正虚邪留。

二、局部望诊

局部望诊是在全身望诊的基础上，根据病情和诊断需要，对患者某些局部进行深入、细致的观察，以推测疾病的一种诊察方法。

（一）望头面

头为精明之府，诸阳之会，中藏脑髓；面为心之华，脏腑气血上荣于面；肾之华在发，发为血之余，故观察头部头颅大小、囟门、颜面色泽形态、头发生长状况等变化，可以了解肾精、脑髓及脏腑精气的盛衰。

1. 头型 小儿头围过大或过小，伴有智力发育迟滞，多为肾精不足；颅成方形，头顶平坦，多因肾精不足或脾胃虚弱，颅骨发育不良所致，多见于佝偻病患儿。

2. 囟门 小儿囟门凸起，多为邪热炽盛，或颅内水液内停；囟门凹陷，多为吐泻伤津，气血不足或先天肾精亏虚，脑髓失养；囟门迟闭，为先天肾精不足或脾胃虚弱，发育不良。

3. 面部

（1）面型 面浮肿，皮色不变，多见于水肿病；颜面红肿，色如涂丹，灼热疼痛，为风热火毒上攻；头大如斗，面目肿甚，目不能开，俗称"大头瘟"，为天行时疫，毒火上攻所致；一侧或两侧腮部肿起，边缘不清，压痛者，为痄腮，为外感温毒之邪；若腮颊肿胀疼痛，张口受限，伴有发热者，为发颐，多为阳明热毒上攻；口眼歪斜，多为风邪中络，若伴有半身不遂者，多为肝阳化风，风痰阻络所致。

（2）特殊面容 面现惊恐表情，由闻高声或流水声引发，多见于狂犬病；面呈苦笑样，为面肌痉挛所致，为破伤风特殊征象。

4. 发　主要望发的质地和色泽的变化。发黄干枯，稀疏易落多属精血不足；年轻人头发早白，伴有耳鸣、腰酸，多属肾虚，伴健忘、失眠，多为劳神伤血；小儿发结如穗，枯黄无光，兼面黄肌瘦，腹大便溏者，常见于疳积病；头发片状脱落，多为血虚受风；发稀而细碎易断，多为肾虚、精血不足；头发易脱落，伴头屑、油脂多者，多为血热化燥。若青年白发而无其他病象者不属病态。

（二）望五官

望五官是对目、耳、鼻、唇、口、齿龈、咽喉等头部器官的望诊。五官分别与五脏相关联，《灵枢·五阅五使》言"鼻者肺之官也，目者肝之官也，口唇者脾之官也，舌者心之官也，耳者肾之官也"，所以，诊察五官的异常变化，可以了解脏腑病变。

1. 望目　目为肝之窍，但五脏六腑之精气皆上注于目，故目的异常变化，不仅关系到肝，也能反映其他脏腑的病变。望目主要望其神、色、形、态。

（1）目神　凡视物清楚，精彩内含，黑白分明，是为有神，虽病易治；若视物模糊，白睛混浊，黑睛晦滞，或浮光暴露，是为无神，病属难治。

（2）目色　目眦赤，为心火；白睛赤为肺火；白睛现红络，为阴虚火旺；眼胞皮红肿湿烂为脾火；全目赤肿多眵，迎风流泪，为肝经风热；如目眦淡白是血虚；白睛黄染，是黄疸之征；眼眶周围见黑色，为肾虚水泛之水饮病，或寒湿下注之带下病。

（3）目形　眼睑微肿，状如卧蚕，是水肿初起；眼窝凹陷，是阴液耗损，精气衰竭所致；眼突而喘，为肺胀，多因痰浊阻肺，肺气不宣；眼突而颈肿则为瘿病，因肝郁化火，痰气蕴结。

（4）目态　目睛转动不灵，或固定上视，或固定侧视，多属肝风内动，常伴神昏，抽搐等，属病重。双睑下垂，多为先天不足，脾肾亏虚；单睑下垂或双睑下垂不一，多为后天性睑废，因脾气虚或外伤后气血不和，脉络失于宣通所致。凡目开而欲见人者，属阳证；目闭而不欲见人者，为阴证。瞳仁扩大，多属肾精耗竭，为濒死征象。

▸ 知识链接

五轮学说与目部五脏分属

《灵枢·大惑论》将目的不同部位分属于五脏，曰"精之窠为眼，骨之精为瞳子，筋之精为黑眼，血之精为络，其窠气之精为白眼，肌肉之精为约束"。后世医家在此基础上归纳为"五轮学说"，即瞳仁属肾，为水轮；黑睛属肝，为风轮；两眦血络属心，为火轮；白睛属肺，为气轮；眼睑属脾，为肉轮。

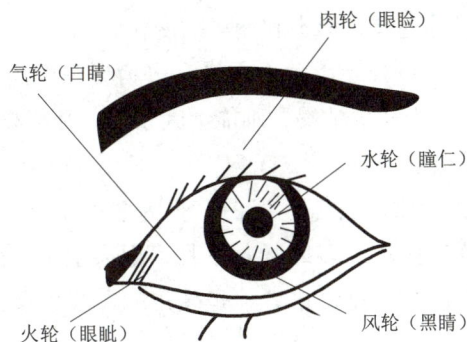

目部五脏分属示意图

2. 望耳 耳为肾之窍，宗脉之所聚，手足少阳经之脉分布于耳，因此，望耳可以察知全身的病变。望耳主要观察耳的色泽、形态及耳内的情况。

（1）耳之色泽 正常耳部色泽微黄而红润，耳轮焦黑干枯，是肾精亏虚；耳色白多属寒证；色青黑多主痛证；耳轮红肿多为肝胆湿热或热毒上攻；耳背有红络，耳根发凉，多是麻疹先兆。

（2）耳之形态 正常耳部应肉厚而润泽。若耳廓厚大，是形盛；耳廓薄小，乃精亏；耳轮焦干多见于下消证；耳轮甲错多见于久病血瘀；耳轮萎缩是肾气竭绝之危候。

（3）耳内病变 耳内流脓，若色黄质稠味臭，为肝胆湿热；若色淡质稀多为虚火上炎；耳内红肿，起耳疔，多因肝经郁火，或肾经相火，胃火郁结而成。

3. 望鼻 望鼻主要是审察鼻之颜色、外形及其分泌物等变化。

（1）鼻之色泽 鼻端微黄明润，是胃气未伤或病后胃气来复之象；若晦暗枯槁，为胃气已衰，属病重；鼻头色赤，是肺脾蕴热；色白是气虚血少；色黄是里有湿热；色青多为腹中痛。

（2）鼻之形态 鼻头或鼻周皮肤色暗红或血络扩张，上有丘疹或脓包，多因肺胃蕴热，血壅脉络所致；鼻孔内赘生小肉，撑塞鼻孔，气息难通，称为鼻痔，多由肺经风热凝滞而成；鼻翼扇动多见于肺热或肺肾精气虚衰之喘证。

（3）鼻内分泌物 鼻孔干燥，为阴虚内热，或燥邪犯肺；若鼻燥衄血，多因热伤脉络所致。鼻内分泌物色清质稀味淡者多属寒，色深质稠味重者多为热。

4. 望口唇 望唇要注意观察口唇的色泽、润燥和动态变化。

脾开窍于口，所以唇口赤肿多为脾胃湿热，淡白则为脾胃虚寒，鲜红为阴虚火旺，唇焦燥裂，多为宿食风火，口糜龈烂则属阴虚湿浊。口噤不语为痉，口唇歪斜为中风。口开而不闭属虚证，口闭难开为实证。口角流涎，见于小儿多为脾虚湿盛、虫积或胃中有热，见于成人多为中风。口腔内膜见疮疡多因心脾积热，或阴虚火旺。

知识链接

耳朵反射区与脏腑分布

根据中医整体观念及生物全息理论，耳廓上的特定部位与全身各部皆有一定的对应联系，当身体的某部有病变时，在耳廓的相应反射区，就可能出现充血、变色、丘疹、水泡、脱屑、糜烂或明显的压痛等病理改变。脏腑在耳廓上的分布形似一个倒置的胎儿，头部朝下，臀部朝上。其分布规律是头面部在耳垂或耳垂邻近，上肢在耳舟，躯干和下肢在对耳轮和对耳轮上下脚，腹腔内脏腑分布在耳甲艇，胸腔内脏腑分布在耳甲腔，胃肠分布在耳轮脚周围，耳鼻咽喉分布在耳屏周围。

---

5. 望齿与龈 望齿龈应注意其色泽、形态和润燥的变化。

（1）望齿 正常牙齿洁白润泽。若牙齿黄而干燥，多为胃热炽盛，津液不足；齿燥如石，是胃肠热极，津液大伤；齿燥如枯骨，为肾精枯竭，不能上荣于齿。牙齿松动，齿根外露，多属肾虚或虚火上炎。睡中磨牙，多为胃热或虫积。

（2）察龈 龈红而润泽是为正常。若龈色淡白，多为血虚不荣；红肿或兼出血多属胃火上炎；龈微红，微肿而不痛，或兼齿缝出血者，多属肾阴不足，虚火上炎；龈色淡白而不肿痛，齿缝出血者，为脾虚不能摄血；牙龈腐烂，流腐臭血水者，是牙疳病，多为素有胃肠积热，复感风热或疫疠之邪。

6. 望咽喉 应注意其颜色及形态的异常改变。咽喉两侧红肿而痛，此为乳蛾，多属肺胃积热；红肿而溃烂，有黄白腐点是热毒壅盛；若鲜红娇嫩，肿痛不甚者，是阴虚火旺；色淡红不肿，久久不愈，是为虚火上浮。如见灰白色假膜，擦之不去，重擦出血，随即复生者，是白喉，为疫毒内盛，或热毒伤阴所致。

（三）望颈项

颈项是连接头部和躯干的部分，其前部称为颈，后部称为项。颈项部的望诊，应注意外形和动态变化。

1. 外形变化　颈前喉结一侧或双侧有肿块突起，可随吞咽移动，皮色不变，名为"瘿瘤"，为肝郁气结痰凝所致，或与地方水土有关。颈侧颌下，肿块如豆，累累如串珠，皮色不变，谓之"瘰疬"，为肺肾阴虚，虚火灼津结成痰核，或为外感风热时毒，气血阻滞夹痰结于颈部而成。颈部脉管怒张，平卧时更明显，多见于心血瘀阻，肺气壅滞及心肾阳虚，水气凌心所致。

2. 动态变化　如颈项软弱无力，谓之项软，多因肾气虚、肾精不足所致。后项强直，前俯及左右转动困难者，称为项强，多为风寒侵袭太阳经脉所致。如睡醒之后，项强不便，称为落枕，多因睡姿不当或风寒客于经络或颈部肌肉劳损所致。颈项强直、角弓反张，多为肝风内动。若安静状态下见颈动脉搏动明显，可见于肝阳上亢或血虚重证患者。

（四）望二阴

二阴即前阴和后阴，前阴为生殖和排尿器官，后阴指肛门。望前阴病变可以察肾、膀胱、肝之变化，望后阴可以诊脾胃、肠、肾之病。

1. 望前阴

（1）阴囊肿大　多见于疝气，或内有瘀血、水饮，或肝经湿热下注。阴囊内有肿物，卧则入腹，起则下坠，多为疝气，乃小肠坠入阴囊所致；阴囊肿大，不痒不痛，皮泽透明的，为水饮内停；阴囊红肿热痛，皮紧光亮，寒热交作，为肝经湿热下注。

（2）阴部湿疹　男子阴囊或女子外阴起疹，灼痛瘙痒，湿润或有渗液，多为湿疮，乃肝经湿热下注所致；若反复发作，患处皮肤粗糙，呈苔藓样变，为血虚风燥。

（3）阴挺　妇女阴中突物如梨状，称阴挺。因中气不足，产后劳伤，升提乏力，致胞宫下坠阴户之外。

2. 望后阴　后阴又称"魄门"，有排大便的作用。后阴望诊要注意脱肛、痔瘘和肛裂。

（1）脱肛　肛门上段直肠黏膜或直肠脱出肛外，名为脱肛，多因脾虚中气下陷所致。常见于老年人、产妇或久咳、久泻、习惯性便秘患者。

（2）痔疮　肛门内外有紫红色柔软肿块突起，常伴有便血、疼痛、脱出，或肛周潮湿、瘙痒等症状，称为痔疮，其生于肛门齿状线之外者，叫外痔；生于肛门齿状线之内者，叫内痔；内外皆有，叫混合痔。多因肠中湿热或血热肠燥或久坐、便秘等引起。

（3）肛瘘　若痔疮溃烂，日久不愈，在肛周发生瘘管，管道或长或短，或有分支或通入直肠，叫肛瘘。以局部反复流脓、瘙痒、疼痛为特征。多因肛周痈肿，久溃不敛所致。

（4）肛裂　肛门有裂口，疼痛，便时流血，称肛裂。多见于习惯性便秘患者。

（五）望皮肤

望皮肤要注意皮肤的色泽、形态改变及常见病证。

1. 色泽　皮肤色泽亦可见五色，五色诊亦适用于皮肤望诊。临床常见而又有特殊意义者，为发赤、发黄、发黑。

面目、皮肤、爪甲皆黄，为黄疸。色鲜明如橘皮者为"阳黄"，为湿热蕴蒸所致；色晦暗如烟熏者为"阴黄"，因寒湿困阻所致。

皮肤发赤，色如涂丹，名曰"丹毒"。可见于全身各个部位，发于头面者称"抱头火丹"，发于胫踝者称"流火"，发于全身游移不定者，称"赤游丹"，发于上部者多因风热化火，发于下部者多因湿热化火或外伤染毒。

皮肤黄中见黑，多见于黄疸后期，多由劳损伤肾。全身皮肤发黑亦可见于肾阳虚衰患者。

2. 形态 皮肤虚浮肿胀，按有压痕，多属水湿泛滥；皮肤干瘪枯燥，多为津液耗伤或精血亏损；皮肤干燥粗糙，状如鳞甲称肌肤甲错，多因瘀血阻滞，肌肤失养而致。

3. 常见皮肤病证

（1）斑疹 斑和疹都是全身性疾病反映于皮肤的一种证候表现。斑指皮肤上出现深红色或青紫色片状斑块，抚之不碍手，多由外感温热毒邪或脾虚失统或外伤致血溢脉外所致；疹指皮肤上出现的红色或紫红色粟粒状点，高出皮肤，抚之碍手，常见于麻疹、风疹、瘾疹等，多由外感风热时邪或热入营血所致。

望斑疹主要观察其色泽与形态的变化。色泽以红活润泽为顺。若深红如鸡冠色，多为热毒炽盛；色紫暗者，多为热毒盛极，阴液大伤；色淡红或淡紫者，为气血不足或阳气衰微。斑疹的形态以分布均匀，疏密适中为顺。若稀疏松浮，为病邪轻浅；稠密紧束，压之不褪色，则为热毒深重；疹点疏密不均，或先后不齐，或见而即陷者，多为正气不足，病邪内陷的危候。

（2）水疱 指皮肤上出现的成簇或散在的小水疱，有白㾦、水痘、蛇串疮、湿疹等，多因外感时邪、内蕴湿热所致。白㾦，又名白疹，是皮肤上出现晶莹如粟的透明小疱疹，高出皮肤，擦破流水，以颈项部、胸部多见，偶发于四肢，为湿郁肌表，汗出不彻所致。水痘指小儿皮肤出现红色斑丘疹，很快变成椭圆形小水疱，其特点是顶满无脐、晶莹透亮、皮薄易破、浆液稀薄、大小不一、分批出现，常兼有恶寒发热，为外感时邪，内蕴湿热所致，是儿科常见传染病。

（3）疮疡 指各种致病因素侵袭人体后引起的体表化脓性疾病，主要有痈、疽、疔、疖等。发病局部范围较大，红、肿、热、痛，根盘紧束的为痈；漫肿无头，部位较深，皮色不变者为疽；若范围较小，初起如粟，根较坚硬，或麻或痒或木，顶白而痛者为疔；起于浅表，形圆而红、肿、热、痛，脓出即愈者为疖。其中，红肿胀痛甚者，易消、易成脓、易溃、易敛者，为阳证，多为湿热火毒蕴结，气血壅滞，热蒸肉腐成脓所致；若病变漫肿无头，无热少痛，难消、难溃、难敛者，多为阴证，为气血亏虚、寒痰凝滞所致。

（4）痤疮 指颜面、胸、背等处丘疹，可挤出白色碎米样粉渣者，多为肺经风热或湿热内蕴，郁阻肌肤所致。

三、望排出物

望排出物是观察就诊者的分泌物、排泄物和某些排出体外的病理产物的色、质、形、量等变化，以了解相关脏腑的病变及邪气性质的诊断方法。一般排出物色清，质稀，多为寒证、虚证；色浓，质稠，多属热证、实证。

（一）望痰涎涕

1. 痰 痰黄黏稠者，多为热痰；痰白清稀者，多为寒痰。痰少而黏，难以咯出者，多为燥痰；痰白量多，易于咳出者，多为湿痰。痰中带血者，多见于肺阴亏虚或热邪犯肺患者；痰夹脓血腥臭者，多为肺痈。

2. 涎 涎清量多者，多为脾胃虚寒；涎黏泛甜者，多属脾胃湿热。

3. 涕 鼻塞流清涕，多为外感风寒；鼻塞流涕，色黄而稠，多为外感风热；涕黄而少，夹带血丝，多为外感燥邪；阵发性清涕量多，伴鼻痒、喷嚏频作者，多属鼻鼽，为肺气虚，卫表不固所致；久流浊涕，量多质稠味臭，多为鼻渊，为湿热蕴阻或外感风热所致。

（二）望呕吐物

呕吐物清稀无酸臭，多是寒呕；呕吐物酸臭秽浊，多为热呕；呕吐痰涎清水，胃有振水声，多是痰饮内阻于胃；呕吐未消化的食物，酸腐味臭，多属食积；若呕吐黄绿苦水，因肝胆郁热或肝胆湿热犯胃所致；呕吐鲜血或紫暗有块，夹杂食物残渣，多因胃有积热或肝火伤络，或素有瘀血所致。

（三）望大便

大便清稀水样，多为寒湿泄泻；大便清稀，完谷不化，或如鸭溏者，多属脾虚；大便色黄有恶臭者，属热泻；大便如黏冻，夹有脓血，多为湿热蕴结大肠之痢疾；大便色灰白，多见于黄疸；大便燥结者，多属实热证；大便干结如羊屎，排出困难，为阴血亏虚；便黑如柏油，是胃络出血。大便带血，如先血后便，血色鲜红的，是近血，多见于痔疮、肛裂出血或风热灼伤肠络之肠风下血；若先便后血，血色暗红或紫黑的，是远血，多为肝胃郁热、脾胃虚寒或血瘀日久。

（四）望小便

小便清长量多，伴有形寒肢冷，多属寒证；小便短赤量少，伴尿道灼热疼痛，多属热证；尿浑如膏脂或有滑腻之物，多是膏淋，为脾肾亏虚，精失固摄或湿热蕴结膀胱所致；尿有砂石，为石淋；尿中带血，为尿血或血淋，属气虚不能摄血或下焦热盛，热伤血络。

四、望小儿食指络脉

望小儿食指络脉是观察小儿食指掌侧前缘脉络形色的变化以诊察疾病的一种方法，适用于三岁以内小儿。小儿食指按指节分为三关，即食指近掌端第一节为"风关"，第二节为"气关"，第三节为"命关"（图9-1）。

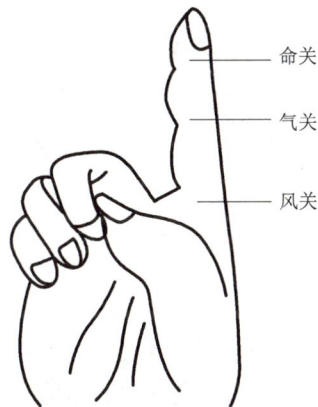

图9-1　小儿食指络脉示意图

（一）望食指络脉的方法

自然光下，暴露患儿被检处，检查者以左手的食指和拇指握住患儿食指末端，以右手大拇指在其食指掌侧，从指端向根部直推数次，用力要适当，使指纹显露，便于观察。

（二）望食指络脉的临床意义

小儿正常食指络脉应是浅红微黄，隐现于风关之内，粗细适中。

1. 纹位变化　三关测轻重，根据指纹在手指三关中出现的部位，以测邪气的浅深，病情的轻重。指纹显于风关附近者，表示邪浅，病轻；指纹过风关至气关者，为邪已深入，病情较重；指纹过气关达命关者，是邪陷病深之兆；若指纹透过风、气、命三关，一直延伸到指甲端者，称为"透关射甲"，揭示病情危重。

2. 纹色变化　红紫辨寒热。纹色鲜红主表寒证；纹色紫红，多主热证；纹色青，主风证或痛证；纹色青紫或紫黑色，是血络闭郁；纹色淡白，多属脾虚。

3. 纹形变化　浮沉分表里，淡滞定虚实。如指纹浮露者，主病在表；沉隐不显的，主病在里；纹细而色浅淡的，多属虚证；纹粗而色浓滞的，多属实证。

五、望舌

望舌，又称舌诊，即观察就诊者舌质、舌苔和舌下络脉的变化以诊察疾病的方法。望舌是中医学最具特色的诊法之一，在望诊中具有重要的地位和意义。

舌为心之苗，又为脾之外候，舌通过经络直接或间接地与脏腑相联系，如手少阴心经之别系舌本，足太阴脾经连舌本、散舌下，足少阴肾经夹舌本，足厥阴肝经络舌本等，所以，脏腑的精气可通过经脉联系上达于舌，发挥其营养舌体并维持舌正常活动的功能，脏腑的病变亦可以从舌象变化中反映出来。

望舌主要包括望舌质和舌苔两方面。舌体与脏腑经络相联属，赖精血津液充养，所以，望舌的神、色、形、态，可以察脏腑虚实，气血盛衰。舌苔主要由胃气熏蒸，上潮舌面而生，所以察苔质和苔色可以断病位深浅、病邪性质、邪正消长。正常舌象，舌体柔软，活动自如，颜色淡红，舌面上布有薄白的、干湿适中、颗粒均匀的舌苔，可以概括为"淡红舌，薄白苔"。疾病状态下舌象的变化主要表现在舌质和舌苔两个方面，几千年来，中医在舌诊临床实践中积累了丰富的经验，形成了较为系统的理论。

舌之分候，常用的有两种。一种是以脏腑来分，舌尖候心肺病变，舌中候脾胃病变，舌两边候肝胆病变，舌根候肾的病变（图9-2）。另一种是以三焦来分，舌尖属上焦，舌中属中焦，舌根属下焦（图9-3）。

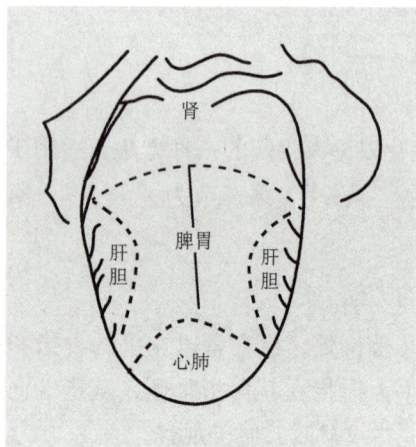

图9-2　舌候脏腑示意

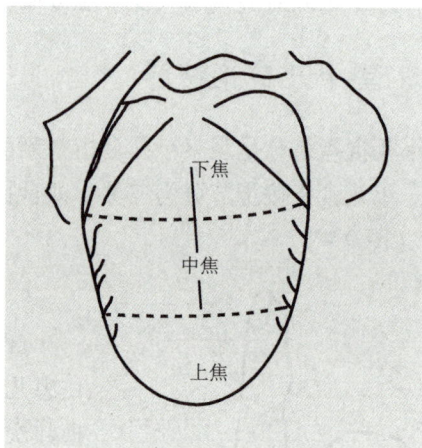

图9-3　舌候三焦示意

（一）望舌质

1. 舌神　舌神主要表现在舌质的色泽和动态两方面。凡舌运动灵活，舌色红润，是谓有神，说明脏腑气血充盈，津液未伤，虽病亦属善候；凡舌运动不灵，舌质干枯晦暗，是谓无神，说明脏腑气血亏虚，津液已伤，病情危重，预后差。

2. 舌色　即舌质的颜色。一般可分为淡红、淡白、红、绛、紫等。除淡红色为正常舌色外，其余皆为病色。

（1）淡红舌　舌色白里透红，乃气血上荣之表现，说明心气充足，为正常舌色。

（2）淡白舌　舌色较正常舌浅淡，主虚寒证。若兼舌体瘦小，为气血双亏；兼舌体胖嫩或边有齿痕，为阳气虚衰。

（3）红舌　舌色鲜红，较正常舌为深，主热证或虚热证。

（4）绛舌　舌色深红，较红舌颜色更深浓，主里热炽盛。见于外感病为热入营血；见于内伤杂病，为阴虚火旺。

（5）紫舌　舌色紫暗，主瘀血证、寒证或热证。舌色紫暗，兼有瘀斑，多为气滞血瘀；色绛紫而干，多为热证；色淡紫或青紫润滑，多为寒证。

3. 舌形 指舌体的大小、形状、质地，主要观察舌体的老嫩、胖瘦、荣枯、芒刺、裂纹、齿痕等异常变化。

（1）老舌 舌质纹理粗糙，舌色较暗，多为实证、热证。

（2）嫩舌 舌质纹理细腻，形多浮胖，多主虚证。

（3）胖大舌 分胖大和肿胀。舌体较正常舌大，甚至伸舌满口，或有齿痕，称胖大舌，多因水饮痰湿阻滞所致。舌体肿大，胀塞满口，不能缩回闭口，称肿胀舌，多因心脾热盛或中毒。

（4）瘦薄舌 舌体瘦小枯薄，多主气血两虚或阴虚火旺。

（5）芒刺舌 舌乳头增大，高起如刺，摸之刺手，称为芒刺舌，多因邪热亢盛所致。

（6）裂纹舌 舌面上有裂沟，中无舌苔覆盖者，称裂纹舌，多因精血亏损，津液耗伤、舌体失养所致。此外，健康人亦可见舌面裂纹，中多有舌苔覆盖，在临床上无诊断意义。

（7）齿痕舌 舌体边缘有牙齿的痕迹，称为齿痕舌，多主脾虚或湿盛。

4. 舌态 指舌体的动静姿态，正常舌体活动灵敏，伸缩自如。常见病理舌态有强硬、痿软、歪斜、短缩、吐弄、颤动等。

（1）强硬舌 舌体板硬强直，运动不灵，称为强硬舌，多因热扰心神、舌无所主或高热伤阴、筋脉失养，或痰阻舌络所致。可见于热入心包、中风或中风先兆。

（2）痿软舌 舌体软弱、屈伸无力，痿废不灵，称为痿软舌，多因气血虚极，阴液失养筋脉所致。可见于气血俱虚、热灼津伤、阴亏已极等证。

（3）歪斜舌 伸舌偏斜一侧，舌体不正，称为歪斜舌。多因风邪中络，或风痰阻络所致，可见于中风或中风先兆。

（4）短缩舌 舌体紧缩而不能伸长，称为短缩舌。可因寒凝筋脉，或痰湿内阻，或热盛伤津，筋脉拘挛，舌体失于濡养温煦所致。无论因虚因实，皆属危重证候。

（5）吐弄舌 舌常伸出口外者为"吐舌"；舌反复舐舔口唇上下左右，或舌微出口外，立即收回，称为"弄舌"。多为心、脾二经有热、动风先兆或先天愚型病儿。

（6）颤动舌 舌体颤动，不能自主，称为颤动舌。多为血虚生风或热极生风。

（二）望舌苔

舌苔是胃气上蒸舌面而生，正常状态下仅有一层薄薄的白苔，干湿适中，不滑不燥。望舌苔，包括望苔质与苔色两个方面。

1. 苔质 苔质指舌苔的形质。包括舌苔的厚薄、润燥、腐腻、剥落、真假等变化。

（1）厚薄 厚薄以"见底"和"不见底"为标准，主要反映邪正的盛衰和邪气的深浅。凡透过舌苔隐约可见舌质的为见底，称为薄苔，属正常舌苔，有病见之，多为疾病初起或病邪在表，病情较轻。透过舌苔不能见到舌质的为不见底，称为厚苔，多为病邪入里，或内有痰饮食积。舌苔由薄而增厚，多为正不胜邪，病邪由表传里，病情由轻转重，为病进；舌苔由厚变薄，多为正气来复，内郁之邪得以消散外达，病情由重转轻，为病退。

（2）润燥 舌面润泽，干湿适中，是润苔，表示津液未伤；若水液过多，扪之湿而滑利，甚者伸舌欲滴，为滑苔，主痰饮、水湿；若望之干枯，扪之无津，为燥苔，多见于热盛伤津或痰饮、瘀血内阻，津液输布障碍；若苔质颗粒粗糙，扪之糙手，称为糙苔，多由燥苔进一步发展而来。舌苔由润变燥，多为燥邪伤津，或热甚伤津，表示病情加重；舌苔由燥变润，多为燥热渐退，津液渐复，说明病情好转。

（3）腐腻 苔质颗粒粗大疏松，如豆腐渣堆积舌面，揩之可去，称为"腐苔"，常见于痰浊、食积，郁而化热之证。苔质颗粒细腻致密，揩之不去，刮之不脱，如油腻之状，称为"腻苔"，多见于食积、痰饮、湿浊内停等证。

（4）剥落　患病过程中，舌苔全部或部分剥脱，剥脱处光滑无苔，称剥落苔。若全部剥脱，不生新苔，光洁如镜，称镜面舌、光滑舌，多见于胃阴枯竭、胃气大伤，属胃气将绝之危候；若舌苔剥脱不全，剥脱处光滑，未剥处仍有舌苔，称花剥苔，是胃之气阴两伤所致。

（5）真假　舌苔紧贴舌面，刮之难去，为有根苔，又叫真苔；舌苔不着实，疏松浮于舌面，易刮脱，不易复生，称为无根苔，又叫假苔。有根苔表示病邪虽盛，但胃气未衰；无根苔表示胃气已衰。

2. 苔色　即舌苔之颜色。一般分为白苔、黄苔和灰苔、黑苔四类，临床既可单独出现，亦可相兼出现。望苔色变化需结合苔质、舌色和舌的形态变化综合分析。

（1）白苔　主表证、寒证、湿证。苔薄白多为表寒证；苔白而厚多为里寒证；苔白厚腻多为湿浊内停或食积或寒湿痹证。在特殊情况下，白苔也主热证，如舌上满布白苔，如白粉堆积，扪之不燥，为"积粉苔"，常见于瘟疫或内痈。

（2）黄苔　主里证、热证。一般情况下，黄色愈深，热邪愈重。淡黄为热轻，深黄为热重，焦黄为热极。

（3）灰苔　苔色浅黑，称为灰苔，主阴寒内盛或里热炽盛。苔灰而干，多属热炽伤津，可见外感热病，或阴虚火旺；苔灰而润，见于痰饮内停，或为寒湿内阻。

（4）黑苔　黑苔多由焦黄苔或灰苔发展而来，一般来讲，所主病证无论寒热，多属危重。

临床常见舌象的临床意义归纳，见表9-2。

表9-2　临床常见舌象临床意义归纳

舌象		描述	临床意义
舌质	舌苔		
淡红	薄白	淡红舌，薄白苔	健康人；风寒表证；病势清浅
	白厚	舌淡红，苔白厚	里寒证
	白如积粉	淡红舌，积粉苔	瘟疫初起；内痈
	白腐	舌淡红，苔白腐	痰食内停；湿浊蕴热
	白腻	舌淡红，苔白腻	湿浊内停；食积；寒湿痹证
	黄白夹杂	淡红舌，黄白苔	表证即将传里化热
	薄黄	舌淡红，苔薄黄	里热轻证
	黄干少津	淡红舌，黄干苔	里热伤津
	黄腻	舌淡红，苔黄腻	痰饮、食积化热
	灰黑湿润	舌淡红，苔灰黑而润	寒证、阳虚
鲜红	白而干燥	红舌，白干苔	邪热入里伤津
	白而浮垢	红舌，白垢苔	正气亏虚，湿热未尽
	薄黄少津	舌红，苔薄黄而干	里热伤津
	厚黄少津	舌红，苔厚黄而干	气分热盛，津液已伤
	黄腻	舌红，苔黄腻	湿热内蕴，痰热互结
	黑而燥	红舌，黑干苔	里热炽盛，津液大伤
红绛	焦黄干燥	绛舌，焦黄苔	邪热深重，胃肠热结
	黑而干燥	绛舌，黑干苔	热极伤阴
	无苔	绛舌，无苔	热入血分；阴虚火旺

续表

舌象		描述	临床意义
舌质	舌苔		
青紫	黄而干燥	青紫舌，黄干苔	热盛津枯
	焦黑而干	青紫舌，黑干苔	热毒炽盛，津液大伤
	白润	青紫舌，白润苔	阳衰寒盛；气血凝滞
淡白	无苔	淡白舌，无苔	久病阳虚；气血俱虚
	薄白中无	淡白舌，苔薄白中剥	气血两虚，胃阴不足
	白厚	淡白舌，白厚苔	阳气不足；气血亏虚
	白腻	淡白舌，白腻苔	脾胃虚弱，痰湿停聚
	灰黑润滑	淡白舌，黑润苔	阳虚内寒；痰湿内停

（三）望舌的注意事项

望舌时，还应注意光线、伸舌姿势、望舌顺序以及进食影响因素，以获得准确的结果。

1. 光线　望舌应以充足的自然光线为好，面向光亮处，使光线直射口内，要避开有色门窗和周围反光较强的有色物体，以免舌苔颜色产生假象。如光线条件不佳，必要时应复检。

2. 伸舌姿势　望舌时要求患者把舌伸出口外，充分暴露舌体。口要尽量张开，伸舌要自然放松，不要过分用力外伸，舌面应平展舒张，舌尖自然垂向下唇。

3. 望舌顺序　望舌应循一定顺序进行，一般先看舌苔，后看舌质，按舌尖、舌边、舌中、舌根的顺序进行。望舌时间不可过长，以免舌色、苔质因暴露时间过长而变化。

4. 进食影响因素　饮食对舌象影响很大，某些食物或药物，可使舌苔染色，出现假象，称为"染苔"。如进食乌梅、橄榄等可使舌苔染黑；牛奶可使舌苔染白；黄连、核黄素等药物可使舌苔染黄；吸烟可使舌苔染灰等。此外，由于咀嚼食物反复磨擦，可使厚苔转薄；刚刚饮水，则使舌面湿润；过冷、过热的饮食以及辛辣等刺激性食物，常使舌色改变。因此，临床遇到舌象与病情不符，或舌苔突然发生变化时，应注意询问患者的饮食及服药等情况。

（四）舌诊的临床意义

疾病是一个复杂的整体性变化过程，舌质与舌苔的变化，都是内在复杂疾病在舌上的反映，从不同的方面反映着病情的变化。一般地说，察舌质，重在辨内脏虚实；察舌苔，重在辨病邪深浅与胃气存亡。因此在分别掌握舌质、舌苔的基本变化及其主病时，还应同时分析舌质和舌苔的相互关系。

在一般情况下，舌质与舌苔变化是一致的，其主病往往是各自主病的综合。如里实热证，多见舌红苔黄而干；里虚寒证多舌淡苔白而润。但是，在疾病过程中，也有二者变化不一致的时候，故更需四诊合参，综合评判。如苔白虽主寒主湿，但若红绛舌兼白干苔，则属燥热伤津，是由于燥气化火迅速，苔色尚未转黄，便已入营；再如灰黑苔可主热证，亦可主寒证，须结合舌质润燥来辨。

临床实践证明，舌象的变化能较客观地反映人体正气的盛衰、病邪的性质、病位的深浅、病情的进退，以及判断疾病的预后转归。

1. 判断正气的盛衰　脏腑气血之盛衰，可在舌上反映出来。如舌质红润，为气血旺盛；舌质淡白，为气血虚衰。舌苔白润，是胃气旺盛；舌光而无苔，为胃气衰败。

2. 分析病位的深浅　外感病中，舌苔的厚薄常可反映病位的深浅。苔薄，多见于外感病初期，病位尚浅；苔厚，则为病邪渐入于里，病位较深。舌质绛为热入营血，病情严重。

3. 区分病邪的性质　如黄苔多为热，白苔多为寒，腐腻苔多为食积痰浊，舌有瘀点或瘀斑为瘀血的表现。

4. 推断病情的进退　由于舌苔变化能够反映正邪的消长和病位的深浅，所以察舌苔可以推断病情的进退，在急性病中尤具特殊意义。如舌苔由白转黄或黑，多是病邪由表入里，由轻转重，由寒化热；舌苔由润转燥，多是热盛津伤；舌苔由燥转润，由厚变薄，多为津液复生、病邪渐退的表现。

第三节　闻　诊

闻诊是医者通过听声音和嗅气味来诊察疾病的一种方法。听声音主要诊察就诊者的发声、言语、呼吸、咳嗽、呕吐、呃逆、嗳气、太息、肠鸣、喷嚏、呵欠等各种声响。嗅气味主要诊察身体、排出物及病室的气味。

一、听声音

听声音，主要是辨患者言语、气息的高低、强弱、清浊、缓急等变化，以及咳嗽、呕吐、呃逆、嗳气等的异常声响，以分辨病情的寒热虚实。

声音的发出是由气推动各脏腑器官协调而成的，诊察声音的变化不仅可以诊察发声器官的病变，也可以了解脏腑的功能和气的盛衰。正常声音，发声自然、自如流畅、言与意符。在正常生理变化范围以及个体差异以外的声音，均属病变声音。

（一）发声

主要辨别就诊者病变过程中说话的声音、呻吟及惊呼等异常声响。一般语声高亢宏亮，多言而躁动，多属阳证、实证；若语声低微无力，少言而沉静，多属阴证、虚证。

1. 声重　指发出的声音沉闷而不清晰，似有鼻音。多为外感风寒或湿浊阻滞致肺气不宣、鼻窍不利。

2. 音哑与失音　音调低而嘶哑称音哑，言而无声称失音。二者病因病机基本相同，音哑为轻，失音为重。新病多属实证，因外感风寒或风热袭肺，或因痰浊壅肺、肺失清肃，为"金实不鸣"。久病多属虚证，因精气内伤，肺肾阴虚，虚火灼金，或肺气不足，发音无力，为"金破不鸣"。

3. 呻吟、惊呼　呻吟是因痛苦而发出的声音，惊呼是患者突然发出惊叫声。持续的、预知的疼痛常令人呻吟，骤发剧痛或惊恐常令人发出惊呼。小儿阵发惊呼，声尖惊恐，多是肝风内动，扰乱心神之惊风证。

（二）言语

主要辨别患者语言表达与应答能力、吐字清晰程度等。言语异常常反映心神病变。

1. 谵语　神志不清，胡言乱语，声高有力，称为谵语，往往伴有身热烦躁等。多为热扰心神实证。

2. 郑声　神志不清，语言重复，低微无力，时断时续，称为郑声。多因心气大伤、神无所依，属虚证。

3. 狂言　神志错乱，语无伦次，胡言乱语。多因痰火扰心、肝胆郁火。

4. 独语　神志清楚，独自说话，喃喃不休，首尾不续，见人便止。多因心之气血不足，心神失养，或因痰浊内盛，上蒙心窍，神明被扰。

5. 错语　神志清楚，语言时有错乱，言后自知语错。多因肝郁气滞，痰浊内阻，或心气虚弱，心神不宁。

（三）呼吸

主要辨别呼吸的快慢、节律、强弱及呼吸音的清浊等。一般呼吸之气粗、促、响者，多属实证；气微、迟、弱者，多属虚证。

1. 喘 指呼吸急促困难，甚则张口抬肩，鼻翼扇动，不能平卧，又称气喘。喘有虚实之分，发病急骤，呼吸困难，声高息粗，以呼出为快，脉实有力，属于实喘，多为外邪袭肺或痰浊阻肺所致；发病缓慢，呼吸短促，似不相接续，以深吸为快，活动后喘促更甚，气低声怯，倦怠乏力，脉微弱，属于虚喘，多为肺之气阴两虚，或肾不纳气。

2. 哮 指呼吸急促，喉中痰鸣如哮。多为阳虚痰饮内停，或寒饮阻肺。常反复发作，不易痊愈。哮必兼喘，而喘未必兼哮。

3. 短气 以呼吸短促，不相接续，似虚喘而不抬肩为特点。有虚实之分，虚者多因肺气不足所致；实者多因气滞、痰饮或胃肠积滞而致。

4. 少气 以呼吸微弱，短而声低，不足以息为特点。患者多伴有倦怠懒言、面色不华，讲话时自觉气不足以言，常深吸一口气后再继续说话，为气虚不足之象。

5. 鼻鼾 指气道不利时鼻喉中发出的异常呼吸声。多由痰阻气道或气道构造异常所致。若鼾声不绝，昏睡不醒，多见于高热神昏或中风入脏之危证。正常人在熟睡时亦可见鼾声。

（四）咳嗽

咳嗽是肺病中最常见的症状，为肺失肃降、肺气上逆的表现。"咳"是指有声无痰，"嗽"是指有痰无声。咳嗽需根据病史、咳声和痰的量、色、质来鉴别外感内伤、寒热虚实。一般说来，外感咳嗽，起病较急，病程较短，咳声重浊有力，多属实证；内伤咳嗽，起病缓慢，病程较长或反复发作咳声低微无力，多为虚证。如咳声重浊，痰多易咯，多属寒湿；咳声清脆，痰少而黏，多属燥热；咳嗽昼甚夜轻者，常为热为燥；夜甚昼轻者，多为肺肾阴亏。

（五）呕吐、嗳气与呃逆

呕吐、嗳气与呃逆均为胃气上逆所致，因病邪影响的部位不同，而见呕吐、嗳气与呃逆等不同表现。

1. 呕吐 指食物、痰涎等从胃上涌口中而出。其中，有声有物称为呕；有物无声称为吐；无物有声称为干呕。呕吐需辨别寒、热、虚、实。如吐势徐缓，声音微弱者，多属虚寒呕吐，多因脾胃阳虚和胃阴不足所致；吐势较急，声音响亮者，多为实热呕吐，多因邪气犯胃、浊气上逆所致。

2. 嗳气 指胃中气体上逆出咽喉时发出的长而缓的声音，俗称"打饱嗝"。嗳气当分虚实。声低弱无力，兼纳呆食少，多属脾胃虚弱之虚证；声高亢有力，嗳后腹满得减，多属食滞胃脘、肝气犯胃、寒邪客胃之实证。饱食之后，偶有嗳气不属病态。

3. 呃逆 指胃气上逆冲咽而发出的一种不由自主的冲击声，声短而频，俗称"打呃"。呃逆需分虚、实、寒、热。一般呃声高亢，音响有力的多属实热证；呃声低沉，气弱无力的多属虚寒证。正常人在刚进食后，或遇风寒，或进食过快亦可见呃逆，不属病态。

（六）太息

指患者自觉胸中憋闷而长吁短叹的一种表现，又称"叹息"。多为情志不遂，肝气郁结之表现。

（七）肠鸣

指腹中胃肠蠕动而产生的声响，一般难以直接听到，当腹中气机不利，胃肠中水气相搏时则可听到声响。肠鸣高亢而频急，伴脘腹痞满、大便泄泻者多为风寒湿邪阻滞胃肠气机；肠鸣阵作，伴腹痛腹泻，泻后痛减，多为肝脾不调；脘腹部漉漉有声，如囊裹浆，多为水饮停聚于胃，中焦气机阻遏所致；若肠鸣稀少或消失，伴脘腹部胀满疼痛者，多为肠道气滞不通。

二、嗅气味

（一）身体气味

1. 口气 指从口中散发出的异常气味。口气臭秽，多为胃热，或见于龋齿或口腔不洁等；口气酸馊，多为胃肠积滞；口气腥臭，多为牙疳。

2. 汗气 指患者随出汗而散发的气味。汗出腥膻，多见于风湿、湿温、热病；汗出腥臭，多见于火热炽盛；腋下汗出臊臭，为狐臭，为湿热内蕴所致。

（二）排出物气味

包括痰涎、呕吐物、二便、妇女经带等的异常气味，应结合问诊判断。一般排出物气味臭秽、浓重者多为湿热或热邪致病；排出物清稀而无特殊气味的多为寒邪致病。

呕吐物气味臭秽，多因胃热炽盛；呕吐物气味酸腐，呈完谷不化之状，则为宿食内停。小便臊臭，色黄混浊，属实热证；小便清长，微有腥臊或无特殊气味，属虚证、寒证。大便恶臭，黄色稀便或赤白脓血，为大肠湿热内盛；小儿大便酸臭，伴有不消化食物，为食积内停；大便溏，其气腥者为脾胃虚寒。矢气如败卵，多因暴饮暴食，食滞中焦或肠中有宿屎内停；矢气连连，声响不臭，多属肝郁气滞，腑气不畅。月经或产后恶露臭秽，因热邪侵袭胞宫。带下气臭秽，色黄，为湿热下注；带下气腥，色白，为寒湿下注。

（三）病室气味

病室的气味由病体本身及其排出物散发而成。病室有血腥味，多是失血证；病室有腐臭气味，多有溃疡疮疡；病室有尿臊味，多见于水肿病晚期；病室有尸臭味，多见于脏腑衰败，病情危重者；病室有烂苹果气味，多见于消渴病；病室有蒜臭味，多见于有机磷农药中毒。

第四节　问　诊

PPT

问诊，是医生通过有目的地询问患者或陪诊者，以了解疾病的发生、发展、治疗经过、现在症状及其他相关的情况的诊法。

问诊是了解病情、诊断疾病的重要方法，在四诊中具有非常重要的地位。疾病的发生、发展、变化过程及治疗经过，其他诊法无法取得，而这些资料对于疾病的病因、病位、病性的判断具有重要意义。尤其在疾病的早期或某些情志致病，患者常只有自觉症状而尚未出现明显客观体征，只有通过问诊，医生才能抓住疾病的线索。此外，问诊还可以为其他诊法提供一个大致的查体范围，同时也是体现医患沟通，开导患者思想的有效渠道。

问诊时要做到恰当准确，简要而无遗漏，应围绕主诉进行询问，用语通俗易懂，态度严肃认真、和蔼可亲。问诊的内容主要包括：一般情况、主诉、病史和现在症状等。

一、一般情况

一般情况包括姓名、性别、年龄、民族、职业、婚育情况、籍贯、现单位、现住址、联系方式等。

询问和记录一般情况，既是病案书写规范要求，同时也可为诊断疾病提供参考。性别不同，则疾病不一，男性可有遗精、早泄、阳痿等病；女性可有经、带、胎、产等病。年龄不同，发病亦多有不同，如麻疹、水痘、百日咳等病多见于小儿。职业习惯与环境不同，发病亦有别，如脑力劳动者易多思气结，体力劳动者易多劳耗气，水中作业易伤寒湿。某些职业尚可出现职业中毒，如铅中毒、硅中毒等。问婚育史可了解女性有无妊娠、妊娠病及生产史等。问籍贯、住址、联系方式可以了解地方病、流行病等，还便于随诊。

二、主诉

主诉是患者就诊时最主要的症状、体征及其持续时间。主诉通常是患者就诊的主要原因，也是疾病的主要矛盾。准确的主诉可以帮助医生判断疾病的范畴类别及病情的轻重缓急等。

一般主诉所包含的症状为 1~3 个，当主诉包括不同时间出现的几个症状时，应按其症状发生的先后顺序排列。记录主诉时，文字要准确、简洁明了，字数一般在 20 字以内，不能繁琐、笼统、含糊。如"四肢关节游走性疼痛 2 个月""咳喘反复发作 10 年，加重伴心悸 5 天"等。客观记录患者的症状和体征，不能使用诊断性术语。但若患者就诊时无自觉症状，未发现异常体征，仅仅是以化验体检或仪器检查结果出现异常为由就诊者可例外。

三、现病史

现病史是指围绕主诉从起病到此次就诊时，病情演变及诊察治疗的全部过程，以及就诊时的全部症状。包括起病情况、病变过程、诊治经过及现在症四个内容。

1. 起病情况　主要询问起病的环境与时间（帮助判断疾病表里虚实等），起病原因或诱因（推测致病的病因与疾病的性质，如寒热湿燥等），起病的轻重缓急，疾病初起的症状及其部位、性质、持续时间、程度，起病当时曾做何处理、接触史（如为白喉、麻疹、痢疾等传染病提供诊断依据）等。

意义：了解起病情况对辨别疾病的病因、病位、病性有重要作用。

2. 病变过程　主要询问疾病从发生到就诊时病情发展变化的主要情况，一般按时间顺序进行询问。如发病后出现哪些症状及症状的性质、部位、程度，症状在何时何种情况下减轻或加重，何时有新病情出现，病情有无变化规律等。

意义：了解病变过程可以辨别疾病邪正关系及病情发展趋势。问清疾病的演变过程，可以了解邪正斗争的情况。对机体正气的盛衰、预后的良恶等情况作出初步的判断。

3. 诊治经过　主要询问起病时到就诊前的整个过程中的诊断与治疗情况。如患病后曾到何处就医，做过何种检查，检查结果如何，诊为何病，做过哪些治疗，服用何药物及剂量、用法、时间、效果等。询问诊治经过可以为当前诊疗做参考。

意义：问清疾病的诊察治疗过程，可为目前疾病诊断提供依据，也是决定治疗的重要参考。

4. 现在症　主要询问此次就诊时所感到的痛苦与不适，是问诊的主要内容，将另列于后详述。

四、既往史

既往史是指患者平素身体健康状况和过去患病情况，又称过去病史，包括既往健康状况和既往患病状况两部分。

1. 既往健康状况　患者既往健康状况与当前疾病有联系，可作为分析判断病情的参考依据。如素体阳虚，易受寒湿之邪或患病易从寒化。素体阴虚，现患疾病多为热证。

2. 既往患病状况　既往患病状况主要询问曾患过何种主要疾病，其诊治的主要情况，现在是否痊愈，或留有何种后遗症，是否患过传染性疾病，有无药物或其他过敏史等。对小儿还应注意询问既往预防接种情况。询问既往病史，对诊断现患疾病有一定作用。

五、个人生活史

个人生活史包括患者的生活经历、饮食起居、精神情志及婚育情况等。

1. 生活经历　询问生活经历，应询问出生地、居住地及时间较长的生活地区，尤需注意有地方病或传染性疾病流行的地区。

2. 饮食起居　询问患者饮食起居，应注意分析患者身体素质及饮食偏嗜对疾病的意义。如偏食辛辣者，易患热证，嗜酒过度者，易患肝病等。

3. 精神情志　询问精神状况，是否受到过较大精神刺激，分析情志刺激对脏腑气血的影响。对于受情志影响的疾病，辅以思想上的开导。

4. 婚育情况　询问婚育状况，成年男女应询问是否结婚、结婚年龄、有无生育等，妇女应注意月经及生育史。对诊断男性疾病和妇科疾病有重要意义。

六、家族史

家族病史，是指患者直系亲属或者血缘关系较近的旁系亲属的患病情况，有否传染性疾病或遗传性疾病。

七、问现在症状

症状是患者因疾病而出现的异常感觉，是临床辨证的主要根据。通过问诊掌握患者的现在症状，可以了解疾病目前的主要矛盾，并围绕主要矛盾进行辨证，从而揭示疾病的本质，对疾病作出确切的判断。

▌知识链接

十问歌

一问寒热二问汗，三问头身四问便，五问饮食六胸腹，七聋八渴俱当辨，九问旧病十问因，再兼服药参机变；妇女尤必问经期，迟速闭崩皆可见；再添片语告儿科，天花麻疹全占验。

——清·陈修园

（一）问寒热

问寒热是询问患者有无怕冷或发热的感觉。寒热的产生，主要取决于病邪的性质和机体的阴阳盛衰两个方面。因此，通过问患者寒热感觉可以辨别病变的寒热性质和阴阳盛衰等情况。问寒热应注意询问寒热的有无，二者是单独存在还是同时并见，寒热症状的轻重程度、出现的时间、持续时间长短及其兼症等。临床常见有恶寒发热、但寒不热、但热不寒、寒热往来四种情况。

1. 恶寒发热　恶寒与发热同时出现称恶寒发热，是外感表证的主要症状之一。如恶寒重，发热轻，多属外感风寒的表寒证；发热重，恶寒轻，多属外感风热的表热证；恶寒、发热，并有恶风、自汗、脉浮缓，多属外感表虚证；恶寒发热，兼有头痛、身痛、无汗、脉浮紧是外感表实证。根据寒热的轻重程度，亦可推测邪正盛衰，一般邪轻正盛，恶寒发热皆轻；邪盛正实，恶寒发热皆重；邪盛正虚，恶寒重，发热轻。

2. 但寒不热　患者只有怕冷的感觉而无发热者，即为但寒不热，可见于外感病初起尚未发热之时，或寒邪直中脏腑经络或久病阳虚等。新病恶寒，伴局部冷痛，四肢不温，或呕吐腹泻，或咳喘，脉沉紧，多为寒邪直中之里实寒证；久病畏寒，四肢凉，伴面色㿠白、舌淡胖，脉沉迟无力等，多为阳气虚衰之里虚寒证。

3. 但热不寒 患者但觉发热而无怕冷的感觉，称为但热不寒，可见于阳盛或阴虚，见表9-3。由于热势轻重、时间长短及其变化规律的不同，临床上有壮热、潮热、微热之分。

（1）壮热 指高热（体温超过39℃）持续不退，不恶寒只恶热的症状，属里实热证。多由正盛邪实，里热炽盛，蒸达于外所致，即所谓"阳盛则热"，常兼有面红、多汗、烦渴等症状，多见于伤寒阳明经证或温病气分证。

（2）潮热 指定时发热或定时热甚，如潮汐之有规律的症状。外感与内伤疾病中皆可见有潮热。由于潮热的热势高低、持续时间不同，临床上又有阳明潮热、湿温潮热、阴虚潮热之分。

1）阳明潮热 其特点是热势较高，热退不净，多在日晡时（下午3~5时，申时）热势加剧，因此又称日晡潮热。是由邪热蕴结胃肠，燥屎内结而致，常兼有腹满痛拒按、大便燥结、手足汗出、舌红苔黄燥等症状，多见于伤寒之阳明腑实证。

2）湿温潮热 其特点是患者自觉热甚，身热不扬，初按肌肤多不甚热，扪之稍久才觉灼手，多在午后热势加剧。多伴有胸闷呕恶、头身困重、大便溏薄等症状，是湿热病特有的一种热型，常见于湿温病。

3）阴虚潮热 其特点是午后或夜间低热，往往仅能自我感觉，体温并不高，多兼颧红、盗汗、五心烦热等，严重者自觉有热自骨髓向外透发的感觉，称为"骨蒸潮热"。是由各种原因致阴液亏少，阴虚生内热。

（3）微热 指热势较轻微，体温一般不超过38℃，或仅自觉发热的症状。其病机较为复杂，可见于温病后期、内伤气虚、阴虚、小儿夏季热等病证中。若长期微热，兼有面色㿠白、神疲乏力、少气懒言、动则益甚、舌淡、脉微等，多因气虚，中气下陷，清阳不升，郁而为热。若小儿夏季长期微热，兼烦渴、多尿、无汗，秋凉自愈，多为暑伤肺卫、气阴两伤而热。若兼面白、头晕、舌淡、脉虚，多为血虚发热。

表9-3 但热不寒症状特点与临床意义

类型		症状特点	病机	临床意义
壮热		高热（体温超过39℃）持续不退，常兼有面红、多汗、烦渴等	正盛邪实，里热炽盛，蒸达于外	里实热证（伤寒阳明经证或温病气分证）
潮热	阳明潮热	热势较高，热退不净，多在日晡时（下午3~5时，申时）热势加剧，常兼有腹满痛拒按、大便燥结、手足汗出、舌红苔黄燥等	邪热蕴结胃肠，燥屎内结，正邪交争剧烈	里实热结证（伤寒阳明腑实证）
	湿温潮热	自觉热甚，身热不扬，多伴有胸闷呕恶、头身困重、大便溏薄等	湿蕴热蒸	里实热证（湿温病）
	阴虚潮热	午后或夜间低热，多兼颧红、盗汗、五心烦热等	阴虚生内热	外感病或内伤病之阴虚证
微热		热势较轻微，体温一般不超过38℃，兼有面色㿠白、神疲乏力、少气懒言、动则益甚、舌淡脉微或兼烦渴、多尿、无汗或兼面白、头晕、舌淡脉虚，多为血虚发热	中气下陷，清阳不升，郁而为热或气阴两虚，阴虚阳亢或阴血亏虚，阳亢无制	可见于温病后期，内伤气虚、阴血虚、小儿夏季热等

4. 寒热往来 指患者恶寒与发热交替发作的症状，为邪在半表半里，正邪相争的特征，常见于伤寒之少阳病。此外，气郁化火、妇人热入血室及疟疾亦可见寒热往来。

寒热往来的特点与临床意义，见表9-4。

表 9 – 4　寒热往来的特点与临床意义

症状表现	临床意义
恶寒发热	表证
但寒不热	里寒证
但热不寒	里热证
寒热往来	半表半里证

（二）问汗

汗是阳气蒸发津液从腠理达于肌表而成。正常汗出有调和营卫、调节体温、滋润皮肤的作用，正常人在劳作、运动、情绪紧张、温热环境等情况下皆可以出汗，属于生理现象。若当汗而不出，或汗出过多，或仅局部汗出皆为病理现象。由于致病邪气性质不同，人体正气强弱有异，可出现各种病理性汗出。临证问汗需询问患者有无出汗、出汗特点、部位、主要兼症及汗后症状的变化以明确诊断。

1. 无汗　表证里证，新病久病都可见无汗。表证无汗，兼恶寒重、发热轻者，多为风寒束表、玄府闭塞。里证无汗，兼口不渴，舌绛而干者，多为阴液亏虚，化生无源；兼畏寒乏力，舌淡苔白者，多为阳气亏虚，无力化汗。

2. 有汗　病理上有汗，亦有表里之分。表证有汗，多见于风热袭表，迫津外泄或风邪犯表，开泄腠理。里证有汗，若兼身热面赤、口渴饮冷者，为里热炽盛，迫津外泄；若汗多易外感，脉虚无力者，多为阳气亏虚，肌表不固。

3. 特殊汗出　指具有特征性的病理汗出，常见的有以下五种。

（1）自汗　指经常汗出不止，活动后尤甚，常伴有神疲乏力，气短懒言或畏寒肢冷等症状，多见于气虚或阳虚证。

（2）盗汗　指睡则汗出，醒则汗止，多伴有潮热、颧红、五心烦热、舌红脉细数等，多见于阴虚证。

（3）绝汗　指在病情危重情况下，出现大汗不止的症状。若冷汗淋漓，面色苍白，四肢厥冷，脉微欲绝，为亡阳之汗，是阳气亡脱，津随气泄之危象；若汗出如油，伴有呼吸喘促，烦躁口渴，脉细数或疾者，为亡阴之汗。

（4）战汗　指先恶寒战栗，继而汗出者，是邪正交争的表现。多见外感热病的过程中，邪正相争剧烈之时，是疾病发展的转折点。若汗出病退，脉静身凉，烦渴顿除，此为正气胜于邪气，病渐转愈，属佳象；若汗后热势不退，症见烦躁，脉来急疾，此为正气虚弱，不能胜邪，病情恶化之象。

（5）黄汗　指汗出染衣色黄如黄柏汁者，多见于腋窝，为湿热之邪熏蒸所致。

4. 局部汗出

（1）头汗　指仅头部或头颈部出汗较多，亦叫"但头汗出"，多因上焦邪热或中焦湿热上蒸，逼津外泄；或病危虚阳浮越于上所致。小儿睡眠时，常有头汗多，若无其他不适，属生理现象，因小儿纯阳之体，阳气蒸津外泄。

（2）半身汗　指仅一侧身体有汗，或上半身或下半身，或左侧或右侧，可见于中风先兆、中风、痿证、截瘫等病。多因患侧经络闭阻，气血运行不调。

（3）手足汗　指手心、足心出汗较多。多因阴虚内热、阳明燥热内结或中焦湿热熏蒸，迫津外泄。

（4）心胸汗出　指心胸部汗出过多的症状，多因心脾两虚或心肾不交。

临证问汗，除应辨别上述各种汗的特点外，还应注意察汗之冷热。冷汗多因阳虚，卫气不足，肌表不固；热汗多为外感风热或内热熏蒸。

（三）问疼痛

疼痛是临床常见的一种自觉症状，有虚实之分。实证疼痛，多因寒邪凝滞、痰湿食积等阻滞脏腑经脉，气血运行不畅，即所谓"不通则痛"；虚证疼痛，多因阳气亏虚、精血不足，脏腑经脉失养，即所谓"不荣则痛"。问诊时，应问清疼痛的部位、性质、程度、时间及缓解因素等。

1. 疼痛性质　由于引起疼痛的病因病机不同，其疼痛的性质亦不同，临床可见如下几类，见表9-5。

（1）胀痛　指疼痛兼有胀感。在身体各部位都可以出现，但以胸胁、胃脘、腹部较为多见，常因情绪波动而加剧，多因气机郁滞。但头目胀痛，多因肝火上炎或肝阳上亢。

（2）刺痛　指疼痛如针刺。其特点部位固定不移，夜间加剧，多因瘀血所致。

（3）绞痛　指痛势剧烈如刀绞者。其特点是疼痛剧烈，难以忍受，多为有形实邪如瘀血、蛔虫、结石等阻塞经络，闭阻气机，或寒邪凝滞，导致血流不畅。

（4）窜痛　指疼痛部位游走不定或走窜疼痛称为窜痛。其特点是痛处不固定，或者感觉不到确切的疼痛部位，可见于风湿痹证或气滞证。

（5）掣痛　指痛处有抽掣感或连及他处而痛。其特点是疼痛多呈条状或放射状，或有起止点，多因筋脉失养或经脉阻滞不通。

（6）灼痛　指痛处有灼热感。其特点是感觉痛处发热，多喜冷凉，多由火热之邪犯络，或阴虚阳亢，虚热灼于经络。

（7）冷痛　指痛处有冷感。其特点是感觉痛处发凉，多喜温热，多因寒凝筋脉或阳气不足。

（8）重痛　指疼痛伴有沉重感。多见于头部、四肢及腰部，多因湿邪困阻气机。

（9）空痛　指痛而有空虚之感。其特点是疼痛喜温喜按，多见于头部及小腹部，多为精血不足，脏腑筋脉失养而致。

（10）隐痛　指痛势不剧，绵绵不休。其特点是痛势较轻，持续时间较长，多因精气血不足，导致脏腑经脉失养。

（11）酸痛　指疼痛兼有酸软感。多因湿邪阻滞、气血运行不畅或肾虚骨脉失养。

（12）固定痛　指疼痛部位固定不移。若见于胸胁脘腹等处，多为瘀血为患；见于四肢关节部位，多为寒湿、湿热阻滞或热壅血瘀。

表9-5　疼痛性质及临床意义

性质	临床表现	常见部位	临床意义
胀痛	疼痛兼有胀感	胸、胁、脘、腹	气滞证
		头目	肝火上炎、肝阳上亢
刺痛	疼痛如针刺之状或锥刺之感	胸、胁、脘、腹	血瘀证
绞痛	痛势剧烈，如刀绞割	虚里、脐腹、脘腹、腰	有形实邪闭阻或寒邪凝滞
窜痛	疼痛部位游走不定，或走窜攻冲作痛	胸胁脘腹走窜痛	气滞证
		四肢关节游走痛	风痹证
掣痛	抽掣牵引作痛，由一处连及他处	多循经脉循行路线	筋脉失养之虚证
			筋脉阻滞之实证
灼痛	疼痛有灼热感而喜凉	肌肤、脘腹	实热证
		脘、腹	虚热证

续表

性质	临床表现	常见部位	临床意义
冷痛	疼痛有冷感而喜暖	头、四肢关节	实寒证
		腰脊、脘腹	虚寒证
重痛	疼痛兼有沉重感	全身可见	湿证
		头重痛	肝阳上亢证
空痛	疼痛兼有空虚感	头部或小腹	气血亏虚证、阴精不足证
隐痛	疼痛不剧烈，尚可忍耐，但绵绵不休	头、胸、脘、腹	阳气虚证、精血亏虚证
酸痛	疼痛兼有酸软感	四肢以及全身	湿证
		腰	肾虚
固定痛	疼痛部位固定不移	胸胁脘腹	血瘀证
		四肢关节	痹证（寒湿证、湿热证）

2. 疼痛部位　询问疼痛的部位，可以判断疾病的位置及相应经络脏腑的变化情况。

（1）头痛　指整个头部或头的某一部位疼痛。问头痛需根据头痛部位确定经络，根据疼痛性质、兼证确定外感内伤、寒热虚实。一般头项痛属太阳经病，前额痛属阳明经病，头侧部痛属少阳经病，头顶痛属厥阴经病，头痛连齿属少阴经病。如头痛较剧，并伴有外感表现者，为外感头痛；头痛较轻，病程较长，时痛时止者，多为内伤头痛。头痛隐隐，过劳则甚，属虚证头痛；头痛如刺，痛有定处，或头痛如裹，泛呕眩晕，属实证头痛。

（2）胸痛　指胸部正中或偏侧疼痛的自觉症状。胸居上焦，内藏心肺，所以胸痛以心肺病变居多。胸痛，潮热盗汗，咳痰带血者，属肺阴虚证；胸痛憋闷，痛引肩臂者，为胸痹，可见于心阳不足，痰浊内阻或气虚血瘀等证；胸胀痛，走窜，太息易怒者，属肝气郁滞；胸部刺痛、固定不移者，属血瘀。

（3）胁痛　指胁一侧或两侧疼痛。胁肋胀痛、太息易怒者，多为肝气郁结；胁肋灼痛，多为肝火郁滞；胁肋胀痛，身目发黄，多为肝胆湿热；胁部刺痛、固定不移，为瘀血阻滞；胁痛，患侧肋间饱满，咳唾引痛是饮邪停留于胸胁，可见于悬饮病。

（4）胃脘痛　指上腹中部鸠尾下，胃之所在部位疼痛的症状。凡寒、热、食积、气滞、瘀血所致者，属实证，多在进食后加剧，拒按；因胃阴虚或胃阳不足引起者，属虚证，多在进食后缓解，喜按。如胃脘冷痛剧烈，得热痛减，属寒邪犯胃；胃脘灼痛，多食善饥，口臭便秘者，属胃火炽盛；胃脘胀痛，嗳气不舒，多是肝气犯胃；胃脘刺痛，固定不移，属瘀血；胃脘胀痛，嗳腐吞酸，厌食，为食滞胃脘；胃脘隐痛，呕吐清水，属胃阳虚；胃脘灼痛嘈杂，饥不欲食，属胃阴虚。

（5）腹痛　指剑突下，耻骨毛际以上（胃脘所在部位除外）疼痛。腹部范围较广，可分为大腹、小腹、少腹三部分。脐以上为大腹，属脾胃；脐以下为小腹，属膀胱、胞宫、大小肠；小腹两则为少腹，是肝经经脉所过之处。根据疼痛的不同部位，可以测知疾病所在脏腑；根据疼痛的不同性质可以确定病因病性的不同。凡腹痛剧烈、拒按、喜冷、便秘，多属实证热证；凡腹痛隐隐、喜按、喜温，多属虚证寒证；腹胀痛，嗳腐吞酸，多为食积；脐周疼痛，时作时止或有包块，多为虫积。

（6）腰痛　指躯干后部季肋以下，髂嵴以上部位疼痛。腰部冷痛，身重，脉沉，多为寒湿痹证；腰痛绵绵，酸软无力，属肾虚；腰部刺痛，固定不移，属瘀血。

（7）背痛　指躯干后部上平大椎，下至季肋部位疼痛。背痛连及头项，伴有外感表证，是风寒之邪客于足太阳膀胱经；脊骨空痛，不可俯仰，多为精气亏虚，督脉受损。

（8）四肢痛　指四肢肌肉、筋脉和关节等部位疼痛。多由风寒湿邪侵犯经络、肌肉、关节，气血运行不畅，亦有因脾虚、肾虚者。如四肢关节痛、窜痛，多为风痹；四肢关节痛，周身困重多为湿痹；四肢关节疼痛剧烈，得热痛减为寒痹；四肢关节灼痛，喜冷，或有红肿，多为热痹。如足跟或胫膝隐隐而痛，多为肾虚，常见于老年人。

（9）周身痛 指头身、四肢、腰背等处皆有疼痛的症状。如新病周身酸重疼痛，多伴有外感表证，属外邪束表之实证；若久病卧床周身疼痛，属气血亏虚，经脉失养之虚证。

（四）问头身胸腹不适

问头身胸腹不适，是指询问周身各部，除疼痛以外的其他症状。常见的不适症状有头晕、胸闷、心悸、腹胀、脘痞、胁胀、身重、身痒、麻木等。

1. 头晕 指患者自觉视物昏花旋转，轻者闭目可缓解，重者感觉天旋地转，不能站立，闭目亦不能缓解。问头晕需了解头晕的特点、兼证及诱发缓解因素。

头晕胀痛，伴口苦、易怒，脉弦数者，多为肝火上炎或肝阳上亢，清窍被扰。

头晕面白，伴神疲乏力、舌淡脉弱者，多为气血亏虚，脑神失养。

头晕昏重如裹，兼痰多苔腻者，多为痰湿内阻，清阳不升。

头晕耳鸣，健忘失眠，腰膝酸软，多为肾虚精亏，髓海失养。

外伤后见头晕头痛，多为瘀血阻滞，脉络不通。

2. 胸闷 指患者胸部痞塞不畅，满闷不舒，亦称胸痞、胸满，多因胸部气机不畅。

胸闷气喘，少气乏力，多因肺气虚或肺肾气虚。

胸闷气喘，畏寒肢冷，多因寒邪犯肺。

胸闷气喘，壮热，鼻翼扇动，多为热邪或痰热壅肺。

胸闷，兼咳喘痰多，多为痰饮停肺。

胸闷，兼心悸气短者，多为心气虚或心阳不足。

3. 心悸 指患者自觉心慌不安，心跳不宁，包括惊悸与怔忡。因受惊而发心悸不宁为惊悸，无惊而自觉心跳剧烈，悸动不安者为怔忡，怔忡为惊悸进一步发展而来。

心悸，伴气短乏力，自汗神疲，多为心气、心阳不足。

心悸，伴颧红、盗汗，多为心阴不足，心神失养。

心悸，伴面白、唇舌色淡，头晕气短，多为气血两虚，心神失养。

心悸，伴痰多，胸闷不适，多为胆郁痰扰，心神不安。

心悸喘促，伴肢体浮肿，多为阳虚水泛，水气凌心。

4. 腹胀 指患者自觉腹部饱胀不适，如有物支撑，可见于气虚不运或气郁不行所致的气机不畅。

腹胀拒按，兼身热面赤、便秘口渴，多为阳明腑实证。

腹胀拒按，兼食欲不振、嗳腐吞酸，多为食积。

腹胀喜按，胀满不甚，二便通调，多为脾胃虚弱，失于健运。

腹胀如鼓，皮色苍黄，腹壁青筋暴露，为臌胀，多为气血水互结，聚于腹内。

小儿腹胀，面黄肌瘦，不欲进食，发结如穗，多为疳积。

5. 脘痞 指患者自觉胃脘部胀闷不舒的症状，为脾胃病变的表现。

脘痞，兼食少便溏，多为脾胃气虚。

脘痞，兼纳呆呕恶、苔腻者，多为湿邪困阻。

脘痞，饥不欲食，舌红少苔，多为胃阴不足。

脘痞，胃脘部漉漉有振水声，多为水饮停胃。

6. 胁胀 指患者自觉一侧或双侧胁肋部胀满不舒的症状。

胁胀，伴太息易怒、脉弦，多为肝气郁结。

胁胀，身目发黄，口苦，苔黄腻，多为肝胆湿热。

胁胀，肋间饱满，咳唾引痛者，多为饮停胸胁。

7. 身重 指患者自觉身体沉重的症状，多与水湿困阻及气虚不运有关。

8. 身痒 指患者自觉皮肤瘙痒不适的表现，多为风邪袭表、血虚风燥、湿热浸淫。

9. 麻木 指肢体发麻，或皮肤感觉减弱或消失的一种病证，多见于头面、四肢部。可因气血亏虚或肝风内动或风痰湿瘀阻络等致肌肤失养。

颜面麻木，伴口眼歪斜，神志清楚，多为风邪中络。

四肢麻木，伴有关节疼痛，多为寒湿痹阻。

四肢麻木，痿废不用，多为脾胃虚弱不养四肢，亦可见于外伤。

半身麻木，伴头晕痛，口眼歪斜，多为肝风内动。

（五）问耳目

1. 问目

（1）目痛 目痛而赤，属肝火上炎；目赤肿痛，羞明多眵，多属风热；目痛较剧，伴头痛，恶心呕吐，瞳孔散大，多是青光眼；目隐痛，时作时止，多为阴虚火旺。

（2）目眩 指视物昏花，或眼前似有飞蚊。多因肝肾阴虚，肝阳上亢，肝血不足，或气血不足，目失所养。

（3）目涩 指眼目干燥涩滞，或似有异物入目等不适感觉。伴有目赤，流泪，多属肝火上炎；若伴羞明畏光，休息后好转，多属精血亏虚。

（4）目昏、雀盲、歧视 目昏是指视物昏花，模糊不清；雀盲是指白天视力正常，到黄昏后视力明显减退；歧视为视物不清，视一物成二物或物象扩散扭曲变形。三者皆有不同程度的视力减退，多因肝肾不足，精血亏虚，目失所养。

（5）目痒 指患者自觉眼睑、眼眦或目珠瘙痒的症状。若痒似有虫行，伴畏光流泪、灼热者，多为肝火上扰或风热上袭之实证；若微痒，伴干涩畏光，多因精血亏虚，目失所养。

2. 问耳

（1）耳鸣 指患者自觉耳内有响声如蝉鸣或潮水，或时发时止，或持续不停。临床有虚实之分，若突发耳鸣声大，用手按而鸣声不减，属实证，多因肝胆火盛或痰火郁结、气血瘀阻或药物损伤；渐觉耳鸣，声细如蝉，以手按之，鸣声减轻，属虚证，多因肾虚精亏，髓海不充，耳失所养。一般而言，虚证多而实证少。

（2）重听、耳聋 患者自觉听力减退或听觉反应迟钝称之重听；听力明显减退甚则听觉丧失称之耳聋。新病突发耳聋多属实证，因邪气蒙蔽清窍，清窍失养；渐聋多属虚证，多因肾精亏虚，耳窍失养。

（六）问饮食与口味

问饮食与口味包括询问口渴与饮水、食欲与食量及口味等三方面的改变以了解病情。应注意有无口渴、饮水多少、喜冷喜热、食欲情况、食量多少，食物的喜恶、口中有无异常的味觉和气味等情况。

1. 问口渴与饮水 询问患者口渴与饮水的情况，可以了解患者津液的盛衰和输布情况以及病证的寒热虚实。

（1）口不渴 患者无明显口渴感觉，饮水不多。提示津液未伤，见于寒证、湿证。

（2）口渴 提示津液不足或津液输布障碍。口渴多饮，多见于实热证，消渴病及汗、吐、下后；渴不多饮为津液轻度损伤或津液输布障碍的表现，可见于阴虚、湿热、痰饮、瘀血等证。

2. 问食欲与食量　询问患者的食欲与食量，可以判断患者脾胃功能的强弱及疾病的预后转归。

（1）食欲减退　指患者进食欲望减退，甚至不想进食的症状，又称纳呆、不欲食、食欲不振。若食欲减退，兼食量减少，倦怠乏力，形体消瘦，腹胀便溏者，多为脾胃亏虚，运化受纳无能；兼恶心呕吐，头身困重，苔腻脉滑者，多为湿邪困脾，运化障碍；兼胸胁苦满，神情默默，口苦咽干，目眩者，多为邪入少阳，脾胃运化障碍。

（2）厌食　指患者厌恶食物或厌闻食物味道的症状，多见于伤食、妇女妊娠。若厌油腻厚味，亦可见于肝胆湿热证。

（3）消谷善饥　指食欲亢进，食量较多，食后不久即感饥饿的症状，可见于胃火亢盛、胃强脾弱等证，亦可见于消渴病。

（4）饥不欲食　指患者有饥饿感，但不想进食或进食不多的症状，多为胃阴不足，虚火内扰。

（5）偏嗜食物　指嗜食某种食物或某种异物。偏嗜热食，多为虚寒；偏嗜冰冷，多为燥热。若小儿偏嗜泥土、生米等异物，兼腹胀面黄，多属虫积。若妇女妊娠期间偏嗜酸辣，属生理现象。饮食偏嗜太甚，可能诱发或导致某些疾病，如偏嗜肥甘厚味易生痰湿、过食辛辣易致燥热、过食生冷易伤脾胃等。

3. 问口味　问口味是指询问患者口中有无异常味觉。

口淡乏味，伴食欲减退，多因脾胃气虚或寒湿内阻。

口甜，多见于脾胃湿热证。

口黏腻，多属湿困脾胃。

口中泛酸，可见于肝胃郁热。若口中有酸馊味，多见于伤食证。

口苦，属热证的表现，可见于火邪为病和肝胆郁热之证。

口咸，多属肾病及寒证。

（七）问二便

问二便主要了解大小便的性状、颜色、气味、便量多少、排便次数、排便时的感觉及伴随症状等。询问二便的情况可以辨别机体消化功能的强弱、津液代谢的状况，也是判断疾病寒热虚实的重要依据。有关二便的性状、色、味，已分别在望诊、闻诊中叙述。这里介绍二便的次数、量的多少、排便时的异常感觉及排便时间等。

1. 问大便　健康人一般每日或隔日大便一次，色黄质软成形，排便顺畅，便内无脓血、黏液及未消化的食物等。

（1）便次异常　指排便次数增多或减少，超过了正常范围，有便秘与泄泻之分。大便燥结，排出困难或便次减少，甚则数日排一次，称为便秘，可见于胃肠积热，气机郁滞、气血津亏、阴寒凝结等证；大便稀软不成形，甚则呈水样，便次增多，日三四次以上，称为泄泻，可见于脾虚湿盛、肾阳虚、肝郁乘脾、伤食、湿热蕴结大肠、感受外邪等证。

热秘：便秘伴有热象，为热结胃肠，腑气不通。

冷秘：便秘伴有寒象，为阳虚寒凝，肠道气机滞涩。

虚秘：便秘伴乏力津伤证，为气阴两虚。

气秘：便秘伴气滞证，为恼怒忧郁，气机郁结。

泻下黄糜，肛门灼热：湿热侵袭。

泻下酸腐：食积内停。

便质稀薄如鸭便：脾胃虚寒。

五更泻：肾阳虚衰。

泄泻与情志有关：肝气乘脾。

（2）便质异常　指大便质地改变。

完谷不化：指大便中夹有未消化食物，多属脾肾阳虚或伤食。

溏结不调：指大便时稀时干，多属肝郁或脾虚。

便血：指便中带血。多见于脾虚不能摄血或大肠湿热、风燥伤及血络。

（3）排便感觉异常　指排便时有明显不适感觉。

肛门灼热：指排便时肛门有烧灼感，由大肠湿热蕴结而致，可见于湿热泄泻、暑湿泄泻等证。

排便不爽：指排便有滞涩难尽之感，由肠道气机不畅所致，可见于肝郁犯脾、伤食泄泻、湿热蕴结等证。

里急后重：指腹痛窘迫，时时欲泻，肛门重坠，便出不爽，或欲便而排不出，多因湿热之邪内阻，肠道气滞，可见于痢疾。

滑泄失禁：指大便不能控制，呈滑出之状甚则便出而不自知，多因久病体虚，肛门失约，可见于脾肾阳衰等证。

肛门重坠：指肛门有重坠向下之感，甚则肛欲脱出，多见于中气下陷或大肠湿热证。

2. 问小便　了解小便情况可以察知体内津液盈亏及脏腑功能正常与否。排尿次数、尿量，可受饮水、气温、出汗、年龄等因素的影响而略有不同。问小便主要包括尿量、排尿次数、色质及排尿感的改变。

（1）尿量异常　尿量异常，指昼夜尿量过多或过少，超出正常范围，健康成人一天尿量为 1000～1800ml。

尿量增多：指每天尿量较正常明显偏多，多见于虚寒证及消渴病患者。

尿量减少：多见于机体津液亏乏，尿液化源不足或尿道阻滞或阳气虚衰，气化无权之水肿。

（2）排尿次数异常　健康成人一般情况下，白天小便3～5次，夜间0～1次。

小便频数：多见于下焦湿热、下焦虚寒或肾气不固等证。若小便频数，伴尿短赤，尿急尿痛者，多因湿热蕴结下焦，膀胱气化不利，见于淋病；若兼色清量多，夜间明显者，多为肾阳虚衰或肾气不固，膀胱失约。

排尿次数减少：小便不畅，点滴而出者为癃，小便不通，点滴不出者为闭，合称癃闭。有虚实之分。实证多因湿热下注、瘀血内阻、结石阻滞，膀胱气化不利；虚证多因肾阳不足，膀胱气化无权。

（3）排尿感异常　指排尿感觉和排尿过程发生变化，如尿痛、尿失禁、遗尿、尿不尽等。

小便涩痛：指排尿不畅，伴尿道灼热疼痛，多为湿热蕴结膀胱，可见于淋证。

余沥不尽：指小便后点滴不尽，多为肾阳虚、肾气不固。

小便失禁：指小便不能随意识控制而自行流出，多为肾气不足，膀胱失约。若患者神志昏迷，而小便失禁，则病情危重。

遗尿：指睡眠中小便自行排出，多见于儿童或老年人，由肾气未充或肾气亏虚，不能固约膀胱。

（八）问睡眠

睡眠与人体卫气循行和阴阳盛衰有关。卫气昼行于阳经，阳气盛则醒；夜行于阴经，阴气盛则睡。问睡眠，应了解患者有无失眠或嗜睡，睡眠时间的长短、入睡难易、有梦无梦等。临床常见的睡眠失常有失眠、嗜睡。

1. 失眠　指经常不易入睡，或睡而易醒，不易再睡，或睡不安宁，易于惊醒，甚至彻夜不眠的表现。主要由阳不入阴，神不守舍，心神不安所致。可见于心脾两虚、心肾不交、肝阳上亢、痰火扰心、食滞胃腑等证。

知识链接

失眠证候与特征

证型	特征
心肾不交	不易入睡
心脾两虚	睡后易醒
胆郁痰扰	失眠而时时惊醒
食滞胃脘	失眠而夜卧不安

2. 嗜睡　指神疲困倦，睡意很浓，经常不自主地入睡的表现。如困倦思睡，伴胸闷脘痞、肢体困重者，多为痰湿困脾，清阳不升；饭后嗜睡，兼神疲倦怠、纳呆食少者，多为脾胃运化虚弱；若精神疲倦，畏寒蜷卧，但欲睡者，为心肾阳衰，阴寒内盛。

（九）问经带

妇女有月经、带下、妊娠、产育等生理特点，发生疾病时，常出现上述方面的病理改变。因此，对青春期后的女性患者，除了一般的问诊内容外，还应注意询问其经带、妊娠、产育等情况。作为妇科或一般疾病的诊断与辨证依据。

1. 问月经　月经是指正常性发育成熟女性有规律的周期性胞宫出血的生理现象，一般每月一次，故名。问月经应询问月经的周期，行经天数，月经的量、色、质，有无闭经及有无行经腹痛等表现。

（1）经期　即月经的周期，是指每次月经相隔的时间，正常为28～32天。经期异常主要表现为月经先期、月经后期和月经先后不定期。

1）月经先期　指连续两个周期以上，月经提前超过7天，多因血热妄行，或气虚不摄，亦可见于肝郁或血瘀者。

2）月经后期　指连续两个周期以上，月经延后超过7天，多为血虚、血瘀。

3）月经先后不定期　指连续两个周期以上，月经时而提前、时而延后达7天以上，亦称经期错乱，多因肝气郁滞、气机逆乱或脾肾虚损，冲任失调。

（2）经量　正常月经出血量50～100ml，可略有差异。经量的异常主要表现为月经过多和月经过少。

1）月经过多　指每次月经量明显增多，多因血热妄行，瘀血内阻，气虚不摄。

2）崩漏　指妇女非行经期内阴道出血的症状。来势迅猛，出血量多者为崩；来势缓，量少淋漓者为漏，合称崩漏。临床以血热、气虚、血瘀最为多见。

3）月经过少　指每次月经量明显减少，多因寒凝，经血不至，或血虚，经血化源不足，或血瘀，经行不畅。

4）闭经　指女子年逾18周岁，月经尚未来潮，或已行经，未受孕，不在哺乳期，而月经停止达3个月以上，又称经闭。可见于肝气郁结、瘀血、湿盛痰阻、阴虚、脾虚等证。

（3）经色、经质　正常月经色红、质地不稀不稠，无血块。若经色淡红质稀，多为血虚不荣；月经色暗，有血块，多为寒凝血瘀。

（4）经行腹痛　指在月经前后或行经期内，出现小腹部疼痛的症状，亦称痛经。可见于寒凝、气滞血瘀、气血亏虚等证。若行经腹痛，痛在经前者属实，痛在经后者属虚；按之痛甚为实，按之痛减为虚；得热痛减为寒，得热痛不减或益甚为热。

2. 问带下　正常情况下，妇女阴道内有少量无色、无臭的分泌物，谓之带下。带下具有濡润阴道的作用，一般在月经期前后、排卵期或妊娠期，带下量略有增加。问带下应注意量、色质和气味等情况。凡带下色白而清稀、无臭，多属虚证、寒证；带下色黄或赤，稠黏臭秽，多属实证、热证；若带下色白量多，淋漓不绝，清稀如涕，多属寒湿下注；若白带中混有血液，为赤白带，多属肝经郁热或湿毒蕴结。

（十）问小儿

问诊小儿，若其不会表达或表达不清楚，应询问其亲属。除了一般的问诊内容外，应结合小儿发病快、变化急，易虚易实的病理特点，着重询问出生前后情况、喂养情况、生长发育情况、预防接种情况及发病原因。

第五节 切 诊

PPT

切诊是医生用手指或手掌对患者身体某些部位进行触、摸、按、压，以了解疾病的内在变化或体表反应，从而获得辨证资料的一种诊断方法。包括脉诊和按诊两部分内容。

一、脉诊

脉诊，是医者以指腹切按患者身体某些特定部位的动脉以探查脉象，了解病情的一种诊察方法。它是中医学一种独特的诊断疾病的方法。

（一）脉诊原理

脉象即脉动应指的形象。人体血脉贯通全身，内联脏腑，外达肌表，所以，脉象能够反映全身脏腑功能、气血、阴阳等综合信息。脉象的变化，与心气的盛衰、脉管的通利与否、气血盈亏及其他各脏腑的配合直接相关，故察脉可以诊病。

（二）诊脉的部位与方法 ❚ 微课 2

1. 诊脉的部位 关于诊脉部位，《黄帝内经·素问》记载有包括头、手、足的"遍诊法"，汉代张仲景在《伤寒论》中提出包括人迎（颈外动脉）、寸口（桡动脉）、趺阳（足背动脉）的三部诊法，但二者后世均少采用。现临床常用寸口诊法。寸口，又称气口或脉口，即腕后桡骨动脉搏动处，分寸、关、尺三部，以高骨（桡骨茎突）为标志，其稍内方的部位为关，关前（远端）为寸，关后（近端）为尺。两手各分寸、关、尺三部，共六部脉。寸、关、尺三部可分浮、中、沉三候，即寸口诊法的三部九候。寸口分候脏腑说法，历代医家各有争论，现临床常用分法，见表 9 - 6。

表 9 - 6 寸关尺三部分候归纳

部位	左手	右手
寸	心与膻中	肺与胸中
关	肝胆与膈	脾与胃
尺	肾与小腹	肾（命门）与小腹

2. 脉诊的方法

（1）环境 诊脉的时间最好是清晨，在安静环境下进行。诊脉之前，先让患者休息片刻，使气血平静，医生也要平心静气，然后开始诊脉。在特殊的情况下应随时随地诊察，不必拘泥于这些条件。

（2）体位 患者取坐位或正卧位，手臂平放与心脏处于同一水平，直腕仰掌，并在腕关节背面垫上脉枕，这样可使气血运行无阻，以反映机体的真正脉象。

（3）布指 医生和患者侧向坐，医生以左手按诊患者右手脉，右手按诊患者左手脉。先以中指按在掌后高骨内侧关脉位置，接着用食指按在关前的寸脉位置，无名指按在关后尺脉位置。布指时，三指应呈弓形，以指腹触脉（图9-4）。诊小儿脉可用"一指（拇指）定关法"，因小儿寸口部短，不容三指定关尺。

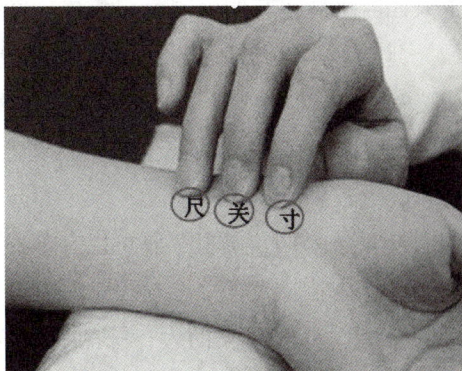

图9-4 脉诊布指示意

（4）平息 一呼一吸称一息，诊脉时，医者的呼吸要自然均匀，全神贯注，用一呼一吸的时间去计算患者脉搏的至数，体会脉象。

（5）指力 医生布指调息后，运用指力轻重改变，结合推寻以诊察、辨别脉象。常用指力有举、按、寻等。医者用轻指力按在皮肤上叫举，又叫浮取或轻取；用重指力按在筋骨间叫按，又称沉取或重取；不轻不重，中等程度用力按到肌肉，为中取；指力从轻到重，从重到轻，左右推寻，以察觉脉动特征，称为寻。

（6）指法 分为总按和单按。三指用相同力量同时诊脉，从总体上把握脉象者，称为总按；一个手指用力诊察指下脉象，以重点了解某一部脉象的方法，称为单按。临床上，总按与单按常配合使用。

（7）时长 每侧诊脉时长不应少于50次脉搏跳动时间，约1分钟。

（8）脉象要素 诊察脉象应从脉位、脉率、脉长、脉宽、脉力、脉律、紧张度、流利度等八个要素来判断。

1）脉位 指脉动显现部位的深浅，脉位浅表者为浮脉，脉位深者为沉脉。

2）脉率 指脉动的频率。一息四五至为平脉，低于四至者为迟脉，多于五至者为数脉。

3）脉长 指脉动应指的轴向长度。超过寸关尺三部者为长脉，应指不及三部者为短脉。

4）脉宽 指脉动应指的横向范围，及脉道粗细。脉道宽大者为洪脉，脉道狭小者为细脉。

5）脉力 指脉象搏动的强弱。应指有力者为实脉，应指无力者为虚脉。

6）脉律 指脉动的节律。正常脉动节律应均匀一致，若脉动参差不齐，或时有歇止为异常，常见有促脉、结脉、代脉等。

7）紧张度 指脉管的紧急或弛缓程度。紧张度高者如弦脉、紧脉，弛缓者如缓脉。

8）流利度 指脉搏应指的通畅程度。脉来流利圆滑者为滑脉，应指涩滞不畅者可见于涩脉。

（三）正常脉象

正常脉象是健康无病之人的脉象，亦称平脉、常脉。

1. 正常脉象特点 正常成人脉象的形态特征是寸关尺三部皆有脉，一息四五至（相当于72~80次/分），不浮不沉，不大不小，从容和缓，柔和有力，节律一致，沉取不绝，并随生理活动和气候环境的不同而有相应的变化。古人将其概括为有胃、有神、有根三个特点。

（1）有胃 脉象不浮不沉，不快不慢，从容和缓，节律一致便是有胃之脉。提示胃气不衰。

（2）有神 脉象柔和有力，节律整齐，谓之有神。提示气血充盈，心神健旺。

（3）有根 脉象三部沉取有力，或尺脉沉取有力，谓之有根。提示肾气充足。

2. 脉象的生理变异 脉象为人体脏腑气血功能的反映，故受机体内外环境影响而变化。四时气候、地理环境、年龄、性别、体型、情志、劳逸，皆可引起脉象的生理性变异。

（1）四时气候　人与天地相应，人体受自然界四时气候变化的影响，生理功能也相应地变化，故正常人四时平脉也有所不同。有春弦、夏洪、秋浮、冬沉的变化。

（2）地理环境　地理环境也能影响脉象，如南方气候温热，空气湿润，人体肌腠疏松，故脉多细软或略数；北方地势高，空气干燥，气候寒冷，人体肌腠紧缩，故脉多表现沉实。

（3）性别　男女在体质及生理、心理上的差异导致脉象亦有别，一般来说，妇女脉象较男子弱而略快，脉形较细。

（4）年龄　不同年龄段平脉可以有不同表现。如三岁以内小儿，一息为七八至；5～6岁小儿一息六至。青年体壮脉搏有力；老人气血虚弱，精力渐衰，脉搏较弱等。

（5）体型　身躯高大的人，脉的显现部位较长；矮小的人，脉的显现部位较短。瘦人肌肉薄，脉常浮；肥胖的人，皮下脂肪厚，脉常沉。凡常见六脉沉细等同，而无病象的叫做六阴脉；六脉常见洪大等同，而无病象的，叫做六阳脉。

（6）情志　一时性的精神刺激可引起脉象的生理变化，如喜则脉缓、怒则脉急、惊则气乱而脉动等。

（7）劳逸　剧烈运动或远行、进食，脉多快而有力；饥饿、休息时，脉多迟缓；脑力劳动之人，脉多弱于体力劳动者。

此外，有一些人，脉不见于寸口，而从尺部斜向手背，称斜飞脉；若脉出现于寸口的背侧，则称反关脉。还有出现于腕部其他位置者，都是生理特异脉位，是桡动脉解剖位置的变异，不属病脉。

（四）常见病脉 🄴 微课3

反映机体疾病的脉象，叫做病脉。一般来说，除了正常生理变化范围以及个体生理特异之外的脉象，均属病脉。不同的病理脉象，反映了不同的病证，我国现存最早的脉学专书《脉经》提出二十四种脉象，后经历代医家增减变化，现临床常用脉象28种。尽管脉象种类繁多，但均离不开脉位、脉率、脉长、脉宽、脉力、脉律、紧张度、流利度等八个要素的变化和相兼。诊察过程中应对各种脉象的主要特征仔细体会，认真比对，方能了解疾病的病位、病性、邪正关系及病情的轻重预后等。

1. 浮脉类　浮脉类的脉象，有浮、洪、濡、散、芤、革六脉。因其脉位浅，浮取即得，故归于一类。

（1）浮脉

【脉象】轻取即得，重按稍减而不空，举之有余，如水上漂木。

【主证】多见于表证，亦可见于虚阳外越证。外感实证，脉多浮而有力；虚人外感或邪盛正虚时，脉多浮而无力；外感风寒，脉多浮而紧；外感风热，脉多浮而数。若久病体虚，脉浮而无根，可能为虚阳外越，病情危重之象。

▌知识链接

二十八脉四言脉诀

明代医家李中梓所著的《诊家正眼》，将二十八脉的脉象与主病分列为体象歌、主病歌、兼脉歌三项，称二十八脉四言脉诀，其歌诀朗朗上口，通俗易记，其中体象歌对脉象的描述生动形象，常为后世医家所引用。引其描述"浮脉"如下。

【体象歌】浮在皮毛，如水漂木；举之有余，按之不足。

【主病歌】浮脉为阳，其病在表。寸浮伤风，头疼鼻塞；左关浮者，风在中焦；右关浮者，风痰在膈；尺脉得之，下焦风客，小便不利，大便秘涩。

【兼脉歌】无力表虚，有力表实。浮紧风寒，浮迟中风；浮数风热，浮缓风湿。浮芤失血，浮短气病；浮洪虚热，浮虚暑急；浮涩血伤，浮濡气败。

（2）洪脉

【脉象】脉体宽大，浮而有力，来盛去衰，状若波涛汹涌。

【主证】多见于里热证，亦主邪盛正衰。伤寒阳明经证或温病气分证，脉洪，兼大热、口渴、汗出等。久病气虚或虚劳、失血、久泻等病证，浮取洪脉，沉取无力。

（3）濡脉

【脉象】浮而细软无力，轻取即得，重按无力，如絮在水中。

【主证】多主虚证、湿证。崩漏、泄泻、自汗喘息、失精诸虚证致阳气不足，精血亏虚，无力推动脉行、充养脉道，则脉浮软而细为濡脉；若湿邪阻压脉道，亦见濡脉。

（4）散脉

【脉象】浮散无根，脉律不齐。如杨花散漫，来去无定之象。

【主证】主元气离散。为脏腑精气衰败之危候。

（5）芤脉

【脉象】浮大中空，如按葱管。

【主证】常见于失血、伤阴等病证。突然失血过多或津液大伤，营血不足，无以充脉，阳气无所附而浮越于外，因而形成浮大中空之芤脉。

（6）革脉

【脉象】浮而搏指，中空外坚，如按鼓皮。

【主证】亡血、失精、半产、漏下。革脉为弦芤相合之脉，由于精血内虚，气无所附而浮越于外，为无胃气之真脏脉，多属危候。

2. 沉脉类 沉脉类的脉象，有沉、伏、弱、牢四脉。脉位较深，重按乃得，故同归于一类。

（1）沉脉

【脉象】轻取不应，重按乃得，如石沉水。

【主证】里证。亦可见于无病之正常人。脉沉而有力，为里实证；脉沉而无力，为里虚证。

（2）伏脉

【脉象】重按推筋着骨始得，甚则伏而不见。

【主证】主里证。常见于邪闭、厥证、痛极。邪气内伏，脉气不通，脉道不显或阳气衰微，不能鼓动血脉，故见伏脉，前者多见实邪暴病，后者多见于久病正衰。

（3）弱脉

【脉象】极软而沉细。

【主证】主气血阴阳俱虚证。阴血不足，不能充盈脉道，阳衰气少，无力推动血行，故脉来沉而细软，而形成弱脉。

（4）牢脉

【脉象】沉而实大弦长，坚牢不移。

【主证】多见于阴寒内盛、疝气、癥瘕积聚等实证。牢脉主实证有气血之分，癥瘕有形肿块，是血分实证；无形痞结、疝气，是气分实证。若牢脉见于失血、阴虚等病证，则是阴血暴亡之危候。

3. 迟脉类 迟脉类的脉象，有迟、缓、涩、结四脉。脉动较慢，一息不足四至，故同归于一类。

（1）迟脉

【脉象】脉来迟慢，一息不足四至（相当于每分钟脉搏60次以下）。

【主证】寒证。亦可见于邪热积聚之里实热证。迟而有力为寒痛冷积或邪热结聚之阳明腑实证；迟而无力为虚寒。久经锻炼的运动员，脉迟而有力，则不属病脉。

（2）缓脉

【脉象】一息四至，来去怠缓。

【主证】多见于湿证，脾胃虚弱。亦可见于正常人。缓脉稍慢于平脉而快于迟脉，每分钟 60～70 次。若脉来怠缓无力，弛纵不鼓，为湿邪黏滞，阻遏脉道之病脉。若脉来从容平缓，为气血充足，百脉通畅之平脉。若病中脉转缓和，是正气恢复之征。

（3）涩脉

【脉象】迟而形细，往来艰涩，极不流利，如轻刀刮竹。

【主证】主精血亏少，气滞血瘀，痰食内停。精伤血少津亏，脉涩而无力；气滞血瘀、痰食内停，则脉涩而有力。

（4）结脉

【脉象】脉来迟缓，脉律不齐，有不规则的停止。

【主证】主阴盛气结，寒痰血瘀，亦可见于气血亏虚等证。

4. 数脉类 数脉类的脉象，有数、疾、促、动四脉。脉动较快，一息超过五至，故同归一类。

（1）数脉

【脉象】脉率增快，一息脉来五至以上（每分钟 90～120 次）。

【主证】主热证。有力为实热，无力为虚热。邪热内盛，气血运行加速，故脉数而有力，主实热证。若阴虚内热，则脉虽数而无力。若脉浮数，重按无根，是虚阳外越之危候。

（2）疾脉

【脉象】脉来急疾，一息七八至（每分钟 120 次以上）。

【主证】主阳极阴竭，元阳将脱。外感热病之热邪亢盛，脉疾而按之益坚；虚阳外越，则脉疾而无力。皆为危候。

（3）促脉

【脉象】脉来急促，节律不齐，有不规则的歇止。

【主证】主阳热亢盛，气血痰食郁滞，亦可见于脏气衰败。阳热亢盛或气滞、痰饮、瘀血、宿食阻滞脉道，则脉促而有力；心气虚衰，虚阳浮动，则脉促而无力。

（4）动脉

【脉象】脉短数，脉形如豆，厥厥动摇，滑而有力。

【主证】主痛证、惊证。

5. 虚脉类 虚脉类脉象，有虚、细、微、代、短五脉，脉动应指无力，故归于一类。

（1）虚脉

【脉象】三部脉举之无力，按之空虚，应指松软。

【主证】主虚证。多为气血两虚。

（2）细脉

【脉象】脉道狭小，脉细如线，但应指明显。

【主证】主气血两虚，诸虚劳损，湿证。若温热病神昏谵语见脉细数，则为热入营血或邪陷心包之象。

（3）微脉

【脉象】极细极软，按之欲绝，似有若无。

【主证】多见于阴阳气血诸虚，阳气衰微。久病脉微，为正气将绝，气血衰微；新病脉微，是阳气暴脱之征。

（4）代脉

【脉象】脉势柔软，脉律不齐，有规则的歇止，歇止时间较长。

【主证】多见于脏气衰微，疼痛、惊恐、跌扑损伤等。虚证见代脉，多脉虚无力；疼痛、惊恐、跌扑损伤等见脉代而有力。

（5）短脉

【脉象】脉体首尾俱短，常只显于关部，而在寸、尺部多不明显。

【主证】主气病。脉短而有力为气滞，脉短而无力为气虚。

6. 实脉类 实脉类脉象，有实、滑、弦、紧、长等五脉，脉动应指有力，故归于一类。

（1）实脉

【脉象】寸、关、尺三部脉举按均有力，来去皆盛。

【主证】见于实证。亦可见于常人健康脉象。

（2）滑脉

【脉象】往来流利，如珠走盘，应指圆滑。

【主证】主痰饮、食积、实热。亦可见于青壮年人或妊娠期妇女。

（3）弦脉

【脉象】脉象端直而形长，脉道较硬，如按琴弦。

【主证】主肝胆病、痰饮、痛证、疟疾等，亦可见于胃气衰败。脉弦多为少阳气机阻滞，若脉弦而紧多为寒凝肝脉，弦而数多为气郁化热，弦而滑多为痰饮阻滞，若弦而细劲，如循刀刃，便是胃气全无，病多难治。

（4）紧脉

【脉象】脉势紧张，脉来绷急，状若牵绳转索。

【主证】主寒证、痛证、食积等。

（5）长脉

【脉象】首尾端长，超过本位。向远端逾过寸部至大鱼际者为溢脉，向近端逾越尺部者为履脉。

【主证】常见于阳证、热证、实证。亦可见于健康常人。

脉象分类及特征，见表9－7。

表9－7 脉象分类及特征

分类	名称	脉象特征	主病
浮脉类	浮	轻取即得，重按稍减而不空	表证，虚阳外越证
	洪	脉体宽大，浮而有力，来盛去衰	里热证，邪盛正衰
	濡	浮而细软无力	虚证，湿证
	散	浮散无根，脉律不齐	元气离散
	芤	浮大中空，如按葱管	失血伤阴
	革	浮而搏指，中空外坚，如按鼓皮	亡血，失精，半产，漏下
沉脉类	沉	轻取不应，重按始得	里证
	伏	重手推筋按骨始得，甚则伏而不见	邪闭，厥证，痛极
	弱	极软而沉细	阴阳气血俱虚
	牢	沉按实大弦长	阴寒内实，疝气，癥瘕

续表

分类	名称	脉象特征	主病
迟脉类	迟	脉来迟缓，一息不足四至	寒证
	缓	一息四至，来去缓怠	湿证，脾虚
	涩	脉细而缓，往来艰涩不畅	气滞血瘀，精伤血少，痰食内停
	结	脉来缓慢，时见一止，止无定数	阴盛气结，寒痰血瘀，气血亏虚
数脉类	数	脉率增快，一息脉来五至以上	热证
	疾	一息七至以上，脉来急疾	阳极阴竭，元气将脱
	促	脉来数而时一止，止无定数	阳盛，气血痰食郁滞，脏气衰败
	动	脉形如豆，厥厥动摇，滑数有力	痛，惊
虚脉类	虚	三部脉举之无力，按之空虚	虚证，多为气血两虚
	细	脉细如线，但应指明显	气血两虚，诸虚劳损，湿证
	微	极细极软，似有似无，至数不明	阴阳气血诸虚，阳虚危候
	代	脉来一止，止有定数，良久方来	脏气衰微，跌扑损伤，惊恐，痛证
	短	首尾俱短，不能满部	气病
实脉类	实	三部脉举按均有力	实证
	滑	往来流利，如珠走盘，应指圆滑	痰饮，食积，实热
	弦	端直而长，如按琴弦	肝胆病，痛证，痰饮，疟疾
	紧	脉来紧张，状如牵绳转索	寒，痛，食积
	长	首尾端直，超过本位	阳证、热证、实证

（五）相兼脉与主证

在 28 种脉象中，有些脉只用单种脉象要素即可描述，如浮脉、沉脉仅从脉位描述，迟脉、数脉从脉率上描述，为单因素脉。有些脉象本身即是由几种脉象要素合成，如弱脉由脉位沉、脉宽细、脉紧张度软组合而成；动脉由脉率数、脉形短、脉流利度滑合成。凡两种或两种以上单因素脉相兼出现，组合成的脉象即称为相兼脉或复合脉。

由于临床致病因素的多样性、邪正相争的复杂性，患者脉象多以相兼脉出现。相兼脉象的主证，往往等于各脉所主证的总和，如浮为表，数为热，浮数主表热，以此类推。现将常见的相兼脉及主证列于下。

浮紧脉：主表寒证、风寒湿痹证。

浮缓脉：主伤寒表虚证。

浮数脉：主表热。

浮滑脉：主表证夹痰，多见于素体痰湿而又感受外邪者。

沉迟脉：主里寒。

弦数脉：主肝热、肝火。

滑数脉：主痰热、食积内热。

洪数脉：主气分热盛。

沉弦脉：主肝郁气滞、水饮内停。

沉涩脉：主血瘀。

弦细脉：主肝肾阴虚、肝郁脾虚。

沉缓脉：主脾虚、水湿停留。

沉细脉：主阴虚、血虚。

弦滑数脉：主肝火夹痰、痰火内蕴。

沉细数脉：主阴虚、血虚有热。

弦紧脉：主寒痛、寒滞肝脉。

（六）诊小儿脉

因小儿寸口部位狭小，难分寸关尺三部，故后世医家多以一指总候三部，称一指定三关。3岁以内小儿，诊病以望食指脉络为多，诊脉仅用于定至数。操作时医生用左手握小儿手，以右手大拇指或食指指腹按其掌后高骨脉上，分三部以定至数。对四岁以上的小儿，则以高骨中线为关，以一指向侧滚转寻三部；七八岁可以挪动拇指诊三部；九至十岁以上，可以次第下指依寸关尺三部诊脉；十岁以上则按成人三部诊脉进行。

正常小儿脉象较成人软而数，年龄越小，脉搏越快。一般2~3岁小儿，一息六至七至（每分钟100~120次）；5~10岁小儿，一息六至（每分钟100次）。

小儿疾病一般比较单纯，病脉亦多简单。主要以浮、沉、迟、数定表、里、寒、热，以有力无力定虚、实。

（七）脉症顺逆与从舍

1. 脉症顺逆　脉症顺逆是指从脉与症的相应不相应来判断疾病的顺逆。在一般情况下，脉与症是一致的，即脉症相应，但有时脉与症不一致，也就是脉症不相应，甚至还会出现相反的情况。脉症相应者主病顺，不相应者逆，逆则主病凶。一般来说，凡有余病证，脉见洪、数、滑、实则谓脉症相应，为顺证，表示邪实正盛，正气足以抗邪；若反见细、微、弱的脉象，则为脉症相反，是逆证，说明邪盛正虚，易致邪陷。凡暴病脉来浮、洪、数、实者为顺，反映正气充盛能抗邪；久病脉来沉、微、细、弱为顺，说明有邪衰正复之机，若新病脉见沉、细、微、弱，说明正气已衰；久病脉见浮、洪、数、实，则表示正衰而邪不退，均属逆证。

2. 脉症从舍　在脉症不相应的情况，需辨明脉症的真假以决定从舍，或舍脉从症，或舍症从脉。

（1）舍脉从症　在症真脉假的情况下，必须舍脉从症。例如，症见腹胀满，疼痛拒按，大便燥结，舌红苔黄厚焦燥，而脉迟细者，则症所反映的是实热内结肠胃，是真；脉所反映的是因热结于里，阻滞血液运行，故表现为迟细脉，是假象，此时当舍脉从症。

（2）舍症从脉　在症假脉真的情况下，必须舍症从脉。例如，伤寒，热闭于内，症见四肢厥冷，而脉滑数，脉所反映的是真热；症所反映的是由于热邪内伏，格阴于外，出现四肢厥冷，是假寒，此时当舍症从脉。

二、按诊

按诊，就是医者用手直接触摸、按压患者体表某些部位，以了解局部的异常变化，从而推断疾病的部位、性质和病情轻重等情况的一种诊察方法。

按诊是切诊的一部分，在辨证中起重要作用，是四诊中不可忽略的一环。通过触辨身体各部的肤温、润燥、疼痛、肿胀、痰饮、肿块等情况，可以充实诊断与辨证所必须的资料。临证按诊，是在望、闻、问的基础上，有目的地进行的，需结合患者的异常感觉和其他体征综合分析，才能做出较为正确的诊断。

（一）按诊的方法

1. 体位 按诊时患者根据需要取坐位或仰卧位。一般按胸腹时，患者须采取仰卧位，全身放松。医生站在患者右侧，右手或双手对患者进行切按。必要时令患者屈起双膝或改变体位，便于切按。

2. 手法 按诊的手法大致可分触、摸、按、叩四类。

（1）触法 以手指或手掌轻轻接触患者局部，如额部或四肢皮肤等，以了解凉热、润燥等情况，用于判断机体阴阳盛衰及津液盈亏。

（2）摸法 以指掌稍用力抚摸局部，如胸腹、腧穴、肿胀部位等，以探明局部的感觉情况或肿物的范围、形态、大小等，用于辨别病位及病性的虚实。

（3）按法 用手掌以较大力度按压或推寻局部，如腹部或肿胀部位，以了解深部有无压痛或肿块，或肿块的形态、大小、质地、活动度等，以辨别脏腑虚实和肿块的具体情况。

（4）叩法 医生用手叩击患者身体某部，使之产生叩击音、波动感或震动感，以确定病变性质和程度的一种检查手法。

按诊时，医者要关怀体贴患者，态度端正，手法轻巧，注意保护患者隐私。一般先触摸，后按压，指力由轻到重，由浅入深。同时要嘱咐患者主动配合，随时反映自己的感觉，边检查边观察患者的表情变化以了解其痛苦所在。

（二）按诊的内容

按诊的应用范围较广。临床上以按肌肤、按手足、按胸胁、按脘腹、按腧穴等为常用，分述如下。

1. 按肌肤 按肌肤主要辨别肌肤的寒热、润燥、皮疹、疮疡、肿胀以及疼痛等情况。正常肌肤温润而有光泽，富有弹性，无皮疹、疼痛、肿胀、疮疡、结节等。

（1）寒热 肌肤灼热多见于阳证、热证；肌肤清凉多见于阴证、寒证；手足心较其他肤温高者多为阴虚内热；初扪之不甚热，扪之稍久感灼手为湿温内热；身灼热而四肢厥冷为里热壅盛。局部红肿灼热疼痛为阳证；局部皮肤不热，红肿不明显者为阴证。

（2）润燥 肌肤润滑而有光泽，为气血津液未伤；久病肌肤枯涩者，为津液亏虚或气血两伤；肌肤甲错者，为瘀血内阻。肌肤冷汗淋漓而冷，面白脉微者，为亡阳之征；肌肤汗出如油而腻，脉燥疾者，为亡阴之兆。

（3）疼痛 痛按之减者为虚证，硬痛拒按者为实证；轻按即痛者病在浅表，重按方痛者病在深部。

（4）肿胀 肿胀部位按之凹陷，放手不能即刻恢复者，为水肿；举手即起者，为气肿。

（5）疮疡 痈疡根平漫肿者属虚证，根盘收而隆起者属实证，按之坚硬为无脓，按之软有波动感为有脓。

2. 按手足 按手足重点在手足心的寒热程度。正常情况下，手足是温润的。诊手足寒温，对于判断阳气存亡，推测疾病预后，具有重要意义。

凡疾病初起，手足俱冷的，是阳虚寒盛，属寒证；手足俱热的，多为阳盛热炽，属热证。手足的背部较热的，为外感发热；手足心较热的，为内伤发热。额上热甚于手心热的，为表热；手心热甚于额上热的，为里热。小儿指尖冷主惊厥；中指独热主外感风寒；中指末独冷，为麻痘将发之象。阳虚之证，四肢犹温，是阳气尚存，尚可治疗；若四肢厥冷，其病多凶，预后不良。

3. 按胸胁 按胸胁重点检查虚里搏动情况及对胸前区、胁肋部按压、叩击。

（1）按虚里 虚里位于左乳下第4~5肋间心尖搏动处，为诸脉所宗，宗气之外候。探索虚里搏动的情况，可以了解宗气的强弱，病之虚实，预后之吉凶。虚里按之应手，动而不紧，缓而不急，搏动范围2~2.5cm，节律整齐，为健康之征。

诊虚里时，患者仰卧位，医生以右手平按虚里部，注意诊察其搏动强弱、至数和聚散。若搏动微弱无力，为不及，是宗气内虚；若动而应衣，为太过，是宗气外泄之象；若按之弹手，洪大而博，属于危重的证候。

（2）按胸胁　前胸高起，叩之音清者，为肺胀证；胸胁按之胀痛者，可见于痰热气结或水饮内停；胁下肿块，刺痛拒按，多属气滞血瘀，若表面凹凸不平，则要警惕肝癌；疟疾日久，胁下出现肿块，称为疟母。

4. 按脘腹　按脘腹主要察其冷热、软硬度、胀满、肿块、压痛等情况，以协助疾病的诊断与辨证。

（1）疼痛　凡腹痛，喜按者属虚，拒按者属实；按之局部灼热，痛不可忍者，为内痈。

（2）胀满　腹部胀满，按之有充实感觉，有压痛，叩之声音重浊的，为实满；按之不实，无压痛，叩之作空声的，为气胀，多属虚满。腹部高度胀满，如鼓之状者，称为臌胀，可分水臌与气臌。以手分置腹之两侧，一手轻拍，另一手可触到波动感，同时，按之如囊裹水，且腹壁有凹痕者，为水臌；以手叩之如鼓，无波动感，按之亦无凹痕者，为气臌。

（3）肿块　肿块的按诊要注意其大小、形态、硬度、压痛等情况。腹部肿块，痛有定处，按之有形而不移的为积，病属血分；痛无定处，按之无形聚散不定的为聚，病属气分。左小腹作痛，按之累累有硬块者，为肠中有宿粪。右小腹作痛，按之疼痛，有包块应手者，为肠痈。腹中肿块，形如筋结，久按会转移，指下如蚯蚓蠕动，按之起伏聚散，往来不定者，为虫积。

5. 按腧穴　按腧穴，是按压身体上某些特定穴位，通过穴位的变化与反应，来推断内脏的某些疾病。腧穴的病理变化主要是出现结节或条索状物，或者出现压痛及敏感反应。如肺病患者，可在肺俞穴或中府穴触及结节或压痛；肝病患者肝俞或期门穴按压痛；胃病患者胃俞和足三里有压痛；肠痈患者阑尾穴有压痛等。

知识链接

诊断脏腑病变的常用腧穴

心病——巨阙、膻中、大陵　　　　小肠病——关元

脾病——章门、太白、脾俞　　　　胃病——足三里、胃俞

肺病——中府、肺俞、太渊　　　　大肠病——天枢、大肠俞

肝病——期门、肝俞、太冲　　　　胆病——胆俞、日月

肾病——气海、太溪　　　　　　　膀胱病——中极

目标检测

答案解析

选择题

1. 假神的病机是（　　）

A. 阴阳格拒　　　　B. 阴虚阳亢　　　　C. 气血两亏

D. 阴阳两虚　　　　E. 阴阳失调

2. 牙龈红肿多因（　　）

  A. 肝胆湿热   B. 外感风寒   C. 肺热伤阴

  D. 肺胃有热   E. 胃火上炎

3. 邪气渐盛的舌苔变化是（　　）

  A. 苔由厚变薄   B. 苔由薄变厚   C. 苔由多变少

  D. 苔由少变多   E. 苔由润变燥

4. 津液不足证的临床表现不包括（　　）

  A. 口渴咽干   B. 皮肤干燥   C. 五心烦热

  D. 尿少   E. 便干

5. 胃气上逆临床表现常见（　　）

  A. 咳嗽   B. 喘息   C. 呃逆

  D. 嘈杂   E. 咯血

6. 最宜辨证为心火亢盛证的表现是（　　）

  A. 高热   B. 口渴   C. 心烦

  D. 失眠   E. 舌赤烂痛

7. 亡阴和亡阳之汗的主要区别在于（　　）

  A. 汗出的原因   B. 汗出的冷热   C. 汗出的气味

  D. 汗出的量   E. 汗出的颜色

8. 以下哪项属细脉的相似脉（　　）

  A. 微弱散脉   B. 濡弱伏脉   C. 微濡迟脉

  D. 微弱濡脉   E. 沉弱微脉

9. 下列诸脉中，一般不主痰饮证的脉象是（　　）

  A. 滑脉   B. 弦脉   C. 促脉

  D. 结脉   E. 濡脉

10. 带下量多，色白清稀，多属（　　）

  A. 肝经郁热   B. 气血亏虚   C. 寒湿下注

  D. 肝肾阴虚   E. 湿热下注

11. 痛如针刺的病机是（　　）

  A. 食积   B. 气滞   C. 湿滞

  D. 瘀血   E. 血虚

12. 大便夹有不消化的食物，酸腐臭秽者，多因（　　）

  A. 大肠湿热   B. 寒湿内盛   C. 伤食积滞

  D. 脾胃虚弱   E. 肝胃不和

13. 既可出现自汗，又可出现盗汗的证是（　　）

  A. 阳气亏虚   B. 瘀血内阻   C. 阴液亏虚

  D. 气阴两虚   E. 血液亏虚

14. 口干，但欲漱水不欲咽，可见于（　　）

  A. 阴虚证   B. 湿热证   C. 痰饮内停

  D. 瘀血阻滞   E. 里寒证

15. 肾气不固所导致的小便改变为（　　）

A. 小便短赤　　　　B. 小便频数而短少　　　C. 小便浑浊

D. 小便量多而清　　E. 小便涩痛

（罗红柳　张　军）

书网融合……

| 重点小结 | 微课1 | 微课2 | 微课3 | 习题 |

第十章 中医诊疗基础——辨证

知识目标：通过本章的学习，应能掌握辨证、八纲辨证的概念，八纲辨证、脏腑辨证各证候的证机概要及辨证要点；熟悉气血津液辨证的内容；了解六经辨证、卫气营血辨证、三焦辨证的要点。

能力目标：能运用八纲辨证、脏腑辨证、气血津液辨证对常见证候进行初步的辨析。

素质目标：通过本章的学习，培养刻苦钻研学习态度和缜密辨析的职业精神，锻炼多角度认识和分析事物的能力。

情境：患者，男，35岁，素体脾胃虚弱，胃脘不适，纳差，四肢欠温，倦怠乏力。1年前冒雨后，出现全身浮肿、发热、小便不利。经治疗后浮肿基本消退，病情缓解，但晨起仍有眼睑浮肿、乏力身困等。12天前，又因受湿，病情加重，现全身浮肿，下肢肿甚，按之凹陷不易恢复，脘腹胀闷，纳减便溏，食少面色不华，神倦肢冷，小便短少，舌淡苔白腻，脉沉缓。

分析：患者素体脾胃虚弱，中阳不振，运化失司，又复感湿邪，引动内湿，内外合邪水湿内停，致水液潴留，泛溢于肌肤，故小便短少，全身浮肿；湿性趋下，易袭阴位，故下肢肿甚，按之凹陷；脾虚运化无力，故脘腹胀闷，纳少便溏，脾虚则面色不华；阳不温煦故神倦肢冷；舌淡苔白腻、脉沉缓是脾阳虚衰，水湿内聚之征。辨证为脾阳虚衰之阴水，治疗当温阳健脾，化气行水。

思考：1. 什么是辨证？

2. 辨证的方法有哪些？

辨证论治是中医学的特点与精华。"辨"即识别、分析；"证"即证候，是对疾病发展过程中某一阶段或某一类型的病理概括，包括病位、病因、病性及邪正关系，反应出疾病发展过程中某一阶段或某一类型的病理变化本质。辨证是以整体观念为指导思想，以阴阳、五行、脏腑、经络、精气血津液等学说为理论依据，对望、闻、问、切四诊所收集的资料包括症状与体征进行综合、分析、归纳，运用中医思维辨明疾病发生的原因、性质、部位及邪正盛衰，以确立证候，明确诊断，为治疗提供依据。故辨证的过程实际上是认识疾病的过程。

辨证的方法很多，临床上常用的有八纲辨证、脏腑辨证、气血津液辨证、六经辨证、卫气营血辨证和三焦辨证。八纲辨证是各种辨证的总纲；脏腑辨证是各种辨证的基础，主要适用于杂病；气血津液辨证是分析气血津液的病理变化，与脏腑辨证相互补充的一种辨证方法。六经辨证、卫气营血辨证及三焦辨证主要适用于外感疾病。各辨证方法虽有其自身特点，对不同病证的诊断各有侧重，但也是相互联系和相互补充的，临诊时应综合运用。

第一节 八纲辨证

PPT

八纲，就是表、里、寒、热、虚、实、阴、阳八个辨证的纲领。八纲辨证是医者将通过四诊取得的疾病资料，运用八纲进行综合分析，从而辨别疾病的性质、病变的部位、病势的轻重、个体反应的强弱、正邪双方力量的对比等，归纳为阴、阳、表、里、寒、热、虚、实等八类基本证候的一种辨证方法。

中医学所形成的辨证分类方法有很多种，其中最基本的方法是八纲辨证。虽然疾病的表现复杂，但基本上可以用八纲概括。如病位的深浅，可分表证和里证；疾病的性质，可分寒证与热证；邪正的盛衰，有虚证和实证；疾病的类别，可分阴证和阳证。其中，阴阳两纲又可以概括其他六纲，即表、热、实证属阳证；里、虚、寒证属阴证，故阴阳又是八纲中的总纲。

八纲是各种辨证的纲领，是分析病证共性的辨证方法，有提纲挈领的作用，适用于临床各种疾病的辨证。但八纲辨证尚不够具体，临诊时必须在八纲的基础上用其他辨证方法加以深化，以完善临床各科辨证。

八纲之间，是互相联系而不可分割的。如辨表里必须与寒热虚实相联系；辨寒热必须与表里虚实相联系；辨虚实也必须与寒热表里相联系。在疾病的发展变化过程中，表里、寒热、虚实可单独出现，也可出现表里、寒热、虚实的错杂情况，如表里同病、寒热错杂、虚实夹杂。八纲证候也不是静止不变的，在一定的条件下可出现转化，如表证入里、里证出表、寒证化热、热证转寒、由实转虚、因虚致实等。阴证与阳证也如此，在疾病变化中可出现阴阳转化，阴阳互损，甚至出现亡阴、亡阳等危重证候。疾病在特定的情况下，还可出现疾病本质与外在表现不一致的情况，如真寒假热、真热假寒、真虚假实、真实假虚等。因此，运用八纲辨证时，不仅要熟练掌握八纲证候的各自特点，还要注意它们之间的相兼、夹杂、转化、真假等情况，这样才能正确全面的认识病证，为论治提供可靠依据。

一、表里 [e]微课1

表里，是辨别疾病病位和病势的一对纲领。一般地说，病发于皮毛、肌腠、经络者为外，属表证；病发于脏腑、气血、骨髓者为内，属里证。表证病浅而轻，里证病深而重。

在外感疾病过程中，表证入里为病进，里证出表为病退。病邪入里一层，病深一层；出表一层，病浅一层。表里辨证，适应于外感病，可以察知病情的轻重深浅、病理变化的趋势及演变规律。

（一）表证

表证，是外邪侵袭人体肌表、口鼻时所产生的证候，多见于外感病的初期阶段。具有起病急，病程短的特点。

【临床表现】恶寒（或恶风），发热，舌苔薄白，脉浮。可兼见鼻塞流涕，咽喉痒痛，咳嗽，头身疼痛，骨节酸痛等症状。

【证候分析】由于六淫邪气客于皮毛肌表，阻遏卫气的正常宣发，郁而发热。卫气被遏，失其温养肌表的功能，肌表得不到正常的温煦，故出现恶风寒的症状。邪气在表未入里，舌象可无明显变化，呈薄白苔。外邪袭表，正气抗邪，脉气鼓动于外，故脉浮。邪气郁滞经络，气血流行不畅，以致头身疼痛或骨节酸痛。肺主皮毛，鼻为肺窍，邪气从皮毛、口鼻而入，内应于肺，肺失宣肃，出现鼻塞、流涕、咳嗽、咽喉痒痛等。

【辨证要点】以恶寒（恶风）发热并见，舌苔薄白，脉浮为辨证要点。

（二）里证

里证，是疾病病变部位在内（脏腑、气血、骨髓）所出现的一类证候。多见于外感病的中、后期或内伤病。里证的成因大致有三种情况：一是表邪内传入里，侵犯脏腑所致；二是外邪直接侵犯脏腑而成；三是七情刺激、饮食不节、劳逸过度等因素，损伤脏腑，引起功能失调，气血逆乱而致病。

里证的范围甚广，除了表证以外，其他疾病都可以说是里证。里证病位深、病情一般较重。

【临床表现】病因复杂，病位广泛，症状繁多，常以或寒或热，或虚或实的形式出现，详见各节辨证。常见症状举例如下：壮热不恶寒，或但寒不热，或口渴喜饮，烦躁谵妄，腹痛，便秘或腹泻，呕吐，小便短赤，舌红苔黄或白厚腻，脉沉等。

【证候分析】热邪内传入里，或寒郁化热入里，里热炽盛，则见壮热。病不在表故不恶寒。阴寒内盛，阳气不足故但寒不热。热邪灼伤津液，故口渴喜饮，大便秘结，小便短赤。热扰心神，则烦躁谵妄。若寒湿之邪直中脾胃，中焦气机凝滞，则腹痛。寒湿困阻脾胃，脾失健运则腹泻，胃失和降则呕吐。舌红苔黄或白厚腻，脉沉均为病位在里之象。

【辨证要点】除表证及半表半里证之外，以脏腑、气血、阴阳失调为主要表现的病证均为里证。

（三）半表半里证

半表半里证，是外邪由表内传，尚未入里；或里邪透表，尚未至表，邪正相搏于表里之间的证候，在六经辨证中称为少阳病证。

【临床表现】寒热往来，胸胁苦满，心烦喜呕，默默不欲饮食，口苦，咽干，目眩，脉弦等。

【证候分析】详见六经辨证中的少阳病证。

【辨证要点】以寒热往来，胸胁苦满，脉弦为辨证要点。

（四）表证和里证的鉴别

表证和里证的鉴别，见表 10 - 1。

表 10 - 1 表证与里证鉴别

证候	病程	寒热	舌象	脉象
表证	短	恶寒发热同时并见	舌苔少有变化	浮
里证	长	但热不寒，或但寒不热，或无寒热	舌苔多有变化	沉

（五）表证与里证的关系

1. 表里转化 指病邪的表里出入，包括以下两种情况。

（1）表邪入里 指表邪不解，内传入里。多因机体抗邪能力降低，或邪气过盛，或护理不当，或误治、失治等。凡病表证，本有恶寒发热，若正不胜邪，病邪内传入里，患者不恶寒反恶热，并见渴饮、舌红苔黄、尿赤、脉洪大而数等。

（2）里邪出表 指病邪从里透达于外。多为治疗、护理得当，机体抗邪能力增强。如内热烦躁，咳逆胸闷，继而发热汗出，或疹毒外透，疹出而热退喘平，这是病邪由里达表的表现。

表邪入里表示正不胜邪，病势加重；里邪出表，反应邪有出路，病势减轻。因此，掌握表里出入的变化，对于推断疾病的发展转归，有着重要作用。

2. 表里同病 表证和里证在同一时期出现，称表里同病。表里同病大体有三种情况。

（1）初病既见表证，又见里证 如小儿伤风夹食，既有恶寒、发热、头痛、流涕等表证，又见呕吐酸腐、腹痛泄泻等食滞不化的里证表现。

（2）表证未罢，又及于里 如患者外感风寒，有恶寒发热、咳嗽痰稀白等表证，后化热入里而表证未罢，症见壮热、微恶风寒、汗多、口渴、咳嗽、痰转黄稠等。

（3）里证未愈，又加表证 如患者素有食少、腹胀、肠鸣、腹泻等里证，又感风寒而出现恶寒、发热、鼻塞流清涕等表证。

表里同病往往与寒热虚实互见，常见的有表寒里热、表热里寒、表虚里实、表实里虚等。

二、寒热 e 微课2

寒热是辨别疾病性质的一对纲领。寒证和热证是阴阳偏盛和偏衰的具体表现。阴盛或阳虚表现为寒证；阳盛或阴虚表现为热证。

（一）寒证

寒证，是疾病的本质属于寒性的证候。可以由感受寒邪而致，也可以由机体自身阳虚阴盛而致。

由于寒证的病因与病位不同，又可分为几种不同的证型。如感受寒邪，有侵犯肌表，有直中内脏，故有表寒、里寒之别。内寒的成因有寒邪入侵者，有自身阳虚者，故又有实寒、虚寒之分。这里先就寒证的共性进行分析。

【临床表现】各类寒证的表现不尽一致，常见：恶寒（畏寒）喜暖，面色㿠白，肢冷蜷卧，口淡不渴，痰涎、涕清稀，小便清长，大便稀溏，舌淡苔白润滑，脉迟或紧等。

【证候分析】阳气不足或为外感寒邪所伤，不能温煦机体，故见形寒肢冷，蜷卧，面色㿠白。阴寒内盛，津液不伤，所以口淡不渴。阳虚不能温化水液，以致痰、涎、涕、尿等排出物皆为澄澈清冷。寒邪伤脾，或脾阳久虚，则运化失司而见大便稀溏。阳虚不化，寒湿内生，则舌淡苔白而润滑。阳气虚弱，鼓动血脉运行之力不足，故脉迟；寒主收引，受寒则脉道收缩而拘急，故脉紧。

【辨证要点】冷、白、清、润、迟。

（二）热证

热证，是疾病的本质属于热性的证候。可以由感受热邪而致，也可以由机体自身阴虚阳亢而致。

根据热证的病因与病位的不同，亦可分为几种不同的证型。如外感热邪或热邪入里，便有表热、里热之别。里热中，有实热之邪入侵或自身阴虚造成，则有实热和虚热之分。这里仅就热证的共性进行分析。

【临床表现】各类热证的表现不尽一致，常见：恶热喜冷，口渴喜冷饮，面红目赤，烦躁不宁，痰、涕黄稠，吐血衄血，小便短赤，大便干结，舌红苔黄而干燥，脉数等。

【证候分析】阳热偏盛，则恶热喜冷。火热伤阴，津液被耗，故小便短赤，津伤则需引水自救，所以口渴喜冷饮。火性上炎，则见面红目赤。热扰心神，则烦躁不宁。津液被阳热煎熬，则痰、涕等分泌物黄稠。火热之邪灼伤血络，迫血妄行，则吐血衄血。肠热津亏，传导失司，势必大便干结。舌红苔黄为热证，舌干少津为伤阴，阳热亢盛，血行加速故见数脉。

【辨证要点】热、赤、黄、干、稠、数。

（三）寒证和热证的鉴别

辨别寒证与热证，不能孤立地根据某一症状作判断，而要对疾病的全部表现进行综合观察、分析，尤其是寒热喜恶、口渴与不渴、面色的赤白、四肢的冷热，以及二便、舌象、脉象等方面的仔细观察，见表10-2。

表10-2　寒证与热证鉴别表

证候	寒热喜恶	口渴与否	面色	四肢	二便	舌象	脉象
寒证	恶寒喜暖	不渴	白	冷	尿清便溏	舌淡苔白滑	迟或紧
热证	恶热喜凉	渴喜冷饮	赤	热	尿赤便结	舌红苔黄	数

（四）寒证与热证的关系

寒证与热证虽有本质的不同，但又相互联系，它们既可以在同一患者身上同时出现，表现为寒热错杂的证候，又可以在一定的条件下互相转化，出现寒证化热、热证化寒。在疾病发展过程中，特别是危重阶段，有时还会出现假寒或假热的现象。

1. 寒热错杂　在患者身上同时出现寒证与热证，称为寒热错杂。常见的有上热下寒、上寒下热、表寒里热、表热里寒四种情况。

（1）上热下寒　在同一时间内，患者表现为上部有热，下部有寒的证候。例如患者胸中有热，肠中有寒，既见胸中烦热、咽痛、口干，又可见腹痛喜暖、大便稀溏。

（2）上寒下热　在同一时间内，患者表现为上部有寒，下部有热的证候。例如，胃脘冷痛，呕吐清涎，同时又兼见尿频、尿痛、尿短赤，此为寒在胃而热在膀胱之证候。上下是一个相对的概念。如以膈为界，则胸为上，腹为下；以腹部本身而言，则上腹胃脘为上，下腹膀胱、大小肠等属下。

（3）表寒里热　常见于本有内热，又感风寒；或外邪传里化热而表寒未解的病证。例如，小儿先有食积内热，又外感风寒之邪，临床上既能见到由内热食积引起的腹痛、烦躁、口渴、苔黄，又可兼见恶寒、微发热、身痛等。此为寒在表，热在里的证候。

（4）表热里寒　常见于素有里寒而复感风热，或表热未解，误下以致脾胃阳气损伤的病证。例如，平素脾肾阳虚之人，又感风热之邪，表现为既有肢冷、便溏或下利等，又兼见发热、恶风、咽喉肿痛等。此为热在表，寒在里的证候。

寒热错杂的辨证，除了要辨别上下表里的部位之外，关键在于分清寒热的多少。寒多热少者，应以治寒为主，兼顾热证；热多寒少者，应以治热为主，兼顾寒证。

2. 寒热转化　在疾病发展过程中，由于治疗不当，或人体正气的盛衰变化等，寒热证候可以相互转化，出现寒证化热、热证转寒等情况。

（1）寒证化热　指先有寒证，后出现热证，寒证随之消失的情况。例如，哮喘患者，本不发热，咳喘而咳痰白稀，苔白而滑腻，表现为寒证。若因寒邪郁久化热，或过服温燥之品，引起病情变化，出现发热，咳嗽加剧而咳黄稠痰，苔黄，脉数，此即寒证转化为热证。

（2）热证转寒　先有热证，后出现寒证，热证随之消失的情况。这种转化有突变者，如高热患者，由于大汗不止，阳从汗泄，或吐泻过度，阳随津脱，而出现体温骤降、四肢厥冷、面色苍白、脉微欲绝的亡阳证；又有病情迁延，日久不愈而渐发者，如热病不愈，日久转化为虚寒病，都属由热证转化为寒证。

寒热证的转化，反映邪正盛衰的情况。由寒证转化为热证，是人体正气尚盛，寒邪郁而化热；热证转化为寒证，多属邪盛正虚，正不胜邪。

3. 寒热真假　寒证或热证发展到极点时，有时会出现与疾病本质相反的一些假象，如"寒极似热""热极似寒"，即所谓真寒假热、真热假寒。在生死存亡的时刻，如不细察，辨明真假，往往容易贻误生命。

（1）真寒假热　指内有真寒而外见假热的证候。其临床表现可见身热、面红、口渴、脉大，似属热证，但身热反欲盖衣被，口渴喜热饮，饮亦不多，脉大而无力，并可见到四肢厥冷、下利清谷、小便清长、舌淡苔白等一派寒象。此为阴盛于内，格阳于外，寒热格拒所形成的"寒极似热"现象，故又称"阴盛格阳"。

（2）真热假寒　指内有真热而外见假寒的证候。其临床表现可见手足逆冷、脉沉，似属寒证，但肢冷而身热，不恶寒，反恶热，脉沉数而有力。更见烦渴喜冷饮、咽干、口臭、小便短赤、大便燥结、舌质红、苔黄而干等。其中，手足冷、脉沉是假寒现象，为内热过盛，阳气郁闭，不能外达于表所致。所以热为疾病的本质，所见的寒象为疾病的假象，即阳盛于内，格阴于外形成的"热极似寒"现象，故又称"阳盛格阴"。

（3）寒热真假的鉴别　辨别寒热真假，必须透过现象看本质，才能不被假象所迷惑。假象多体现于四肢、皮肤和面色方面，而脏腑气血、津液等方面的内在表现则常如实反映疾病的本质，故辨证时应以里证、舌象、脉象等方面为主要依据。假象毕竟和真象不同，如假热之面赤，是面色㿠白而仅在颧颊上见浅红娇嫩之色，时隐时现，真热的面红却是满面通红。假寒常表现为四肢厥冷，而胸腹部却是大热，按之灼手，或周身寒冷而反不欲近衣被，真寒则是身蜷卧，欲得衣被。

（五）寒热与表里的关系

寒证、热证与表里的联系，可形成多种证候，除上述表寒里热、表热里寒外，尚有表寒证，表热证，里寒证、里热证。

1. 表寒证　恶寒重，发热轻，头身疼痛或无汗，舌淡红，苔薄白润，脉浮紧。

2. 表热证　发热微恶风寒，口微渴，或有汗，舌边尖红，苔白干或薄黄，脉浮数。

3. 里寒证　形寒肢冷，面色苍白，口淡不渴，或喜热饮，静而少言，尿清便溏，舌质淡，苔白润，脉沉迟。

4. 里热证　身热面红，口烦渴，喜冷饮，烦躁多言，小便短，大便干结，舌红绛，苔黄干，脉洪数。

三、虚实 🔲微课3

虚实是辨别邪正盛衰的一对纲领。虚指正气虚，实指邪气盛，正如《素问·通评虚实论》所说"邪气盛则实，精气夺则虚"。辨别疾病的虚实，可以掌握病体邪正盛衰的情况，为治疗提供依据。虚证宜补虚扶正，实证宜泻实祛邪。

（一）虚证

虚证，是人体正气虚弱而产生的机体功能不足、衰退的一系列病证的统称。包括阴虚、阳虚、气虚、血虚、津亏、精少、营虚、卫弱等虚损性病证。虚证多见于慢性疾病或病变的后期，一般病程较长，也有疾病骤变而致虚弱者。虚证的形成，有先天不足和后天失调两个方面，但以后天失调为主。如饮食不节，后天之本不固；七情劳倦，内伤脏腑气血；产育过多，房事过度，耗伤肾脏元真之气；或久病失治误治，损伤正气等，均可形成虚证。

【临床表现】虚证的临床表现繁多，常见的有两类：一类为面色淡白或萎黄、精神萎靡、神疲乏力、气短自汗、形寒肢冷、小便失禁、大便滑泄、舌淡胖嫩、脉虚弱沉迟等阳气虚症状。另一类为面色苍白、形体消瘦，或有五心烦热、午后潮热、颧红盗汗、口干咽燥、舌红少苔、脉虚细数等阴血虚症状。

【证候分析】虚证病机主要表现在伤阴或伤阳两个方面。若伤阳，以阳气虚的表现为主。由于阳失温运与固摄无权，所以见面色淡白，形寒肢冷，神疲乏力，心悸气短，小便失禁，大便滑泄等现象。若伤阴，以阴精亏损的表现为主。由于阴不制阳，失去濡养、滋润的功能，故表现为面色苍白、形体消瘦等。若阴虚火旺，则可见五心烦热、午后潮热、颧红盗汗、口干咽燥等。阳虚则阴寒盛，故舌淡胖嫩、脉虚弱沉迟。阴虚则阳偏亢，故舌红少苔、脉虚细数。

【辨证要点】阴、阳、气、血、精、津虚损及脏腑功能减退。

（二）实证

实证，是邪气亢盛，正气未衰所产生的机体功能亢盛、有余的一系列病证。实证的形成有三个方面：一是外邪入侵人体的初期或中期，邪气亢盛而正气尚未虚衰，处于邪正相争剧烈阶段；二是由于内脏功能失调，以致瘀血、痰饮、结石、水湿等病理产物停留于体内；三是因食积、虫积于体内。

【临床表现】由于病因不同，实证的表现亦极不一致，而常见的表现：身热面赤，烦躁不安，甚至神昏谵语；胸闷不适，呼吸气粗，痰涎壅盛；脘腹疼痛拒按，大便秘结；或下利，里急后重；小便不利，或淋漓涩痛；舌质苍老，舌苔厚腻，脉实有力。此外，瘀血、痰饮、结石、水湿、气滞、虫积及食积等病证，一般都属实证范畴。

【证候分析】 邪气过盛，正气与之抗争，以致阳热亢盛而见身热面赤。实邪扰心，或蒙蔽心神，引起烦躁，甚至神昏谵语。邪阻于肺，则肺失宣降而见胸闷、喘息气粗，痰多者见痰声漉漉。实邪积于胃肠，腑气不通，则脘腹疼痛拒按、大便秘结。湿热阻滞大肠，可见下利、里急后重。水湿内停，气化不行而小便不利。湿热下注膀胱，或有砂石，则小便淋漓涩痛。实邪内积多见舌质苍老、舌苔厚腻。邪正相争于血脉，故脉实有力。瘀血、痰饮、水湿、结石、气滞以及虫积、宿食等病邪停积体内，影响正常的生理功能，而出现种种有余、亢盛的病变亦为实证。

【辨证要点】 邪气亢盛，正邪剧争所致有余、亢盛的临床表现，以及瘀血、痰饮、水湿、结石、气滞及食积、虫积等病理产物积聚于内。

（三）虚证实证的鉴别

虚证与实证的鉴别一般主要应抓住病程的长短、精神的好坏、声音气息的强弱、痛处喜按与拒按，以及二便、舌象、脉象的改变等方面，见表10-3。

表 10-3　虚证与实证鉴别

证候	病程	体质	精神	面色	声息	疼痛	大便	小便	舌象	脉象
虚证	长	多虚弱	萎靡	淡白或颧红	声低息微	痛轻喜按	稀溏或滑泄	清长或失禁	舌嫩，苔少或无苔	无力
实证	短	多壮实	兴奋	红赤	声高气粗	痛重拒按	干结或下利里急后重	不利或淋漓涩痛	舌老苔厚	有力

（四）虚证与实证的关系

虚证与实证，虽有正气不足和邪气过盛的本质不同，但邪正虚实之间，又是相互联系、相互影响的，其临床表现有以下几种情况。

1. 虚实夹杂　凡虚证中夹有实证，实证中夹有虚证，以及虚实并见的，都是虚实错杂证。临床上可见实证夹虚、虚证夹实、虚实并重三种情况。

（1）实证夹虚　常由实证过程中邪气太盛，损伤了人体正气而致；亦可见于原来体虚而复感外邪的患者。本病的特点是以邪实为主，正虚为次。例如，外感温热病过程中常见的热甚伤阴之证，既有发热、便秘、舌红、脉数等里热实证的表现，又兼见舌绛苔燥裂、口渴等阴津耗伤的虚证表现。

（2）虚证夹实　此证可见于素体虚弱，复感邪气，或因正气不足，而兼有瘀血、痰饮、食积的患者。例如，素体脾胃虚弱的患者，常易出现食滞不化的虚中夹实病证。

（3）虚实并重　此证见于以下两种情况：一是原为严重的实证，迁延时日，正气大伤，而邪未减者；二是原来正气甚弱，又感受较重邪气的患者。他们的特点是正虚与邪实均十分明显，病情比较沉重。例如小儿疳积，大便泄泻，贪食不厌，苔厚浊，脉细稍弦。病起于饮食积滞，损伤脾胃，虚实并见，治应消食化积与健脾同用。

虚实夹杂的辨证，要分清虚实的先后、轻重、缓急，以决定临床用药的轻重主次。虚证夹实，以扶正为主，兼以祛邪；实证夹虚，以祛邪为主，兼以扶正；虚实并重，攻补兼施。

2. 虚实转化　疾病的发展过程往往是邪正斗争的过程，邪正斗争在证候上的反映，主要表现为虚实的变化。

（1）实证转虚　本是实证，由于病邪久留，损伤正气，而转为虚证。例如高热、口渴汗出、脉洪大之实热证，因治疗不当，日久不愈，可导致津气耗伤，而见肌肉消瘦、面色枯白、不欲饮食、虚羸少气、舌苔光剥、脉细无力等，证已由实转虚。

（2）因虚致实　由于正虚，脏腑功能失常，而致痰、血、水、食等凝结阻滞为患，成为因虚致实证。如病本心脾气虚，常见心悸、短气，久治未愈，突然心痛不止，这是气虚血滞引致心脉瘀阻之证，虚证已转变为实证，治当活血祛瘀止痛。

3. 虚实真假　虚证和实证，有真假疑似之分。辨证时要从错杂的临床表现中，详辨真假，去伪存真，才不致犯"虚虚实实"之戒。辨虚实之真假与虚实之错杂证绝不相同，应注意审察鉴别。

（1）真实假虚　疾病本身属实证，但又出现一些似乎是虚的现象。如热结肠胃、痰食壅滞、大积大聚之实证，却见神情沉静、身寒肢冷、脉沉伏或迟涩等症脉。若仔细辨别则可以发现，神情虽沉静，但语出则声高气粗；脉虽沉伏或迟涩，但按之有力；虽然形寒肢冷，但胸腹久按灼手。导致这类似虚之症脉，其原因并不是病体虚弱，而是实邪阻滞经络，气血不能外达，因此为假象，古人谓"大实有羸状"。此时治疗仍然应主攻邪。

（2）真虚假实　疾病本质属虚证，但又出现一些似乎是实的现象。如素体脾虚，运化无力，出现腹部胀满而痛，脉弦等症脉。若仔细辨别可以发现，腹部胀满，时有减轻，不似实证的常满不减；虽有腹痛，但喜按；脉虽弦，但重按则无力。导致这类似实之症脉的原因，并不是实邪，而是身体虚弱，故亦为假象。古人谓"至虚有盛候"。治疗仍然应用补法。

知识链接

虚实真假的鉴别要点

（1）脉象的有力无力，有神无神，浮候如何，沉候如何。

（2）舌质的胖嫩与苍老。

（3）言语发声的亢亮与低怯。

（4）患者体质的强弱，发病的原因，病的新久，以及治疗经过如何。

（五）表里、寒热、虚实的关系

人体是一个有机整体，因此，表里寒热虚实之间又是密切联系着的。

1. 表虚证　发热恶风，汗出，脉浮缓。

2. 表实证　发热恶寒，无汗，脉浮紧。

3. 虚寒证　精神不振，面色淡白，畏寒肢冷，腹痛喜按，大便稀薄，小便清长，少气乏力，舌质淡嫩，苔薄润或少苔，脉微或沉迟无力。

4. 实寒证　精神尚佳，面色苍白，畏寒肢冷，腹痛拒按，便秘或肠鸣腹泻，或痰多喘促，小便清长，苔白厚腻，脉沉或弦紧有力。

5. 虚热证　潮热盗汗，两颧红赤，形体消瘦，五心烦热，咽干口燥，舌红少苔，脉细数。

6. 实热证　壮热烦渴，面红目赤，甚或神昏谵语，或腹胀满痛拒按，便秘尿赤，舌红苔黄，脉洪数。

四、阴阳 微课4～5

阴阳是概括证候类别的一对纲领。在诊断上，可根据临床上证候表现的病理性质，将一切疾病分为阴阳两个主要方面。阴阳，实际上是八纲的总纲，它可概括其他六个方面的内容，即表、热、实属阳；里、寒、虚属阴。故有人称八纲为"两纲六要"。

（一）阴证和阳证

阴证和阳证的概念极广，临床把复杂多变的证候统括为阴证和阳证两大类。不同的病证，所表现的阴性或阳性征象不尽相同，但一般而言，凡是表现为抑制、衰退、沉静、晦暗的征象，都归属于阴；凡是表现为兴奋、亢进、躁动、明亮的征象，都归属于阳。

1. 阴证 指符合"阴"的一般属性的证候。里证、寒证、虚证均属阴证。

【临床表现】面色暗淡，精神萎靡，身重蜷卧，倦怠乏力，形寒肢冷，语声低微，纳差，口淡不渴，大便稀溏，小便清长，舌淡胖嫩，脉沉迟，或弱或细涩。

【证候分析】精神萎靡、乏力、声低是虚证的表现。形寒肢冷、口淡不渴、大便稀溏、小便清长是里寒的表现。舌淡胖嫩，脉沉迟、弱细涩均为虚寒舌脉。

【辨证要点】阴证是里、虚、寒证的归纳，多以虚寒证为辨证要点。

2. 阳证 指符合"阳"的一般属性的证候。表证、热证、实证均属阳证。

【临床表现】恶寒发热，面色红赤，肌肤灼热，神烦，躁动不安，语声粗浊或骂詈无常，呼吸气粗，喘促痰鸣，口干渴饮，大便秘结、奇臭，小便涩痛、短赤，舌质红绛，苔黄黑生芒刺，脉象浮数，洪大，滑实。

【证候分析】恶寒发热并见为表证的特征。面色红赤、神烦躁动、肌肤灼热、口干渴饮为热证的表现。语声粗浊、呼吸气粗、喘促痰鸣、大便秘结等，是实证的表现。舌质红绛、苔黄黑起刺、脉洪大数滑实均为实热之征。

【辨证要点】阳证是表、实、热证的归纳，多以实热证为辨证要点。

有关虚寒证和实热证的证候、病机等内容见虚实辨证。此外，阴阳错杂的变化具体表现于表里、寒热、虚实等六纲中，不再赘述。

3. 阴证与阳证的鉴别 阴证与阳证的鉴别要点，见表10-4。

表10-4 阴证和阳证鉴别

四诊	阴证	阳证
望	面色苍白或暗淡，身重蜷卧，倦怠乏力，精神萎靡，舌质淡而胖嫩，舌苔润滑	面色潮红或通红，喜凉，狂躁不安，口唇燥裂，舌质红绛，苔色黄或老黄，甚则燥裂，或黑而生芒刺
闻	语声低微，静而少言，呼吸怯弱，气短	语声粗浊，烦而多言，呼吸气粗，喘促痰鸣，骂詈无常
问	饮食减少，口中无味，口淡不渴，或喜热饮，小便清长短少，大便稀溏	恶食，口干，烦渴引饮，大便秘结或有奇臭，小便短赤涩痛
切	腹痛喜按，形寒肢冷，脉象沉微细涩，弱迟无力	腹痛拒按，身热足暖，脉象浮洪数大滑实而有力

（二）阴虚和阳虚

阴虚和阳虚是机体阴阳亏损所致的证候。

1. 阴虚 阴精亏损而导致阴不制阳的虚热证。

【临床表现】形体消瘦，头晕目眩，口燥咽干，心悸失眠，舌红少苔，脉细；甚或五心烦热，潮热盗汗，颧红，舌红干少苔，脉细而数等。

【证候分析】阴精亏损，对机体的滋养和濡润作用减弱，故见形体消瘦、头晕目眩、口燥咽干、心悸失眠等。若阴虚不能制阳，导致阳气相对偏盛而生虚热，除见阴精不足的虚象外，还可见五心烦热、潮热盗汗、颧红、舌红干少苔、脉细而数等阴虚火旺的现象。

【辨证要点】潮热、颧红、盗汗、舌红少苔、脉细数。

2. 阳虚 阳气亏损导致阳不制阴的虚寒证。

【临床表现】神倦乏力，少气懒言，蜷卧嗜睡，畏寒肢冷，口淡不渴，尿清便溏；或尿少肿胀，面色㿠白，舌质淡胖，脉沉迟无力。

【证候分析】神倦乏力、少气懒言、蜷卧嗜睡为功能衰减之气虚症状。若阳虚不能制阴，导致阴气相对偏盛而生虚寒，除见阳气不足之虚象外，还见畏寒肢冷、口淡不渴、尿清便溏，或尿少肿胀、面色㿠白、舌质淡胖、脉沉迟无力等寒自内生、水湿内盛的证候。

【辨证要点】气虚证伴畏寒肢冷等寒象。

（三）亡阴与亡阳

亡阴亡阳是疾病的危险证候，辨证稍有差错，或救治稍迟，可致死亡。亡阴与亡阳是两个性质不同的病证，亡阴的主要原因为机体内津液大量脱失，亡阳的主要原因为阳气亡脱。由于气可随液脱，可随血脱，所以亡阳也常见于汗、吐、下太过以及大出血之后，同时，许多疾病的危笃阶段也可出现亡阳。阴阳依存互根，所以亡阴可导致亡阳，亡阳也可导致亡阴。在临床上，宜分清亡阴、亡阳之主次，及时救治。

▌知识链接

八纲辨证发展源流

八纲辨证滥觞于《黄帝内经》，其核心思想零散地体现在书中字里行间。如"沉浊在内，浮泽在外""邪气盛则实，精气夺则虚"。汉代医圣张仲景，对该思想进一步深化，将理论应用于临床，指导临证用药，其医学著作《伤寒杂病论》虽然未直接提出八纲辨证这一术语，但强调了根据阴阳、表里、虚实、寒热等属性来决定治则的方法，实际上就是八纲辨证的雏形。明、清两代医家如张景岳、程钟龄等，从六经辨证中抽出阴阳两纲，以统领表里、寒热、虚实的辨证，受到当时医家的重视和欢迎，后由近代医家祝味菊正式提出"八纲"这一概念并由后世编写入《中医诊断学》书中。

1. 亡阴　亡阴是机体阴液衰竭所表现的一种危重证候。

【临床表现】大汗出，汗热而黏，肌肤热，手足温，口渴喜冷饮，躁扰不安，呼吸短，难以接续，舌红而干，脉细数无力。

【证候分析】常见三大病因：一是高热、大汗、大吐、大泻、大出血等阴液迅速丧失；二是阴亏日久，渐至枯竭；三是阳虚日久，反致阴液耗竭。阴液耗竭，失去濡润之功，故口渴喜冷饮，阴虚则内热，故肌肤热，手足温，汗热而黏，虚热上扰则躁扰不安。舌红干，脉细数无力为津枯虚热之象。大汗一般发生于原来为热病之患者，热邪逼迫则汗液外泄。也可见于治疗不当，发汗太过的患者。此时，大汗出既是亡阴之因，又是亡阴之症。

【辨证要点】大汗、汗热而黏、四肢温和、躁扰不安、脉细数无力。

2. 亡阳　亡阳是机体阳气暴脱所表现的一种危重证候。

【临床表现】大汗淋漓，汗冷而清稀，肌肤凉，四肢厥冷，神志淡漠或昏不知人，口淡不渴，或喜热饮，气息微弱，舌淡暗，脉微欲绝。

【证候分析】常见三大病因：一是邪气极盛，暴伤阳气；二是阳虚日久，渐至亡脱；三是亡阴导致亡阳。阴阳离决，虚阳上越，津随阳泄则大汗淋漓；阳衰则寒，故见肌肤凉、四肢厥冷、汗冷而清稀、口淡不渴等一系列虚寒之象；虚阳外越，故脉见浮数而空，甚则微细欲绝。

【辨证要点】冷汗淋漓、四肢厥冷、神志昏迷、脉微欲绝。

3. 亡阴证与亡阳证的鉴别　亡阴与亡阳皆病情危重、变化急剧，临证需及时发现，准确辨证，见表10-5。

表 10 – 5　亡阴证与亡阳证鉴别

证候	汗出情况	四肢	舌象	脉象	其他
亡阴证	汗热，味咸，黏	温和	红干	细数无力	身热，烦躁不安，口渴，喜冷饮
亡阳证	汗凉，味淡，不黏	厥冷	白润	微细欲绝	身冷，神志昏迷，口淡不渴，或喜热饮

第二节　脏腑辨证

PPT

脏腑辨证，是在认识脏腑生理功能、病理变化的基础上，对疾病证候进行分析归纳，从而判断疾病的部位、病因、病性、正邪盛衰情况的一种辨证方法。

脏腑辨证是临床各科的诊断基础，是辨证体系中的重要组成部分。脏腑辨证包括脏病辨证、腑病辨证及脏腑兼病辨证。其中脏病辨证是脏腑辨证的主要内容。由于临床上单纯的腑病较为少见，多与一定的脏病有关，故将腑病辨证编入相关脏病辨证中进行讨论。脏腑的病变复杂，证候多种多样，本节仅介绍临床常见的一些证候。

一、心与小肠病辨证 微课 6~9

心居胸中，心包络围护于外，为心主的宫城，其经脉下络小肠，两者相为表里。心主血脉，又主藏神，开窍于舌；小肠分清泌浊，具有化物的功能。

心的病证有虚实之分，虚证多由久病伤正，思虑劳神太过，或先天不足，脏气虚弱以致心血虚、心阴虚、心气虚、心阳虚、心阳暴脱证；实证多由寒凝、痰阻、火扰、气滞、血瘀等原因导致心火亢盛、心脉痹阻、痰迷心窍、痰火扰心等证。小肠病变主要表现为泌别清浊功能失常，这里主要介绍小肠实热证。

心的病变主要表现为血脉运行失常及精神意识思维改变等方面。心病常见症状有心悸怔忡、心烦失眠、多梦健忘、心痛、神昏、神志错乱或苦痛、口舌生疮等。小肠病变常见症状有肠鸣、泄泻、腹痛、小便赤涩等。

（一）心血虚证与心阴虚证

常因久病耗损阴血，或失血过多，或阴血生成不足，或情志不遂，气火内郁，暗耗阴血等因素引起。

1. 心血虚证　心血不足，不能濡养心脏所表现的证候。

【临床表现】心悸怔忡，失眠多梦，兼见眩晕，健忘，面色淡白无华或萎黄，口唇色淡，舌色淡白，脉象细弱。

【证候分析】血属阴，心阴心血不足，则心失所养，致心动不安，出现心悸怔忡；神失濡养，致心神不宁，出现失眠多梦。血与阴又同中有异，故血虚不能濡养脑髓，则见眩晕健忘；不能上荣则见面白无华，唇舌色淡；不能充盈脉道则脉象细弱。

【辨证要点】心悸、失眠多梦、健忘与血虚症状共见。

2. 心阴虚证　心阴不足，不能濡养心脏所表现的证候。

【临床表现】心悸怔忡，失眠多梦，兼见五心烦热、潮热、盗汗、两颧发红、舌红少津、脉细数。

【证候分析】阴虚则阳亢，虚热内生，故五心烦热，午后潮热。寐则阳气入阴，营液受蒸则外流而为盗汗。虚热上炎则两颧发红，舌红少津；脉细主阴虚，数主有热，为阴虚内热的脉象。

【辨证要点】心悸、失眠多梦与阴虚症状共见。

（二）心气虚证、心阳虚证与心阳暴脱证

1. 心气虚证 心气不足，鼓动无力，表现以心悸为主症的虚弱证候。禀赋不足、年老体衰、久病或劳心过度均可引起此证。

【临床表现】心悸怔忡，胸闷气短，活动后加重，面色淡白或㿠白，或有自汗，舌淡苔白，脉虚。

【证候分析】心气虚衰，心中空虚惕惕而动则心悸怔忡。心气不足，胸中宗气运转无力则胸闷气短。劳累耗气，故稍事活动后病情加重。气虚卫外不固则自汗。气虚血运无力不能上荣则面色淡白或㿠白，舌淡苔白；血行失其鼓动则脉虚无力。

【辨证要点】心及全身功能活动衰弱。

2. 心阳虚证 心阳气虚衰，温运失司，虚寒内生所表现的证候。心气虚甚，寒邪伤阳，汗下太过等均可引起此证。

【临床表现】心悸怔忡，气短胸闷，或心胸疼痛，自汗，畏寒肢冷，舌淡胖，苔白滑，脉微细。

【证候分析】心阳不振，胸中阳气痹阻，故见心悸怔忡，气短胸闷，心痛。阳虚不能温煦肢体，故兼见畏寒肢冷。舌淡胖苔白滑，是阳虚寒盛之征；阳虚无力推动血行，脉道失充，则脉象微细。

【辨证要点】在心气虚证的基础上出现虚寒症状。

3. 心阳暴脱证 心阳衰竭，阳气暴脱所导致的危重证候。心阳暴脱往往由心气虚、心阳虚发展而来，亦有寒邪暴伤心阳或痰瘀阻塞所致，常见于危证、险证。

【临床表现】突然冷汗淋漓，四肢厥冷，呼吸微弱，面色苍白，口唇青紫，神志模糊或昏迷。

【证候分析】心阳衰，宗气骤泄，故呼吸微弱。阳气外亡，无力推动血行致络脉瘀滞，血液不能外荣肌肤，所以面色苍白、口唇青紫。心神失养涣散，则致神志模糊，甚则昏迷。阳气衰亡不能卫外则冷汗淋漓。

【辨证要点】在心阳虚的基础上出现虚脱亡阳症状。

> **知识链接**
>
> **心气虚、心阳虚、心阳暴脱的鉴别要点**
>
> **1. 相同点** 心悸怔忡，胸闷气短，活动后加重，自汗。
>
> **2. 不同点**
>
> （1）心气虚 面色淡白或㿠白，舌淡苔白，脉虚。
>
> （2）心阳虚 畏寒肢冷，心痛，面色㿠白或晦暗，舌淡胖苔白滑，脉微细。
>
> （3）心阳暴脱 突然冷汗淋漓，四肢厥冷，呼吸微弱，面色苍白，口唇青紫。神志模糊，或昏迷。

（三）心火亢盛证

心火炽盛，邪热扰乱心神，消灼津液，气血壅盛的证候。五志、六淫化火，或因劳倦，或进食辛辣厚味，均能引起此证。

【临床表现】心中烦热，夜寐不安，面赤口渴，尿黄便干，舌尖红绛，或生舌疮，脉数有力；甚则狂躁谵语，或见吐血衄血，或见肌肤疮疡，红肿热痛。

【证候分析】心火内炽，心神被扰，则心中烦热、夜寐不安，甚则狂躁谵语。面赤口渴、尿黄便干、脉数有力，均为里热表现。心开窍于舌，心火亢盛，循经上炎故舌尖红绛或生舌疮。心火炽盛血热妄行，见吐血衄血；火毒壅滞脉络，局部气血不畅则见肌肤疮疡、红肿热痛。

【辨证要点】火热上炎、心神被扰、血热妄行等症状同时出现。

（四）心脉痹阻证

心脏脉络在各种致病因素作用下痹阻不通所出现的证候。常由年高体弱或病久正虚以致瘀阻、痰凝、寒滞、气郁而发作，见表 10-6。

【临床表现】心悸怔忡，心胸憋闷疼痛，痛引肩背内臂，时发时止。若为刺痛，并见舌紫暗有紫斑、紫点，脉细涩或结代，为瘀血内阻；若为闷痛，并见体胖痰多，身重困倦，舌苔白腻，脉沉滑，为痰浊停聚；若剧痛暴作，并见畏寒肢冷，得温痛缓，舌淡苔白，脉沉迟或沉紧，为寒凝之象；若疼痛而胀，且发作时与情志有关，舌淡红，苔薄白，脉弦，为气滞之证。

【证候分析】多因正气先虚，阳气不足，心失温养故见心悸怔忡。由于阳气不足，血液运行无力，导致瘀血内阻，痰浊停聚，阴寒凝滞，气机阻滞等病理变化以致心脉痹阻，气血不得畅通而发生心胸憋闷疼痛，手少阴心经循臂内，出腋下，故疼痛牵引肩背内臂，时发时止。

【辨证要点】胸部憋闷疼痛，痛引肩背内臂，时发时止。

表 10-6　心脉痹阻证的瘀、痰、寒、气郁的比较

证候类型	共同症状	疼痛特点	症状
瘀血内阻	心悸怔忡，心胸憋闷疼痛，痛引肩背内臂，时发时止	痛如针刺	舌紫暗有紫斑、紫点，脉细涩
痰浊停聚		闷痛特甚	体胖痰多，身重困倦，舌苔腻，脉沉滑
阴寒凝滞		突发剧痛，得温痛减	畏寒肢冷，舌淡苔白，脉沉迟或沉紧
气机郁滞		胀痛，发作与精神因素有关	舌淡红，苔薄白，脉弦

（五）痰迷心窍证

痰浊蒙闭心窍表现的证候。多由湿浊酿痰，或情志不遂，气郁生痰而引起。

【临床表现】面色晦滞，脘闷作恶，意识模糊，语言不清，喉有痰声，甚则昏不知人，舌苔白腻，脉滑；或精神抑郁，表情淡漠，神志痴呆，喃喃自语，举止失常；或突然倒地，不省人事，口吐痰涎，喉中痰鸣，两目上视，手足抽搐，口中叫声如猪羊。

【证候分析】外感湿浊之邪，湿浊郁遏中焦，清阳不升，浊气上泛，故见面色晦滞，胃失和降，胃气上逆则脘闷作恶。湿邪留恋不化，酝酿成痰，痰随气升则喉中痰鸣。上迷心窍，神志受蒙则意识模糊，语言不清，甚则不省人事。舌苔白腻，脉滑是痰浊内盛之象。精神抑郁，表情淡漠，神志痴呆，喃喃自语，举止失常多由肝气郁结，气郁生痰，痰浊上蒙心窍所致，属于癫证。突然倒地，不省人事，口吐痰涎，喉中痰鸣，两目上视，手足抽搐，口中叫声如猪羊，为脏腑功能失调，痰浊内伏心经，时或痰涎上涌而致，属于痫证。

【辨证要点】神志不清、喉有痰声、舌苔白腻。

（六）痰火扰心证

痰火扰乱心神所出现的证候。多为五志化火，灼液成痰，痰火内盛或外感邪热，夹痰内陷心包。

【临床表现】高热气粗，面红目赤，痰黄稠，喉间痰鸣，躁狂谵语，舌红苔黄腻，脉滑数；或见失眠心烦，痰多胸闷，头晕目眩；或见语言错乱，哭笑无常，不避亲疏，狂躁妄动，打人毁物。

【证候分析】分外感和内伤两种。外感热病中，邪热蒸腾充斥肌肤故见高热；火势上炎，则面红目赤，呼吸气粗；邪热灼津为痰，故痰黄稠，喉间痰鸣；痰火扰心，心神昏乱，故躁狂谵语；舌红苔黄腻，脉滑数均为痰火内盛之象。内伤病中，因痰火扰心而见失眠心烦；痰阻气道则见胸闷痰多，清阳被遏故见头晕目眩。若神志狂乱，气机逆乱，则发为狂证，出现语言错乱，哭笑无常，不避亲疏，狂躁妄动，打人毁物等症状。

【辨证要点】本证外感内伤皆可见到，其中外感热病以高热、痰盛、神志不清为辨证要点；内伤杂病中，轻者以失眠心烦，重者以神志狂乱为辨证要点。

（七）小肠实热证

小肠里热炽盛所表现的证候。多由心热下移所致。

【临床表现】心烦口渴，口舌生疮，小便赤涩，尿道灼痛，尿血，舌红苔黄，脉数。

【证候分析】心与小肠相表里，小肠有分清泌浊的功能，使水液入于膀胱。心热下移小肠，故小便赤涩、尿道灼痛。热甚灼伤阴络则可见尿血。心火内炽，热扰心神，则心烦。津为热灼则口渴。心火上炎则口舌生疮。舌红苔黄，脉数为里热之象。

【辨证要点】心火热炽及小便赤涩、灼痛。

小肠的常见病证除小肠实热证外，尚有小肠虚寒等证。

二、肺与大肠病辨证 📱微课 10～13

肺的病证有虚实之分，虚证多见气虚和阴虚，实证多见风、寒、燥、热等邪气侵袭或痰饮停聚于肺。大肠病证有湿热内侵、津液不足等。

肺的病变，主要为气失宣降，肺气上逆，或腠理不固及水液代谢方面的障碍，临床上往往出现咳嗽、气喘、胸痛、咯血等症状。大肠的病变主要是传导功能失常，主要表现为便秘与泄泻。

（一）肺气虚证

肺功能减弱，其主气、卫外功能失职所表现的虚弱证候。

【临床表现】咳喘无力，痰液清稀，少气不足以息，语声低怯，动则益甚或自汗，畏风，易感冒，神疲体倦，面色淡白，舌淡苔白，脉弱。

【证候分析】多由久病喘咳，耗伤肺气，或脾虚水谷精微化生不足，肺失充养所致。肺气虚，肺失宣降，气逆于上，且宗气生成不足，呼吸功能减弱，故喘咳无力。肺气虚，肺不布津，聚而生痰，痰气上逆，则咳痰清稀。肺气虚，宗气不足，故少气不足以息，语声低弱。动则耗气，诸证加重。气虚，功能衰减则面色淡白、神疲体倦、舌淡苔白、脉弱。肺气虚，腠理不密，表卫不固则自汗、畏风、易感冒。

【辨证要点】咳喘无力、少气不足以息，吐痰清稀并伴气虚症状。

（二）肺阴虚证

肺阴不足，失于清肃，虚热内生所表现的证候。

【临床表现】咳嗽无痰，或痰少而黏，不易咯出，口咽干燥，形体消瘦，五心烦热，盗汗，或痰中带血，声音嘶哑，舌红少津，脉细数。

【证候分析】多由久咳伤阴，或痨虫蚀肺，或热病后期津伤所致。肺为娇脏，性喜清润。肺阴不足，虚热内生灼肺，肺气上逆而咳嗽痰少、难以咯出。虚火灼伤肺络，络伤血溢则痰中带血。肺阴虚不能滋润咽喉则口咽干燥，不能濡养肌肉则形体消瘦。阴虚阳无所制，虚热内炽，则午后潮热、五心烦热。热扰营阴则盗汗。

【辨证要点】干咳、痰少而黏，甚则痰中带血，消瘦和阴虚内热症状共见。

（三）风寒犯肺证

风寒外袭，肺卫失宣所表现的证候。

【临床表现】咳嗽痰稀薄色白，鼻塞流清涕，微微恶寒，轻度发热，无汗，苔白，脉浮紧。

【证候分析】感受风寒，肺气被束不得宣发，逆而为咳；寒属阴，故痰液稀薄色白。肺气失宣，鼻窍通气不畅致鼻塞流清涕。邪客肺卫，卫气郁遏则恶寒，正气抗邪则发热，毛窍郁闭则无汗。舌苔白，脉浮紧为感受风寒的表现。

【辨证要点】咳嗽、痰稀薄白、恶寒发热、脉浮紧。

（四）风热犯肺

风热侵犯肺系，肺卫受病所表现的证候。

【临床表现】咳嗽痰稠色黄，鼻塞流黄浊涕，身热，微恶风寒，口干咽痛，舌尖红苔薄黄，脉浮数。

【证候分析】风热袭肺，肺失清肃则咳嗽。热邪煎灼津液，故痰稠色黄。肺气失宣，鼻窍津液为风热所熏，故鼻塞不通，流黄浊涕。肺卫受邪，卫气抗邪则发热，卫气郁闭故恶风寒，风热上扰，津液被耗则口干咽痛。舌尖候上焦病变，肺为风热侵袭，所以舌尖发红。苔薄黄，脉浮数皆为风热的表现。

【辨证要点】咳嗽、痰稠色黄、微恶风寒、咽痛。

（五）燥邪犯肺证

秋令燥邪犯肺耗伤津液，侵犯肺卫所表现的证候。

【临床表现】干咳无痰，或痰少而黏，不易咳出，唇、舌、咽、鼻干燥欠润，或身热恶寒，或胸痛咯血，舌红苔白或黄，脉数。

【证候分析】燥邪犯肺，津液被伤，肺不得滋润而失清肃，故干咳无痰，或痰少而黏，不易咳出。伤津化燥，气道失其濡润，所以唇、舌、咽、鼻部见干燥而欠润。肺为燥邪所袭，肺卫失宣，则见身热恶寒。若燥邪化火，灼伤肺络，可见胸痛咯血。燥邪伤津则舌红，邪伤肺卫，苔或白或黄，脉数为燥热之象。

【辨证要点】干咳少痰、痰黏难咳、唇、舌、咽、鼻干燥。

风热犯肺证与燥邪犯肺证的鉴别要点，见表 10-7。

表 10-7 风热犯肺证、燥邪犯肺证鉴别

证候	发病季节	主症	兼症	舌象	脉象
风热犯肺	冬春多见	咳嗽痰稠色黄	鼻塞流黄浊涕，身热恶风，口干咽痛	舌尖红苔薄黄	浮数
燥邪犯肺	秋季多见	干咳痰少质黏，唇、舌、咽、鼻干燥	恶寒发热	舌红苔白或黄	数

（六）痰热壅肺

又称痰热阻肺，是痰热壅闭于肺，肺失宣降而表现的肺经实热证候。

【临床表现】咳嗽，痰黄稠量多，胸闷，气喘息粗，甚则鼻翼扇动，喉中痰鸣，烦躁不安，发热口渴，或咳吐脓血腥臭痰，胸痛，大便秘结，小便短赤，舌红苔黄腻，脉滑数。

【证候分析】多因外感温热之邪，或风寒入里从阳化热，内蕴于肺。热邪壅肺，炼液成痰。痰热阻于肺，肺失清肃，肺气上逆，故咳嗽、胸闷、气粗喘促。痰热郁肺，肺气不宣则鼻翼扇动。痰热互结，随肺气上逆则咳痰黄稠、喉中痰鸣。若痰热阻滞肺络，气滞血瘀，肉腐血败则胸痛、咳吐脓血腥臭痰。痰热炽盛，蒸达于外则发热。热扰心神则烦躁不安。灼伤津液，则见口渴、大便秘结、小便短赤。舌红苔黄腻，脉滑数，为痰热内盛之象。

【辨证要点】咳喘、痰黄稠量多，或咳吐脓血腥臭痰与发热并见。

（七）寒痰阻肺证

寒邪与痰浊交并，壅阻于肺，肺失宣降所表现的证候。

【临床表现】咳嗽，痰多清稀色白，易咯，胸闷，或见喘哮痰鸣，形寒肢冷，舌淡苔白腻，脉濡缓或滑。

【证候分析】素有宿痰，复感寒邪，内客于肺；或因寒湿之邪侵犯于肺；或中阳不足，寒从内生，聚湿成痰，上扰于肺。寒痰阻肺，肺失宣降，肺气上逆则咳嗽、气粗喘促、痰多色白。痰气搏结，上涌气道，故喘哮而喉中痰鸣。痰阻气机，气机不畅则胸闷。寒痰交阻，阳气被遏，肌肤失于温煦，故形寒肢冷。舌淡苔白腻、脉濡缓或滑均为寒痰内盛之象。

【辨证要点】咳喘、痰白清稀量多与里寒症状并见。

风寒犯肺证与寒痰阻肺证的鉴别要点，见表10-8。

表10-8　风寒犯肺证、寒痰阻肺证的鉴别要点

证候	性质	主症	兼症	舌象	脉象
风寒犯肺证	实证	咳嗽痰液稀白	鼻塞流清涕，恶寒发热无汗	苔白	浮紧
寒痰阻肺证	外感急性发作属实，慢性发作为本虚标实证	咳嗽痰多，色白，易咳	胸闷，甚则气喘痰鸣	舌淡苔白腻	滑

（八）大肠湿热证

湿热侵袭大肠，以致大肠传导失司所表现的证候。

【临床表现】腹痛，里急后重，下痢赤白脓血便；或暴泻，色黄而臭，伴肛门灼热，小便短赤，口渴，或发热，舌红苔黄腻，脉濡数或滑数。

【证候分析】多因感受湿热之邪，或饮食不节，致使湿热秽浊之邪蕴结肠道。湿热之邪犯及肠道，阻滞气机，故腹痛、里急后重。热伤肠络则下痢脓血便。火热之性急迫，故有腹中急迫及肛门灼热感。若热迫肠道，水湿下注，则见暴泻，色黄而臭秽。邪热伤津则口渴、尿黄赤而短，热蒸达于外则身热。湿热内蕴，则舌红苔黄腻、脉濡数或滑数。

【辨证要点】腹痛、下痢脓血或暴泻、便黄而臭。

（九）肠燥津亏证

大肠液亏，失于濡润，传导不利，引起以大便燥结、排便困难为主症的证候。

【临床表现】大便秘结，排便困难，数日一行，口干或口臭，舌红少津，苔黄燥，脉细涩。

【证候分析】多由素体阴虚，或年老而阴血不足，或失血，妇女产后出血过多，或吐泻、久病、温热病后期耗伤阴液以致大肠失于滋润。肠燥津亏，肠失濡润，传导失职，故大便秘结、排便困难，甚则数日一行。大肠腑气不通，秽浊之气逆于上则口臭。阴津亏损，不能上承则口干咽燥。舌红苔黄主热，少津苔燥为阴津亏少。脉道失充，故脉细涩。

【辨证要点】大便燥结，难以排便及津亏失润症状。

肠燥津亏证与大肠湿热证的鉴别要点，见表10-9。

表10-9　肠燥津亏证、大肠湿热证鉴别

证候	主症	兼症	舌象	脉象
肠燥津亏证	大便秘结难解，数日一行	口干咽燥，或口臭，头晕	舌红少津	细涩
大肠湿热证	下痢脓血或黄色稀水	腹痛，里急后重，肛门灼热，身热口渴，小便短赤	舌红苔黄腻	数

三、脾与胃病辨证

脾的病变主要反映在运化功能失常和统摄血液功能障碍，以及水湿潴留、清阳不升等方面；胃的

病变主要反映在食不消化、胃失和降、胃气上逆等方面。脾胃病证，皆有寒热虚实之不同。脾病常见腹胀腹痛、泄泻便溏、浮肿、出血等。胃病常见脘痛、呕吐、嗳气、呃逆等。

（一）脾气虚证

脾气不足，运化失健所表现的证候。多因饮食失调，劳累过度，以及其他急慢性疾患耗伤脾气。

【临床表现】纳少腹胀，饭后尤甚，大便溏薄，肢体倦怠，少气懒言，面色萎黄或㿠白，形体消瘦或浮肿，舌淡苔白，脉缓弱。

【证候分析】脾气虚弱，运化无能，故纳少，水谷内停则腹胀，食入则脾气更困，故腹胀尤甚。水湿不化，流注肠中，则大便溏薄。脾气不足，久延不愈，可致营血亏虚，而成气血两虚之证，则形体逐渐消瘦、面色萎黄。舌淡苔白、脉缓弱，是脾气虚弱之征。

【辨证要点】纳少、腹胀、便溏、倦怠和气虚症状共见。

（二）脾虚气陷证

又称脾气下陷证、中气下陷证，是脾气亏虚，升举无力而下陷所表现的证候。

【临床表现】脘腹坠胀，食后益甚；或便意频数，肛门重坠；或久泻不止，脱肛；或子宫下垂；或小便浑浊如米泔。伴见气短乏力、倦怠懒言、头晕目眩、面白无华、食少便溏、舌淡苔白、脉缓弱。

【证候分析】由脾气虚进一步发展，或久泻久痢，或劳倦太过，或妇女经产过多，产后失于调护。脾主升清，托举内脏。脾气虚弱，升举无力，内脏失于托举，故脘腹坠胀，食后更甚。脾气下陷，故便意频数、肛门重坠，或久泻久痢，甚则脱肛、子宫脱垂、内脏下垂等。脾主散精，脾气虚，精微不能正常输布，清浊不分，下渗膀胱则小便浑浊如米汤。中气下陷，清阳不升，头目失养则眩晕。脾气虚，脾失健运，则食少便溏。脾气虚，化源不足，故见气短乏力、倦怠懒言、面白无华、舌淡、脉缓弱。

【辨证要点】脘腹坠胀、内脏下垂及气虚症状并见。

（三）脾不统血证

脾气亏虚不能统摄血液而表现以出血为主症的证候。

【临床表现】便血，尿血，肌衄，齿衄，或妇女月经过多，崩漏等。常伴见食少便溏、神疲乏力、少气懒言、面色无华、舌淡苔白、脉细弱等。

【证候分析】脾有统摄血液的功能，脾气亏虚，统血无权，则血溢脉外。溢于肠胃，则为便血；渗于膀胱，则见尿血；血渗毛孔而出，则为肌衄；由齿龈而出，则为齿衄。脾虚统血无权，冲任不固，则妇女月经过多，甚或崩漏。食少便溏、神疲乏力、少气懒言、面色无华、舌淡苔白、脉细弱等，皆为脾气虚弱的症状。

【辨证要点】各种慢性出血及脾气虚症状。

（四）脾阳虚证

又称脾胃虚寒，是脾阳虚衰，失于温运，阴寒内生所表现的虚寒证候。

【临床表现】食少腹胀，腹痛绵绵，喜温喜按，大便稀溏，形寒肢冷；或肢体困重，周身浮肿，小便短少；或妇女带下量多清稀色白，舌淡胖，苔白滑，脉沉迟无力。

【证候分析】多由脾气虚衰进一步发展而成，或饮食失调，过食生冷，或肾阳不足，火不生土所致。脾阳虚衰，运化失职，则食少腹胀、便溏。阳虚阴盛，寒从内生，寒凝气滞，故腹痛喜温喜按。脾阳虚，水湿不运，泛溢于肌肤，则肢体浮肿。水湿下注，则妇女带下量多色白。阳虚肢体失于温煦，则形寒肢冷、面白无华或虚浮。舌淡胖，苔白滑，脉沉迟无力，均为阳虚、寒湿之征。

【辨证要点】食少腹胀、腹痛、喜温喜按、便溏、浮肿。

（五）寒湿困脾证

又称湿困脾阳、寒湿中阻证，是寒湿内盛，中阳受困所表现的证候。

【临床表现】脘腹痞闷胀痛，食少便溏，泛恶欲吐，口淡不渴，头身困重，面色晦黄；或肌肤面目发黄，黄色晦暗如烟熏；或妇女带下量多；或肢体浮肿，尿少，舌淡胖，苔白滑，脉濡缓。

【证候分析】多因饮食失节，过食生冷，淋雨涉水，居处湿地，寒湿内侵伤脾；或嗜食肥甘，湿浊内生，困阻中阳。脾喜燥而恶湿，寒湿困脾，中阳受困，运化失司，故脘腹痞闷胀痛、食欲减退。湿注肠中则便溏。湿阻中焦，胃失和降，则泛恶欲吐。寒为阴邪则口淡不渴。湿性重着则头身困重。湿阻气机，气血运行不利，不能外荣于肌肤，寒湿中阻，肝失疏泄，胆汁外溢，则面色晦黄。口淡不渴、舌淡胖、苔白滑、脉濡缓，均为寒湿内盛之象。

【辨证要点】脘腹痞闷、便溏、身重、水肿、苔白滑。

（六）湿热蕴脾证

又称脾胃湿热证，是湿热内蕴中焦，脾胃纳运失职所表现的证候。

【临床表现】脘腹痞闷，纳呆呕恶，肢体困重，渴不多饮，身热不扬，汗出不解，便溏而不爽，小便短黄；或面目肌肤发黄，色泽鲜明如橘皮；或妇女带下色黄而臭秽；或皮肤发痒，舌红苔黄腻，脉濡数。

【证候分析】感受湿热之邪，或因过食辛热肥甘，或嗜酒过度，酿生湿热，内蕴脾胃所致。湿热蕴结中焦脾胃，升降失常，故脘腹痞闷、纳呆呕恶。湿热交阻迫下，则便溏不爽、小便短黄。湿性重着，故肢体困重。湿阻热伏，郁蒸于内，故身热不扬、汗出不解、口渴不欲饮。湿热蕴结脾胃，熏蒸肝胆，疏泄失权，胆汁外溢则发为阳黄，见面目肌肤发黄、色泽鲜明。湿热熏蒸肌肤，则皮肤发痒。湿热下注则女子带下色黄而臭秽。舌红苔黄腻，脉濡数为湿热内蕴之象。

【辨证要点】脘腹痞闷、纳呆、发热、身重、舌苔黄腻。

（七）胃阳虚证

又称胃虚寒证，是胃阳不足，虚寒内生，以致胃失和降所表现的证候，常与脾阳虚同见。

【临床表现】胃脘冷痛绵绵，时发时止，喜温喜按，食后缓解，泛吐清水或夹有不消化食物，口淡不渴，倦怠乏力，畏寒肢冷，舌淡嫩或淡胖，脉沉迟无力。

【证候分析】多因饮食失调，嗜食生冷，或过用寒凉、攻伐药物，或久病脾胃虚弱，阳气衰弱。胃阳亏虚，虚寒内生，寒凝气机，胃气不畅，故胃脘冷痛绵绵。证属虚寒则喜温喜按、食后缓解。胃阳虚，胃受纳腐熟功能减退，水谷不化，随胃气上逆，则呕吐清水，或夹有不消化食物。阳气虚弱，机体失于温养，故畏寒肢冷、体倦乏力。津液未伤，则口淡不渴。舌淡嫩或淡胖、脉沉迟无力，为虚寒之象。

【辨证要点】胃脘冷痛、喜温喜按、畏寒肢冷。

（八）胃阴虚证

胃阴不足，胃失濡润与和降所表现的证候。

【临床表现】胃脘灼痛隐隐，饥不欲食，或胃脘嘈杂，脘痞不舒，或干呕呃逆，口燥咽干，大便干结，舌红少苔，脉细数。

【证候分析】多为温热病后期，胃阴耗伤；或情志郁结，气郁化火，灼伤胃阴；或吐泻太过，伤及津液；或过食辛辣香燥之品，耗伤胃阴；或胃病日久，胃阴不足。胃阴不足，虚热内生，虚火灼胃，胃失濡润，则胃脘灼痛隐隐、脘痞嘈杂。胃失滋润，胃纳失司，故饥不欲食。胃阴虚，失于润降，胃气上逆，故干呕呃逆。胃阴虚，津不上承，则口燥咽干。肠失濡润而大便干结。舌红少苔、脉细数为阴津亏少之象。

【辨证要点】胃脘灼痛隐隐、饥不欲食，或胃脘嘈杂、干呕及虚热内扰并见。

（九）寒邪犯胃证

又称胃寒证，是寒邪侵犯于胃引起的以胃脘冷痛、胃失和降为主症的实寒证候。

【临床表现】胃脘冷痛剧烈，痛势暴急，遇寒加剧，得温则减，恶心呕吐，吐后痛缓，口淡不渴，口泛清水，肢冷不温，舌淡苔白，脉弦或沉紧。

【证候分析】多由过食生冷、寒凉之品及脘腹受凉所致。寒主凝滞、收引，寒邪犯胃，凝滞气机，故胃脘冷痛剧烈，遇寒加剧、得温则减。其证属实，则痛势暴急。胃气上逆，则恶心呕吐。吐后气滞暂时舒缓则痛减。寒伤胃阳，水饮不化而随胃气上逆，故口泛清水、口淡不渴。寒邪伤阳，阻遏阳气，不能外达，故肢冷不温。舌淡苔白润、脉弦或沉紧，为阴寒内盛，凝滞气机之象。

【辨证要点】胃脘冷痛剧烈、得温则减、呕吐清水和实寒证。

（十）胃火炽盛证

又称胃火证、胃热证，是胃中火热炽盛，胃失和降所表现的实热证候。

【临床表现】胃脘灼痛，泛酸嘈杂，渴喜冷饮，或消谷善饥，或口臭，或牙龈肿痛出血，溃烂，大便秘结，小便短赤，舌红苔黄，脉滑数。

【证候分析】多因过食辛辣、温燥之品，化热生火；或情志不遂，气郁化火犯胃；或热邪犯胃，以致胃火亢盛。热邪犯胃，胃气失和，故胃脘灼痛。肝经郁火，肝火犯胃，胃气上逆，故嘈杂泛酸、呕吐。胃火炽盛，灼伤胃津，则渴喜冷饮。胃火亢盛，功能亢进，则消谷善饥。胃络于龈，胃火循经上熏，气血瘀滞，可见牙龈肿痛溃烂，胃火伤络则牙龈出血。胃中浊气上逆则口臭。邪热伤津肠道失润，则便干、尿短赤。舌红苔黄为邪热内盛，热促血行，故脉滑数。

【辨证要点】胃脘灼痛、消谷善饥、龈肿口臭及实火内炽证。

（十一）饮留胃肠证

寒饮留滞胃肠所表现的证候，即痰饮。

【临床表现】脘腹胀满，胃中有振水声，呕吐清涎，肠中水声漉漉，口淡不渴，头晕目眩，舌苔白滑，脉沉滑。

【证候分析】多因饮食不节，饮酒过度，或劳倦内伤脾胃，中阳不振，脾失健运，水停为饮，留滞胃肠。饮邪留滞于胃肠，阻遏气机，则脘腹胀满。饮停于胃，故胃中有振水声。饮停于肠，肠中水声漉漉。饮停于胃，胃气上逆，故呕吐清涎。饮邪中阻，清阳不升，则头晕目眩、口淡不渴。苔白滑、脉沉滑，为水饮内停之象。

【辨证要点】脘腹胀满，胃肠有振水声，呕吐清涎。

（十二）食滞胃脘证

食物停滞胃脘不能腐熟所表现的证候。

【临床表现】胃脘胀闷疼痛，嗳气吞酸或呕吐酸腐食物，吐后胀痛得减，或矢气便溏，泻下物酸腐臭秽，舌苔厚腻，脉滑。

【证候分析】多由饮食不节，暴饮暴食，或脾胃素弱，运化失健等因素引起。胃气以降为顺，食停胃脘胃气郁滞，则脘部胀闷疼痛。胃失和降而上逆，故见嗳气吞酸或呕吐酸腐食物。吐后实邪得消，胃气通畅，故胀痛得减。食浊下移，积于肠道，可致矢气频频，臭如败卵，泻下物酸腐臭秽。舌苔厚腻、脉滑为食浊内积之象。

【辨证要点】胃脘胀闷疼痛、嗳腐吞酸、泻下酸腐。

四、肝与胆病辨证

肝病主要表现在疏泄失常、血不归藏、筋脉不利等方面。肝的病证有虚实之分，虚证多见肝血、肝阴不足；实证多见于风阳妄动、肝火炽盛，以及湿热、寒邪犯扰等。肝的病变较为广泛和复杂，如可见胸胁少腹胀痛、窜痛，情志活动异常，头晕胀痛，手足抽搐，肢体震颤，月经不调，睾丸胀痛等。肝开窍于目，故多种目疾都与肝有关。胆病常见口苦、发黄、失眠和胆怯易惊等。

（一）肝血虚证

由于肝血不足，肝失濡养所表现的证候。

【临床表现】眩晕耳鸣，面白无华，爪甲不荣，夜寐多梦，视力减退或夜盲，或见肢体麻木，关节拘急不利，手足震颤，肌肉瞤动，妇女月经量少、色淡，甚则闭经，舌淡苔白，脉细。

【证候分析】多由脾胃虚弱，生血之源不足，或因失血，久病耗伤肝血所致。肝血不足，不能上荣于头，则眩晕耳鸣、面白无华。肝开窍于目，主筋，其华在爪。肝血不足，目失血养，故目眩、视物不清或夜盲。血不养筋，则肢体麻木、关节拘急不利；血虚动风则手足震颤、肌肉瞤动。妇女以血为本，肝血不足，血海空虚，故月经量少、色淡，或闭经。舌淡苔白，脉细为血虚之象。

【辨证要点】眩晕、肢体麻木、视力减退、经量少、色淡及血虚证。

（二）肝阴虚证

肝阴不足，阴不制阳，虚热内扰所表现的证候。

【临床表现】头晕耳鸣，两目干涩，视力减退，面热或颧红，胁肋灼痛，口燥咽干，五心烦热，潮热盗汗，或见手足蠕动，舌红少津，脉弦细数。

【证候分析】多由情志不遂、气郁化火、火灼肝阴，或温热病后期，耗伤肝阴，或肾阴不足，水不涵木。肝阴不足，头目失于滋养，则见眩晕耳鸣、两目干涩、视力减退。肝阴不足，虚热内生，虚火熏灼肝经，则胁肋灼痛。肝主筋，肝阴虚筋脉失养，虚风内动则手足蠕动。虚火上炎故面热或颧红，阴虚津不上承而口燥咽干。阴不制阳，虚热内蒸，则五心烦热、潮热，虚火内灼营阴，则为盗汗。舌红少津、脉弦细数，为肝阴不足、虚热内炽之象。

【辨证要点】头晕耳鸣、两目干涩、手足蠕动及阴虚证。

（三）肝郁气滞证

又称肝气郁结证，是肝失疏泄，气机郁滞所表现的证候。

【临床表现】情志抑郁，胸胁、少腹、乳房胀满窜痛，善太息，或咽部梅核气，或瘿瘤，或见胁下癥块；妇女可见乳房胀痛、痛经、月经不调或闭经，舌苔薄白，脉弦。

【证候分析】多由情志不遂，或突然受到精神刺激，或其他病邪侵扰。肝主疏泄，肝郁气滞，经气不利，故胸胁、少腹、乳房胀满窜痛。肝主疏泄，调畅情志，气机郁结，则情志抑郁，善太息。肝气郁结，气不行津，津凝为痰，或气郁化火，灼津为痰，肝气夹痰循经上扰于咽喉，可见咽部有异物感，吞之不下，吐之不出，称为梅核气。痰气搏结于颈部，则为瘿瘤。若气滞日久，气不行血，肝络瘀阻，可见胁下癥块。气病及血，气滞血瘀，冲任不调，故月经不调、痛经或闭经。苔薄白、脉弦为肝郁气滞之象。

【辨证要点】情志抑郁，胸胁、少腹、乳房胀闷疼痛，以及妇女月经不调。

（四）肝火上炎证

肝经火盛，气火上逆，以火热炽盛于上为主要表现的证候。

【临床表现】头晕胀痛，面红目赤，口苦口干，耳鸣如潮，或突发耳聋，不寐，急躁易怒，或胁肋灼痛，或吐血，衄血，大便秘结，小便短黄，舌红苔黄，脉弦数。

【证候分析】由情志不遂，肝郁化火，或火热之邪内侵，或他脏火热累及于肝，以致肝胆气火上逆所致。肝火上炎，循经上攻头目，气血涌盛脉络，故头晕胀痛、面红目赤。肝胆火热上炎则口苦口干。胆经循行耳中，肝热移胆，胆热循经上冲，故见耳鸣如潮，甚则突发耳聋。火热扰神魂不安，以致失眠。肝失条达，故急躁易怒。肝火内炽，气血滞于肝络则胁肋灼痛。火热灼伤络脉，血热妄行，可见吐血、衄血。热盛伤津，故便秘、尿黄。舌红苔黄、脉弦数，为肝经实火内炽之象。

【辨证要点】头晕胀痛、面红目赤、耳鸣、急躁易怒。

（五）肝阳上亢证

肝肾阴虚，不能制阳，致使肝阳偏亢所表现的证候。

【临床表现】眩晕耳鸣，头目胀痛，面红目赤，急躁易怒，心悸健忘，失眠多梦，腰膝酸软，头重脚轻，舌红少苔，脉弦有力。

【证候分析】多因情志过极或肝肾阴虚，致使阴不制阳，水不涵木而发病。肝肾之阴不足，肝阳亢逆无制，气血上冲，则眩晕耳鸣、头目胀痛、面红目赤。肝失柔顺，故急躁易怒。阴虚心失所养，神不得安，则见心悸健忘、失眠多梦。肝肾阴虚，经脉失养，故腰膝酸软。阳亢于上，阴亏于下，上盛下虚，故头重脚轻。舌红少苔、脉弦有力，为肝肾阴虚、肝阳亢盛之象。

【辨证要点】眩晕耳鸣，目赤易怒，头重脚轻，腰膝酸软。

（六）肝风内动证

以患者出现眩晕欲仆、震颤、抽搐等动摇不定症状为主要表现的证候。临床上常见肝阳化风、热极生风、阴虚动风、血虚生风四种，见表10-10。

1. 肝阳化风证　肝阳亢逆无制动风所表现的证候。

【临床表现】眩晕欲仆，头摇而痛，项强肢颤，语言謇涩，手足麻木，步履不正，或突然昏倒，不省人事，口眼歪斜，半身不遂，舌强不语，喉中痰鸣，舌红苔白或腻，脉弦有力。

【证候分析】多因肝肾之阴久亏，肝阳失潜而暴发。肝阳化风，肝风内动，上扰头目，则眩晕欲仆，或头摇不能自制。气血随风阳上逆，壅滞络脉，故头痛不止。风动筋挛，则项强肢颤。肝脉络舌本，风阳扰络，则语言謇涩。肝肾阴虚，筋脉失养，故手足麻木。风动于上，阴亏于下，上盛下虚，所以步履不正。阳亢则灼液为痰，风阳挟痰上扰，清窍被蒙，则见突然昏倒、不省人事；风痰流窜脉络，经气不利，可见口眼歪斜、半身不遂；痰阻舌根，则舌体僵硬，不能言语；痰随风升，故喉中痰鸣。阴虚则舌红，白苔提示邪尚未化火，腻苔为夹痰之征，风阳扰动则脉弦有力。

【辨证要点】素有眩晕、头痛、肢麻震颤，突然昏倒、口眼歪斜、半身不遂。

2. 热极生风证　热邪亢盛引动肝风所表现的证候。

【临床表现】高热神昏，躁热如狂，手足抽搐，颈项强直，甚则角弓反张，两目上视，牙关紧闭，舌红或绛，脉弦数。

【证候分析】多由邪热亢盛，燔灼肝经，热闭心神而发病。热邪蒸腾，充斥三焦，故高热。热入心包，则心神昏愦、烦躁如狂。热灼肝经，津液受烁，引动肝风，而见手足抽搐、颈项强直、角弓反张、两目上视、牙关紧闭等筋脉挛急的表现。热邪内犯营血，则舌色红绛，脉象弦数为肝经火热之征。

【辨证要点】高热神昏、项强抽搐。

3. 阴虚动风证　阴液亏虚引动肝风所表现的证候。

【临床表现】目涩咽干，潮热盗汗，五心烦热，眩晕，手足蠕动，筋挛肉𥇥，舌红少苔，脉弦细数。

【证候分析】多因外感热病后期阴液耗损，或内伤久病，阴液亏虚。阴亏失润，虚热内生，故见目涩咽干、潮热盗汗、五心烦热等。肝阴不足，筋脉失养，虚风内动，故见手足蠕动、筋挛肉瞤；舌红少苔、脉弦细数为肝阴不足之象。

【辨证要点】手足蠕动、筋挛肉瞤、眩晕、潮热盗汗。

4. 血虚生风证　血虚筋脉失养所表现的动风证候。

【临床表现】手足抽搐，关节拘急不利，肌肉瞤动，眩晕耳鸣，面色无华，肢体麻木，爪甲不荣，舌质淡，苔白，脉细。

【证候分析】多由急慢性出血过多，或久病血虚所引起。血虚筋脉、肌肉失养，故见手足抽搐、关节拘急不利、肌肉瞤动。肝血不足，不能上荣于头面，故见眩晕耳鸣、面色无华。肢体麻木、爪甲不荣亦为血虚不荣之象。血虚则舌质淡，血少则脉不充盈，故脉细。

【辨证要点】眩晕震颤、肢麻拘急及血虚证。

表 10－10　肝风内动四证鉴别表

证候	性质	主症	兼症	舌苔	脉象
肝阳化风	上实下虚证	眩晕欲仆，头摇肢颤，语言謇涩，或舌强不语，或突然倒地，不省人事，半身不遂	头痛项强，手足麻木，步履不正	舌红苔白或腻	弦而有力
热极生风	热证	手足抽搐，颈项强直，角弓反张，两目上视，牙关紧闭	高热神昏，躁热如狂	舌红绛	弦数有力
阴虚动风	虚证	手足蠕动	午后潮热，五心烦热，口咽干燥，形体消瘦	舌红少津	弦细数
血虚生风	虚证	手足抽搐，肌肉瞤动，关节拘急不利，肢体麻木	眩晕耳鸣，面白无华，爪甲不荣	舌淡苔白	细

（七）肝胆湿热证

湿热蕴结肝胆所表现的证候。

【临床表现】胁肋胀痛，或有痞块，口苦，厌食腹胀，纳少呕恶，大便偏溏或不爽，小便短赤，舌红苔黄腻，脉弦数；或寒热往来，或身目发黄，或阴囊湿疹，或睾丸肿胀热痛，或带浊阴痒等。

【证候分析】多由感受湿热之邪，或偏嗜肥甘厚腻，酿湿生热，或脾胃失健，湿邪内生，郁而化热。湿热蕴结肝胆，肝气失于疏泄，气滞血瘀，故胁肋痛，或见痞块。肝木横逆侮土，脾运失健，胃失和降，故纳少、呕恶、厌食腹胀。胆气上溢，可见口苦。湿热蕴内，湿重于热则大便偏溏，热重于湿则大便不爽。膀胱气化失司则小便短赤。邪居少阳，枢机不利，则寒热往来。胆汁不循常道而外溢肌肤，则身目发黄。肝脉绕阴器，湿热随经下注，则见阴部湿疹或睾丸肿胀热痛，妇女则见带浊阴痒。舌红苔黄腻、脉弦数均为湿热内蕴肝胆的表现。

【辨证要点】胁肋胀痛、厌食腹胀、身目发黄、阴痒。

（八）寒凝肝脉证

寒邪凝滞肝脉所表现的证候。

【临床表现】少腹牵引睾丸坠胀冷痛，或阴囊收缩引痛，受寒则甚，得热则缓，舌苔白滑，脉沉弦或迟。

【证候分析】多因感受寒邪，气血凝滞而发病。肝脉绕阴器，抵少腹，寒凝经脉，气血凝滞，故见少腹牵引睾丸冷痛。寒为阴邪，性主收引，筋脉拘急，可致阴囊收缩引痛。寒则气血凝滞，热则气血通利，故疼痛遇寒加剧，得热则减。阴寒内盛，则苔白滑。脉沉主里，弦主肝病，迟为阴寒，是为寒滞肝脉的表现。

【辨证要点】少腹牵引阴部坠胀冷痛。

（九）胆郁痰扰证

胆失疏泄，痰热内扰所表现的证候。

【临床表现】头晕目眩、耳鸣，惊悸不宁，烦躁不寐，口苦呕恶，胸闷、善太息，舌苔黄腻，脉弦滑。

【证候分析】多为情志不遂，疏泄失职，生痰化火而引起。胆脉络头目入耳，痰浊上扰故头晕目眩、耳鸣。胆为清净之腑，痰热内扰，则胆气不宁，故见惊悸不宁、烦躁不寐。胆气郁滞，则见胸闷、善太息。热蒸胆气上溢，则口苦。胆热犯胃，胃失和降，则泛恶呕吐。舌苔黄腻、脉象弦滑为痰热内蕴的表现。

【辨证要点】眩晕耳鸣、惊悸失眠、舌苔黄腻。

五、肾与膀胱病辨证

肾病主要以人体生长、发育和生殖功能障碍，水液代谢失常，呼吸功能减退和脑、髓、骨、发、耳及二便异常为主要表现。肾藏精，主封藏，其病变多为虚证，病因常为先天禀赋不足，或年幼精气未充，或年老精气亏损，或房事不节等损伤肾之精气，导致肾的精、气、阴、阳亏损。肾病的常见症状有腰膝酸痛、眩晕、耳鸣耳聋、齿摇发脱；男子阳痿遗精、早泄、精少不育；女子经少经闭、不孕，水肿、气喘、二便异常等。

膀胱病以排尿异常为主要表现，常见尿频、尿急、尿痛、尿闭及遗尿、失禁等。

（一）肾阳虚证

又称命门火衰，是肾阳虚衰，机体失于温煦所表现的一类虚寒证候。

【临床表现】腰膝酸软冷痛，畏寒肢冷，下肢尤甚，面色㿠白或黧黑，神疲乏力；男子阳痿早泄，精冷不育；女子宫寒不孕，性欲减退；或腹泻便溏，五更泻；或小便频数，清长，夜尿多，舌淡苔白，脉沉细无力，尺脉尤甚。

【证候分析】多因素体阳虚或久病伤阳，或他脏病变累及于肾，或房事太过损伤肾阳，或年老命门火衰。肾主骨，腰为肾之府，肾阳虚衰，腰骨失于温养，则见腰膝酸软、冷痛。肾居下焦，肾阳虚失于温煦，则形寒肢冷，下肢尤甚。阳虚温运无力，面失所养则面色㿠白。肾阳虚，阴寒内盛，面呈本脏之色而黧黑。阳虚鼓动无力，故神疲乏力。肾主生殖，肾阳虚，命门火衰，生殖功能及性功能减退，故见男子阳痿、早泄、精冷不育，女子宫寒不孕、性欲减退等。肾司二便，肾阳不足，温化无力，则小便频数、夜尿多、尿清长、便溏，或五更泻等。舌淡苔白，脉沉细无力，尺脉尤甚，为肾阳不足之象。

【辨证要点】全身功能低下（性功能低下尤为突出）、腰膝酸冷、五更泻、小便清长及明显虚寒之象。

（二）肾虚水泛证

肾阳亏虚，气化失权，水湿泛溢所表现的证候。

【临床表现】身体浮肿（腰以下为甚），按之没指，尿少，腹部胀满，气短乏力，畏寒肢冷，腰膝冷痛，或心悸，喘咳痰鸣，劳累后尤甚，舌淡胖，苔白滑，脉沉迟无力。

【证候分析】多因久病失调，或素体虚弱，肾阳亏损，蒸化水液无力，外溢肌肤。肾主水，肾阳不足，气化失权，水液内停，泛溢于肌肤，故身体浮肿。肾位居下焦，且水湿趋下，故腰以下肿甚，按之没指。劳则气耗，加重病情，故水肿加剧。水湿内停于腹内，则腹部胀满。膀胱气化失职，故小便不利、尿少。水气上凌心肺，则心悸气短。水凝为痰，郁阻于肺而见喘咳痰多、喉中痰鸣。阳虚失于温煦，故畏寒肢冷、腰膝冷痛。舌淡胖、苔白滑、脉沉为肾阳不足、水湿内停之象。

【辨证要点】水肿（腰以下为甚），并见腰膝冷痛、畏寒肢冷等虚寒之象。

（三）肾阴虚证

肾阴亏损，虚热内生所表现的证候。

【临床表现】腰膝酸痛，眩晕耳鸣，五心烦热，午后潮热，颧红，盗汗，失眠多梦，口咽干燥，形体消瘦，男子遗精，阳强易举，女子经少经闭，或崩漏，舌红少津，脉细数。

【证候分析】多因久病伤肾，或禀赋不足，房事过度。肾阴为元阴，是人体阴液之根本，具有充养脑髓、腰骨之功，若肾阴不足，脑髓、官窍、骨骼失养，则见腰膝酸软而痛、眩晕耳鸣。阴虚内热，虚热内扰，则五心烦热、潮热、盗汗、颧红、口咽干燥，形体失养则消瘦。肾阴不足，虚火扰动精室则遗精，阴虚阳亢而阳强易举。阴虚灼精，精血不足则女子经少经闭，虚火迫血妄行则为崩漏。舌红少津、脉细数为阴虚内热之象。

【辨证要点】腰膝酸痛、眩晕耳鸣、阳强、遗精、经少经闭和阴虚内热证共见。

（四）肾精不足证

肾精亏损，表现为生长发育迟缓、生殖功能低下及早衰的一类证候。

【临床表现】小儿发育迟缓，身材矮小，囟门迟闭，智力低下，骨骼痿软，动作迟钝；男子精少不育，女子经闭不孕，性功能低下；成人早衰，耳鸣耳聋，健忘，发脱齿摇，足痿无力，神情呆钝，舌淡，脉细弱。

【证候分析】多因先天禀赋不足，或后天失养，元气不充，或房事不节，或久病劳损，耗伤肾精。肾藏精，主骨生髓，肾精不足，不能化气生血，充肌长骨，故小儿发育迟缓、身材矮小、囟门迟闭、骨骼痿软、动作迟钝。脑为元神之府，肾精不足，髓海空虚，神失所养，则智力低下、神情呆钝。肾开窍于耳，精少耳失所充，则耳鸣耳聋。肾藏精，主生长发育与生殖，肾精不足，故男子精少不育、女子经闭不孕、性功能减退，或成人早衰。肾之华在发，精亏则发脱。齿为骨之余，肾精不足，不能充养齿髓，则牙齿松动易脱落。舌淡，脉细弱为肾精不足之象。

【辨证要点】小儿发育迟缓，成人生殖及性功能低下及早衰。

（五）肾气不固证

肾气亏虚，封藏固摄功能失职所表现的证候。

【临床表现】腰膝酸软，神疲乏力，听力减退，小便频数而清长，或尿后余沥不尽，或遗尿，或夜尿多，或小便失禁；男子滑精，早泄；女子月经淋漓不尽，带下清稀量多，或胎动易滑，舌淡苔白，脉弱。

【证候分析】多因年高肾气亏损，或年幼肾气未充，或房劳过度，或久病伤肾。肾为封藏之本，有固摄下元之功。肾气亏虚，肾失封藏，则膀胱开合失度，故小便频数清长、尿后余沥不尽、遗尿、失禁等。精关不固则精液外泄，可见男子滑精、早泄；女子带脉失固，可见带下清稀量多；冲任之本在肾，肾气不固，冲任失约，则月经淋漓不尽；任脉失养，胎元不固，则胎动不安，以致滑胎。腰膝酸软、耳鸣失充、神疲乏力、舌淡、脉弱，均为肾气亏虚，失于充养。

【辨证要点】肾气不能固摄尿液、精液、经血、胎儿等。

（六）肾不纳气证

肾气虚衰，气不归元所表现的证候。

【临床表现】久病咳喘，呼多吸少，气不得续，动则喘甚，自汗神疲，乏力懒言，语声低怯，腰膝酸软，舌淡苔白，脉沉弱。或喘息严重者，可见冷汗淋漓，肢冷面青，脉浮大无根。

【证候分析】多因久病咳喘，肺虚及肾，或年老肾虚，或久病伤肾。肾主纳气，为气之根，肾虚则肾失摄纳，气不归根，故呼多吸少、气不得续。劳则气耗，故动则喘甚。肾气不足，失于鼓动，则自汗神疲、乏力懒言、语声低怯。骨髓失养则腰膝酸软。舌淡苔白、脉沉弱为肾虚之象。若阳气虚衰欲脱，则喘息加剧、冷汗淋漓、肢冷面青；虚阳外浮，则脉浮大无根。

【辨证要点】久病咳喘、呼多吸少、气不得续、动则喘甚。

（七）膀胱湿热证

湿热蕴结膀胱引起以小便异常为主要表现的证候。

【临床表现】尿频，尿急，尿道灼热涩痛，小便黄赤短少，或浑浊，或尿血，或有砂石，小腹胀痛，或伴有发热，腰痛，舌红苔黄腻，脉滑数。

【证候分析】多因外感湿热之邪侵及膀胱，或饮食不节，滋生湿热下注膀胱，致使膀胱气化失常。膀胱主贮尿排尿，膀胱湿热，下迫尿道，则尿频尿急、尿道灼热涩痛、尿黄赤。湿热伤及血络，则尿血。湿热煎熬津液成石，故尿中夹有砂石，湿热郁蒸则发热。下焦湿热，波及肾府，故见腰痛。舌红、苔黄腻、脉滑数为湿热内蕴之象。

【辨证要点】尿频、尿急、尿痛、尿血、尿石等。

六、脏腑兼病辨证

凡是两个或两个以上脏腑同时发病的，称为脏腑兼病。人体是一个有机联系的整体，各脏腑之间，在生理上相互资生、相互制约，在发病时，又常相互影响，或脏病及脏，或脏病及腑，或腑病及脏，或腑病及腑。脏腑兼病，并不是两个以上脏腑证候的简单相加，而是在病理上有着一定的内在联系和规律，在辨证时应特别注意。

（一）心肺气虚证

心肺两脏气虚所表现的证候。

【临床表现】心悸咳喘，气短乏力，动则尤甚，胸闷，痰液清稀，面色㿠白，头晕神疲，自汗声怯，舌淡苔白，脉沉弱或结代。

【证候分析】多因久病咳喘，耗伤心肺之气，或禀赋不足，年高体弱等因素。肺主呼吸，心主血脉，赖宗气的推动作用以协调两脏的功能。肺气虚，宗气生成不足，可使心气亦虚。反之，心气先虚，宗气耗散，亦能致肺气不足。心气不足，不能养心，则见心悸。肺气虚弱，肃降无权，气机上逆，为咳喘。气虚则气短乏力，动则耗气，故喘息亦甚。肺气虚，呼吸功能减弱，则胸闷不舒；不能输布精微，水液停聚为痰，故痰液清稀。气虚全身功能活动减弱，肌肤脑髓供养不足，则面色㿠白，头晕神疲；卫外不固则自汗；宗气不足故声怯。气虚则血弱，不能上荣舌体，见舌淡苔白。血脉气血运行无力或心脉之气不续，则脉见沉弱或结代。

【辨证要点】心悸、咳喘、胸闷与气虚证共见。

（二）心脾两虚证

心血不足，脾气虚弱所表现的证候。

【临床表现】心悸怔忡，失眠多梦，眩晕健忘，面色萎黄，食欲不振，腹胀便溏，神倦乏力，或皮下出血，妇女月经量少色淡，淋漓不尽等。舌质淡嫩，脉细弱。

【证候分析】多因病久失调，或劳倦思虑，饮食不节，或慢性出血。脾为气血生化之源，又具统血功能。脾气虚弱，生血不足，或统摄无权，血溢脉外，均可导致心血亏虚。心主血，血充则气足，血虚则气弱；心血不足，无以化气，则脾气亦虚。两者在病理上常可相互影响，成为心脾两虚证。心血不足，心失所养，则心悸怔忡；心神不宁故失眠多梦，头目失养则眩晕健忘；肌肤失荣，故面色萎黄无华。脾气不足，运化失健，故食欲不振、腹胀便溏；气虚功能活动减退，故神倦乏力，脾虚不能摄血，可见皮下出血、妇女经量减少、色淡质稀、淋漓不尽。舌质淡嫩、脉细弱皆为气血不足之象。

【辨证要点】心悸失眠，面色萎黄，神疲食少，腹胀便溏和慢性出血。

（三）心肝血虚证

心肝两脏血液亏虚所表现的证候。

【临床表现】心悸健忘，失眠多梦，眩晕耳鸣，面白无华，两目干涩，视物模糊，爪甲不荣，肢体麻木，震颤拘挛，妇女月经量少，色淡，甚则经闭。舌淡苔白，脉细弱。

【证候分析】多因久病体虚，或思虑过度暗耗阴血。心主血，肝藏血，若心血不足，则肝无所藏，肝血不足，则心血不能充盈，因而形成心肝血虚证。心血虚，心失所养，则心悸健忘；心神不安，故失眠多梦；血不上荣，则眩晕耳鸣、面白无华。肝血不足，目失滋养，可致两目干涩、视物模糊；筋脉爪甲失血濡养，可见爪甲不荣、肢体麻木、震颤拘挛；妇女以血为本，肝血不足，月经来源匮乏，则经量减少、色淡质稀，甚至经闭。舌淡苔白，脉细弱为血虚表现。

【辨证要点】心悸、健忘、视物模糊、肢体麻木和血虚证共见。

（四）心肾不交证

心肾水火既济失调所表现的证候。

【临床表现】心烦不寐，心悸健忘，头晕耳鸣，腰酸遗精，五心烦热，咽干口燥，舌红，脉细数；或伴见腰部、下肢酸困发冷。

【证候分析】多由五志化火、思虑过度、久病伤阴、房事不节等引起。心火下降于肾，以温肾水；肾水上济于心，以制心火，心肾相交，则水火既济。若肾水不足，心火失济，则心阳偏亢，或心火独炽，下及肾水，致肾阴亏于下，火炽于上，水火不济。心阳偏亢，心神不宁，故心烦不寐、心悸。水亏阴虚，骨髓不充，脑髓失养，则头晕耳鸣、健忘。腰为肾府，失阴液濡养，则腰酸；精室为虚火扰动，故遗精。五心烦热、咽干口燥、舌红、脉细数，为水亏火旺的表现。心火亢于上，火不归元，肾水失于温煦而下凝，则腰部、下肢酸困发冷。

【辨证要点】失眠、心悸、腰酸、遗精及阴虚证共见。

（五）心肾阳虚证

心肾两脏阳气虚衰，阴寒内盛所表现的证候。

【临床表现】心悸怔忡，畏寒，肢体浮肿，腰膝冷痛，或唇甲青紫，小便不利，舌淡暗或青紫，苔白滑，脉沉微细。

【证候分析】多由久病不愈，或劳倦内伤引起。肾阳为一身阳气之根本，心阳为气血运行、津液流注的动力，故心肾阳虚则常表现为阴寒内盛、全身功能极度降低、血行瘀滞、水气内停等。阳气衰微，心失濡养，心悸怔忡，不能温煦肌肤、腰膝，则畏寒肢冷、腰膝冷痛。三焦决渎不利，膀胱气化失司，则见小便不利；水液停聚，泛溢肌肤，故肢体浮肿。阳虚运血无力，血行瘀滞，可见口唇爪甲青紫。舌淡暗或青紫、苔白滑、脉沉微细皆为心肾阳气衰微，阴寒内盛，血行瘀滞，水气内盛的表现。

【辨证要点】心悸怔忡、肢体浮肿、腰膝冷痛。

（六）肝火犯肺证

肝经气火上逆犯肺，肺失肃降所表现的证候。

【临床表现】胸胁灼痛，急躁易怒，头晕目赤，烦热口苦，咳嗽阵作，痰黏量少色黄，甚则咯血，舌红苔薄黄，脉弦数。

【证候分析】多因郁怒伤肝，或肝经热邪上逆犯肺。肝性升发，肺主肃降，升降相配，则气机调节平衡。若肝气升发太过，气火上逆，循经犯肺，即成肝火犯肺证。肝经气火内郁，热壅气滞，则胸胁灼痛。肝性失柔，故急躁易怒。肝火上炎，可见头晕目赤。气火内郁，则胸中烦热。热蒸胆气上溢，故口苦。气火循经犯肺，肺受火灼，清肃之令不行，气机上逆，则为咳嗽。津为火灼，炼液为痰，故痰黄黏量少。火灼肺络，络伤血溢，则为咯血。舌红苔薄黄、脉弦数为肝经实火内炽的表现。

【辨证要点】胸胁灼痛、急躁易怒、目赤口苦、咳嗽。

（七）肝脾不调证

又称肝郁脾虚证、肝气犯脾证，是肝失疏泄，脾失健运而表现的证候。

【临床表现】胸胁胀满窜痛，善太息，情志抑郁或急躁易怒；纳呆腹胀，便溏不爽，肠鸣矢气，或腹痛欲泻，泻后痛减，或便溏不利，舌苔白，脉弦或缓弱。

【证候分析】多因情志不遂，郁怒伤肝，肝失条达而横乘脾土，或饮食不节，劳倦伤脾，脾失健运而影响肝失疏泄。肝主疏泄，协助脾胃纳运食物；脾主运化，气机通畅，有助于肝气的疏泄，所以在发生病变时，两者可相互影响。如肝失疏泄，气机不利，易致脾运失健；反之，脾失健运，气滞于中，湿阻于内，亦能致肝的疏泄异常，为脾病及肝。肝失疏泄，经气郁滞，故胸胁胀满窜痛。太息则气郁得达，胀闷得舒，故喜太息。气机郁滞，情志失调，则急躁易怒。肝气横逆犯脾，脾失健运，则纳呆腹胀。气滞湿阻，则便溏不爽、肠鸣矢气。气滞于腹则痛，便后气机得以通畅，故泻后痛减。苔白、脉弦或缓弱为肝郁脾虚的表现。

【辨证要点】胸胁胀满、腹痛肠鸣、纳呆、便溏。

（八）肝胃不和证

又称肝气犯胃证、肝胃气滞证，是肝失疏泄，胃失和降所表现的证候。

【临床表现】肝火横逆犯胃型：脘胁胀闷疼痛，嗳气呃逆，嘈杂吞酸，烦躁易怒，舌红苔薄黄，脉弦或弦数。寒邪内犯肝胃型：巅顶疼痛，遇寒则甚，得温痛减，呕吐涎沫，形寒肢冷，舌淡苔白滑，脉沉弦紧。

【证候分析】多因情志不遂，气郁化火，或寒邪内犯肝胃而发病。肝主升发，胃主下降，两者密切配合，以协调气机升降的平衡。当肝气或胃气失调，常可致肝胃不和证。肝郁化火，横逆犯胃，肝胃气滞，则脘胁胀闷疼痛。胃失和降，气机上逆，故嗳气呃逆。肝胃气火内郁，可见嘈杂吞酸。肝失条达，故急躁易怒。舌红苔黄、脉弦或弦数均为气郁化火之象。寒邪内犯肝胃，阴寒之气循肝经上达巅顶，经气被遏，故巅顶疼痛。寒性阴凝，得阳始运，得寒则凝，故头痛遇寒加剧，得温痛减。胃腑受病，中阳受伤，水津不化，气机上逆，则呕吐清稀涎沫。阳气受伤，不能外温肌肤，则形寒肢冷。舌淡苔白滑、脉沉弦紧为寒邪内盛之象。

【辨证要点】肝郁化火横逆犯胃型，以脘胁胀痛、吞酸嘈杂、舌红苔黄为辨证要点；寒邪内犯肝胃型，以巅顶痛、吐涎沫、舌淡苔白滑为辨证要点。

（九）肝肾阴虚证

肝肾两脏阴液亏虚，虚热内扰所表现的证候。

【临床表现】头晕目眩，耳鸣健忘，失眠多梦，咽干口燥，腰膝酸软；胁痛，五心烦热，颧红盗汗，男子遗精，女子经少，舌红少苔，脉细数。

【证候分析】多由久病失调、房事不节、情志内伤等引起。肝肾阴液相互资生，肝阴充足，则下藏于肾，肾阴旺盛，则上滋肝木，故有"肝肾同源"之说。在病理上，两者往往相互影响，表现为盛则同盛，衰则同衰，形成肝肾阴虚证。肾阴亏虚，水不涵木，肝阳上亢，则头晕目眩、耳鸣健忘。虚热内扰，心神不安，故失眠多梦。津不上润，则口燥咽干。筋脉失养，故腰膝酸软无力。肝阴不足，肝脉失养，致胁部隐隐作痛。阴虚生内热，热蒸于里，故五心烦热。火炎于上，则两颧发红。内迫营阴，则夜间盗汗。扰动精室，故多见梦遗。冲任隶属肝肾，肝肾阴伤，则冲任空虚，而经量减少。舌红少苔、脉细数为阴虚内热的表现。

【辨证要点】胁痛、腰膝酸软、耳鸣遗精与阴虚内热证。

（十）肺肾阴虚证

肺肾两脏阴液亏虚，虚火内扰，肺失清肃所表现的证候。

【临床表现】咳嗽少痰，或痰中带血，口咽干燥，声音嘶哑，形体消瘦，腰膝酸软，骨蒸潮热，颧红盗汗，男子遗精，女子月经不调，舌红少苔，脉细数。

【证候分析】肺肾之阴互生，若肺阴不足，不能下滋肾阴，或肾阴亏损，不能上滋肺阴，均可形成肺肾阴虚证。肺肾阴虚，肺失清肃，则咳嗽痰少。虚火灼伤肺络，则痰中带血。津不上润，故见口咽干燥。虚火熏灼会厌，则声音嘶哑。阴津不足，肌肉失养则形体消瘦。肾阴虚，腰膝失养则腰膝酸软。虚火内蒸，故见骨蒸潮热、颧红盗汗。虚火扰动精室，精关不固则遗精。阴精不足，精不化血，冲任空虚，则女子月经量少。虚火扰动，则月经不调，或见崩漏。舌红少苔、脉细数为阴虚内热之象。

【辨证要点】久咳痰血、腰膝酸软、遗精与阴虚证。

（十一）脾肺气虚证

由于脾肺两脏气虚，出现脾失健运，肺失宣降的证候。

【临床表现】食欲不振，腹胀便溏，久咳不止，气短而喘，痰多稀白，声低懒言，倦怠乏力，面色淡白，或面浮足肿，舌淡苔白滑，脉细弱。

【证候分析】多因久病喘咳，耗伤肺气，子病及母；或饮食不节，损伤脾胃，母病及子。脾主运化，为生气之源，脾气不足，不能输精于肺，可致肺气损伤。肺主一身之气，肺气不足，可累及脾，形成脾肺气虚证。脾气虚，脾失健运，则食欲不振、腹胀。肺气虚，宣降失职，则喘咳日久不止、气短。气虚水津不布，聚湿生痰，故痰多而稀白。脾虚水湿不运，水湿外溢肌肤，面浮足肿。气虚全身功能减退，故声低懒言、倦怠乏力。气虚运血无力，面失所荣，则面白无华。舌淡、苔白滑、脉细弱为气虚之象。

【辨证要点】食少便溏、气短咳喘及气虚证。

（十二）脾肾阳虚证

脾肾阳气亏虚，温化失权所表现的虚寒证候。

【临床表现】面色㿠白，畏寒肢冷，腰膝或下腹冷痛，久泻久痢，或五更泻，或下利清谷，或小便不利，面浮肢肿，甚则腹胀如鼓，舌淡胖，苔白滑，脉沉细。

【证候分析】肾为先天之本，脾为后天之本，脾肾阳气相互资生、相互促进。脾主运化，布精微，化水湿，有赖肾阳之温煦；肾主水液，温养脏腑，须靠脾精的供养，若肾阳不足，不能温养脾阳，则脾阳亦不足，或脾阳久虚，日渐损及肾阳，则肾阳亦不足，无论脾阳虚衰或肾阳不足，均有可能发展为脾肾阳虚证。脾阳虚不能运化水谷，气血化生不足，故面色㿠白。阳虚无以温煦形体，故畏寒肢冷。阳虚内寒，经脉凝滞，故下腹腰膝冷痛。脾肾阳虚，水谷不得腐熟运化，故久泻久痢、下利清谷、五更泻。阳虚无以运化水湿，溢于肌肤，则面浮肢肿；停于腹内则腹胀如鼓；水湿内聚，气化不行，则小便不利。舌淡胖、苔白滑、脉沉细为阳虚之象。

【辨证要点】腰膝、下腹冷痛、久泻久痢、浮肿与虚寒证。

第三节　气血津液辨证

气血津液辨证，是运用气血津液的理论，分析气、血、津液所反映的各科病证的一种辨证方法。由于气血津液都是脏腑功能活动的物质基础，而它们的生成及运行又有赖于脏腑的功能活动。因此，在病理上，脏腑发生病变，可以影响到气血津液的变化；而气血津液的病变，也必然影响到脏腑的功能。所以，气血津液辨证应与脏腑辨证互相参照。

一、气病辨证

气的病证很多，《素问·举痛论》说"百病生于气也"，指出了气病的广泛性。但气病临床常见的证候，可概括为气虚证、气陷证、气滞证、气逆证四种。

（一）气虚证

气的不足，气的功能减弱或脏腑功能减退所表现的证候。

【临床表现】少气懒言，语音低弱，神疲乏力，或有头晕目眩，自汗，活动时症状加重，舌淡，脉虚无力。

【证候分析】多由久病体虚、年老体弱、过度劳累、饮食失调等因素引起的。由于气虚则激发、推动作用减退，故见少气懒言、语音低弱、神疲乏力。气虚清阳不升，不能上荣于头目，则头晕目眩。气虚卫外不固则自汗。《素问·举痛论》说"劳则气耗"，故活动劳累后症状加重。营气虚不能上承于舌，故舌淡。气虚鼓动血脉无力，则脉虚无力。

【辨证要点】全身功能活动低下，少气懒言、语音低弱、神疲乏力、自汗，活动后加重。

（二）气陷证

又称中气下陷证、脾虚气陷证，是气虚升举无力而反下陷，内脏位置不能维持在固定的位置而出现下垂的虚弱证候。

【临床表现】气短乏力，神疲懒言，头晕目眩，久泻久痢，脏器下垂，腹部坠胀，脱肛，子宫脱垂，舌淡苔白，脉弱。

【证候分析】多由气虚发展而成，或为气虚的一种特殊表现形式。气虚则气短乏力、神疲懒言、头晕目眩、舌淡、脉弱。中气亏虚，清阳不升，气陷于下则见久泻久痢、脏器下垂、腹部坠胀、脱肛、子宫脱垂等。脱肛也可因小儿正气未充，或大便干燥，排便时用力过度。子宫脱垂亦可见于负重过度和产后劳累。

【辨证要点】气虚证加脏器下垂。

（三）气滞证

人体某部位或某脏腑气机阻滞，运行不畅所表现的证候。

【临床表现】胸胁脘腹等处胀闷、疼痛，症状时轻时重，部位不固定，疼痛性质可为窜痛、胀痛、攻痛，胀痛常随嗳气、肠鸣、矢气减轻，或随情绪的波动而加重或减轻，脉弦。

【证候分析】多因情志不舒、病邪内阻、阳气虚弱、温运无力等。气机阻滞，运行不畅，故轻者胀闷、重者疼痛。不通则痛，故气滞以胀闷疼痛为主要临床表现。由于嗳气、矢气可使气机暂时通畅，故胀痛可缓解。情绪波动可影响气机运行，故情志不舒时病情加重。由于气机阻滞的部位不同，故在辨证时应详加审察。如脘腹胀闷，多属胃肠气滞；心胸闷痛，多属心肺病变；胁肋胀痛，多属肝胆病变。

【辨证要点】胸胁脘腹等处胀闷、疼痛，常随情志波动而加重或缓解。

（四）气逆证

气机升降失调，气上冲逆所表现的证候。临床以肺胃气逆和肝气升发太过的病变为多见。

【临床表现】肺气上逆，则见咳嗽喘息。胃气上逆，则见呃逆、嗳气、恶心、呕吐。肝气上逆，则见头痛、眩晕、昏厥、呕血等。

【证候分析】多见于肺、胃、肝三脏。肺气上逆，多因感受外邪或痰浊塞滞，肺失肃降而气逆，则发咳喘。胃气上逆，可由寒饮、痰浊、食积等停滞于胃，阻滞气机，胃失和降而上逆，故出现呃逆、嗳气、恶心、呕吐。肝气上逆多因郁怒伤肝，肝失疏泄，气发太过，气火上逆，而见头痛、眩晕、昏厥；血随气逆而上涌，可见呕血。

【辨证要点】气机上逆的表现。

二、血病辨证

血病可概括为血虚证、血瘀证、血热证、血寒证四种证候。

（一）血虚证

血液亏虚，脏腑百脉失养，全身虚弱的证候。

【临床表现】面白无华或萎黄，唇色淡白，爪甲苍白，头晕眼花，心悸失眠，手足发麻，妇女经血量少色淡，经期错后或闭经，舌淡苔白，脉细无力。

【证候分析】人体脏腑组织，赖血液之濡养，血盛则肌肤红润，体壮身强；血虚则肌肤失养，面唇爪甲舌体皆呈淡白色。

【辨证要点】面色、口唇、爪甲失其血色及全身虚弱。

（二）血瘀证

瘀血内阻所引起的证候。

【临床表现】疼痛如针刺刀割，痛有定处，拒按，常在夜间加剧。肿块在体表者，色呈青紫；在腹内者，坚硬按之不移，称为癥积。出血反复不止，色泽紫暗，中夹血块，或大便色黑如柏油。面色黧黑，肌肤甲错，口唇爪甲紫暗，或皮下紫斑，或肤表丝状如缕，或腹部青筋外露，或下肢筋青胀痛等。妇女常见经闭。舌质紫暗，或见瘀斑瘀点，脉象细涩。

【证候分析】引起血瘀证的常见原因为寒邪凝滞致血液瘀阻，气滞引起血瘀，气虚推动无力则血液瘀滞，外伤及其他原因造成血逸脉外形成血瘀。由于瘀血阻塞经脉，不通则痛，故疼痛是血瘀证候中最突出的一个症状。瘀血为有形之邪，阻碍气机运行，故疼痛剧烈如针刺，部位固定不移。由于夜间血行较缓，瘀阻加重，故夜间痛甚。积瘀不散而凝结，则可形成肿块，故外见肿块色青紫，内部肿块触之坚硬不消。出血是由于瘀血阻塞络脉，阻碍气血运行，致血涌络破，不循经而外溢，由于所出之血停聚，故色呈紫暗，或已凝结而为血块。瘀血内阻，气血运行不利，肌肤失养，则见面色黧黑、肌肤甲错，口唇、舌体、指甲青紫色暗等体征。瘀血内阻，冲任不通，则为经闭。丝状红缕、青筋显露、脉细涩等，皆为瘀阻脉络，血行受阻之象。舌体紫暗、脉象细涩则为瘀血的表现。

【辨证要点】痛如针刺、痛有定处、拒按、肿块、唇舌爪甲紫暗、脉涩。

常见瘀血阻滞的部位

瘀血阻滞于人体的位置不同，临床上常见的有心脉痹阻证、瘀阻脑络证、胃肠血瘀证、肝经血瘀证、瘀阻胞宫（精室）证、下焦瘀血证、瘀滞脉络证、瘀滞肌肤证、瘀滞筋骨证等。

（三）血热证

脏腑火热炽盛，热迫血分所表现的证候。

【临床表现】咯血、吐血、尿血、衄血、便血，妇女月经先期、量多，心烦，身热，口渴，舌红绛，脉滑数。

【证候分析】多因烦劳、嗜酒、恼怒伤肝、房事过度等。血热迫血妄行，血络受伤，故表现为各种出血及妇女月经过多等。火热炽盛，灼伤津液，故身热、口渴。火热扰心神则心烦。热迫血行，壅于脉络则舌红绛，脉滑数。

血分火热炽盛，有内伤外感之别，此处所述血热主要为内伤杂病。在外感热病辨证中，热入血分的"血分证"亦是指血热，但与此处所指血热在概念上不同。

【辨证要点】出血鲜红和热象。

（四）血寒证

寒邪侵入血脉，凝滞气机，血液运行不畅所表现的证候。

【临床表现】手足冷痛，肤色紫暗，形寒肢冷，畏寒喜暖，得温痛减，或少腹拘急疼痛；妇女月经延期，经色紫暗，夹有血块，或闭经，舌质紫暗苔白，脉沉迟而涩。

【证候分析】常因感受寒邪。寒为阴邪，主收引、凝滞，寒入血脉，脉道收引，血行不畅，致使手足络脉瘀滞，故见局部冷痛、肤色紫暗。寒为阴邪，阴盛则寒，故形寒肢冷、畏寒。血得热则行，得寒则凝，故喜暖、得温痛减。寒客胞宫或寒客肝脉，均可见少腹冷痛、拘急。寒客胞宫，经血受阻，故月经后期，色紫暗夹有血块。寒凝经脉，气血运行受阻，不能上荣于舌，故舌紫暗苔白。脉沉主里证，迟主寒证，涩主瘀证，故脉沉迟涩是寒邪阻滞血脉、气血运行不畅的表现。

【辨证要点】手足或少腹冷痛，得温痛减，肤色、经色、舌色紫暗。

三、气血同病辨证

气与血在生理上相互依存、相互资生、相互为用。在病理上常相互影响、互为因果而同时发病。气血同病常见的证候有气滞血瘀证、气虚血瘀证、气血两虚证、气不摄血证、气随血脱证等。

（一）气滞血瘀证

气机郁滞与血行瘀阻同时出现的证候。

【临床表现】胸胁胀闷，走窜疼痛，性情抑郁或急躁；或兼胁下痞块，拒按；妇女经闭或痛经，经色紫暗，夹有血块，或伴少腹、乳房胀痛，舌紫暗，脉弦涩。

【证候分析】多由情志不遂，或外邪侵袭，或外伤，导致气血瘀阻而成。肝主疏泄，具有调畅气机、调理情志之功能，情志不遂，或外邪侵袭，使疏泄失职，故情绪抑郁，郁久则急躁。肝气郁滞而致胸胁胀闷走窜疼痛。气能行血，气机郁滞血行不畅，瘀血内停，渐成胁下痞块。肝郁气滞，血行瘀阻，使足厥阴肝经经气不舒，则见少腹、胸胁、乳房等处刺痛或胀痛。肝脉绕阴器、抵小腹，肝郁气滞、血行不畅而致妇女经闭或痛经，经色紫暗夹有血块。舌紫暗、脉弦涩均为肝经气滞血瘀之象。

【辨证要点】肝经循行部位出现疼痛痞块、气滞与血瘀并见。

（二）气虚血瘀证

既有气虚之象，又兼有血瘀的证候。

【临床表现】面色淡白或晦滞，身倦乏力，少气懒言，疼痛如刺，常见于胸胁，痛处不移，拒按，舌淡暗或有紫斑，脉沉涩。

【证候分析】多因久病气虚，运血无力而逐渐形成瘀血内停。面色淡白、身倦乏力、少气懒言，为气虚症状。气虚运血无力，血行缓慢，终致瘀阻络脉，故面色晦滞。血行瘀阻，不通则痛，故疼痛如刺、拒按不移。临床以心肝病变为多见，故疼痛出现在胸胁部位。舌淡暗或有紫斑、脉沉涩是气虚血瘀证的常见舌脉。

【辨证要点】气虚和血瘀证候共见。

（三）气血两虚

气虚与血虚同时存在的证候。

【临床表现】头晕目眩，少气懒言，乏力自汗，面色淡白或萎黄，心悸失眠，唇甲淡白，舌淡而嫩，脉细弱等。

【证候分析】多由久病不愈，气虚不能生血，或血虚无以化气所致。少气懒言、乏力自汗，为脾肺气虚之象；心悸失眠，为血不养心所致。血虚不能充盈脉络，见唇甲淡白、脉细弱。气血两虚不得上荣于面、舌，则见面色淡白或萎黄、舌淡嫩。

【辨证要点】气虚与血虚证候共见。

（四）气不摄血证

又称气虚失血证，是因气虚而不能统血，气虚与失血并见的证候。

【临床表现】吐血，便血，皮下瘀斑，崩漏，气短，倦怠乏力，面色白而无华，舌淡，脉细弱等。

【证候分析】多因久病气虚，失其摄血之功所致。气虚则统摄无权，以致血液离经外溢，溢于胃肠，便为吐血、便血；溢于肌肤，则见皮下瘀斑。脾虚统摄无权，冲任不固，渐成月经过多或崩漏。气虚则气短、倦怠乏力，血虚则面白无华。舌淡、脉细弱皆为气血不足的表现。

【辨证要点】出血和气虚证候共见。

（五）气随血脱证

在大出血时所引起阳气虚脱的证候。

【临床表现】大出血时突然面色苍白，四肢厥冷，大汗淋漓，甚至晕厥，舌淡，脉微细欲绝，或浮大而散。

【证候分析】多由肝、胃、肺等脏腑本有疾患而脉道突然破裂，或外伤，或妇女崩中、分娩等引起。气脱阳亡，不能上荣于面，则面色苍白；不能温煦四肢，则四肢厥冷；不能温固肌表，则大汗淋漓；神随气散，神无所主，则为晕厥。血失气脱，正气大伤，舌体失养，则色淡，脉道失充而微细欲绝，阳气浮越外亡，脉见浮大而散，病情更为险恶。

【辨证要点】大量出血时，突见亡阳欲脱之象。

四、津液病辨证

津液是人体内各种正常水液的总称。津液的生成、输布与排泄，主要与肺、脾、肾等脏腑的气化作用密切相关。津液的病变，可以概括为津液不足和水液停聚两个方面。

（一）津液不足证

由于津液亏少，失去其濡润滋养作用所出现的以燥化为特征的证候。

【临床表现】口渴咽干，唇燥而裂，皮肤干枯无泽，小便短少，大便干结，舌红少津，脉细数。

【证候分析】多因燥热灼伤津液，或因汗、吐、下及失血等。由于津亏则使皮肤、口唇、咽失去濡润滋养，故呈干燥不荣之象。津伤则尿液化源不足，故小便短少；大肠失其濡润，故见大便秘结。舌红少津、脉细数皆为津亏内热之象。

【辨证要点】皮肤、口唇、舌、咽干燥及尿少、便干。

（二）水液停聚证

水液输布、排泄失常所引起的痰饮水肿等病证。病理性的"水"又称"水气"，是因肺、脾、肾等脏腑输布水液功能的失常，以致水液停聚而形成的病理性产物，其质地较饮更为清稀。水的流动性大，可泛溢于肌肤，并可随体位改变而变动。

病理性水液的形成，既可由于外邪侵袭，又可由于正气亏虚。如风邪外袭，使肺气宣降失司，上窍不开而水道不通；或因湿邪内侵，阻碍脾的运化功能，以致水液停聚；或因劳倦内伤、房事不节、病久正虚、过用攻伐等，导致脾肾阳气亏虚，不能运化水液，从而水液泛滥，发为水肿。此外，瘀血等邪阻经脉，亦可影响水液的正常运行，使水液停蓄于腹腔等部位而为病。

1. 水肿 指体内水液停聚，泛滥肌肤所引起的面目、四肢、胸腹甚至全身浮肿的病证。水停于腹腔而见腹满如鼓，叩之声浊，兼见小便短少或不利，称为臌胀。临床将水肿分为阳水、阴水两大类。

（1）阳水 多为外感风邪，或水湿浸淫等因素引起，发病较急，水肿性质属实。

【临床表现】眼睑先肿，继而头面，甚至遍及全身，小便短少，来势迅速，皮肤薄而光亮，兼有恶寒发热，无汗，舌苔薄白，脉象浮紧；或兼见咽喉肿痛，舌红，脉象浮数；或全身水肿，来势较缓，按之没指，肢体沉重而困倦，小便短少，脘闷纳呆，呕恶欲吐，舌苔白腻，脉沉。

【证候分析】风邪侵袭，肺卫受病，宣降失常，通调失职，以致风遏水阻，风水相搏，泛溢于肌肤而成水肿。风为阳邪，上先受之，风水相搏，故水肿起于眼睑、头面，继而遍及肢体。若伴见恶寒发热，无汗，苔薄白，脉浮紧，为风水偏寒之征；如兼有咽喉肿痛，舌红，脉浮数，是风水偏热之象。若由水湿浸渍，脾阳受困，运化失常，水泛肌肤，则渐致全身水肿。水湿内停，三焦决渎失常，膀胱气化失职，故见小便短少。水湿日甚而无出路，泛溢肌肤，所以肿势日增，按之没指，诸如身重困倦、脘闷纳呆、泛恶欲呕、舌苔白腻、脉象沉缓等，皆为湿盛困脾之象。

【辨证要点】发病急，来势猛，水肿先见于头面眼睑，皮肤光亮，常兼有表证等。

（2）阴水 阴水多因劳倦内伤、脾肾阳衰、正气虚弱等，发病较缓，水肿性质属虚。

【临床表现】身肿，腰以下为甚，按之凹陷不易恢复，脘闷腹胀，纳呆食少，大便溏稀，面色㿠白，神疲肢倦，小便短少，舌淡，苔白滑，脉沉缓；或水肿日益加剧，小便不利，腰膝冷痛，四肢不温，畏寒神疲，面色白，舌淡胖，苔白滑，脉沉迟无力。

【证候分析】脾主运化水液，肾主水，所以脾虚或肾虚，均能导致水液代谢障碍，下焦水湿泛滥而为阴水。阴盛于下，故水肿起于足部，并以腰以下为甚，按之凹陷不起。脾虚及胃，中焦运化无力，故见脘闷纳呆、腹胀便溏。脾主四肢，脾虚水湿内困，则神疲肢倦。腰为肾之府，肾虚水气内盛，故腰膝冷痛。肾阳不足，命门火衰，不能温养肢体，故四肢厥冷、畏寒神疲。阳虚不能温煦于上，故见面色㿠白。舌淡胖、苔白滑、脉沉迟无力为脾肾阳虚、寒水内盛之象。

【辨证要点】发病缓，来势慢，水肿先从足部开始，腰以下肿甚，皮色暗滞，兼有脾肾阳气虚损症状。

阳水与阴水比较，见表 10 – 11。

表 10 – 11 阳水与阴水比较表

类型	凹陷性	兼症
阳水	按之易复	多兼风寒或风热表证
阴水	按之难复	多兼脾肾阳虚之症状

2. 痰饮 痰和饮是由于脏腑功能失调以致水液停滞所产生的病证。

（1）痰证 质地稠厚的水液凝结停聚于脏腑、经络、组织之间引起的病证。

【临床表现】咳嗽咯痰，痰质黏稠，胸脘满闷，纳呆呕恶，头晕目眩，或神昏癫狂，喉中痰鸣，或肢体麻木，见瘰疬、瘿瘤、乳癖、痰核等，舌苔白腻，脉滑。

【证候分析】常为外感六淫、内伤七情，导致脏腑功能失调。痰阻于肺，宣降失常，肺气上逆，则咳嗽咯痰。痰湿中阻，气机不畅，则见脘闷、纳呆、呕恶等。痰浊蒙蔽清窍，清阳不升，则头晕目眩。痰迷心神，则见神昏，甚或发为癫狂。痰停经络，气血运行不利，可见肢体麻木。停聚于局部，则可见瘰疬、瘿瘤、乳癖、痰核等。苔白腻、脉滑皆痰湿的表现。

【辨证要点】咳嗽咯痰、胸脘满闷、苔白腻、脉滑。

知识链接

关于"水液的停聚"

痰、饮、水、湿，皆为水液潴留体内所形成的病理产物，可在理解其形态差异的基础上结合临床表现加以区别。四者皆属于水液停聚，又可以相互转化，可合并为病，难以截然划分，常互相通称，如痰饮、痰湿、水饮、水湿、湿饮、湿痰等。

（2）饮证 质地清稀的水饮停滞于脏腑组织之间引起的病证。

【临床表现】咳嗽气喘，痰多而稀，胸闷心悸，甚或倚息不能平卧，或脘腹痞胀，水声漉漉，泛吐清水，或头晕目眩，小便不利，肢体浮肿，沉重酸困，苔白滑，脉弦。

【证候分析】多因中阳素虚，复感风寒水湿之邪，饮食劳倦所伤等，导致水液输布障碍，水液停聚。以饮停心肺、胃肠、胸胁、四肢的病变为主。饮停于肺，肺气上逆则见咳嗽气喘、胸闷或倚息不能平卧，谓之"支饮"。水饮凌心，心阳受阻则见心悸。饮停胃肠，气机不畅，则脘腹痞胀、水声漉漉。胃气上逆，则泛吐清水。水饮留滞于四肢肌肤，则肢体浮肿、沉重酸困、小便不利。饮阻清阳，则头晕目眩，饮为阴邪，故苔白滑，饮阻气机，则脉弦。

【辨证要点】饮停部位不同，可见不同的症状。

第四节 其他辨证

PPT

一、六经辨证

（一）六经辨证概述

六经辨证，是东汉张仲景在《素问·热论》的理论基础上，结合伤寒病的证候与病变特点总结出来的，主要用于外感疾病的一种辨证方法。它以六经（太阳经、阳明经、少阳经、太阴经、少阴经、厥阴经）为纲，将外感病演变过程中所表现的各种证候，总结归纳为三阳病（太阳病、阳明病、少阳病）、三阴病（太阴病、少阴病、厥阴病）六类，分别从邪正盛衰、病变部位、病势进退及其相互传变等方面阐述外感病各阶段的病变特点。凡是抗病能力强、病势亢盛的，为三阳病证，治疗当以祛邪为主；抗病力衰减，病势虚弱的，为三阴病证，治疗当以扶正为主。

六经病证，是脏腑、经络病理变化的反应，其中三阳病证以六腑的病变为基础，三阴病证以五脏的病变为基础。所以，六经辨证基本概括了脏腑和十二经的病变。六经辨证不局限于外感病的诊治，对内伤杂病的论治也具有指导意义。

（二）六经病的传变规律

六经病证是脏腑、经络病理变化的临床反应，而脏腑经络又是不可分割的整体。因此，六经病证可以相互传变，常有合病、并病、传经、直中等几种情况。

1. 合病与并病

（1）合病　指两经或三经的证候同时出现。如太阳病伤寒证或中风证与阳明病同时出现，为太阳阳明合病。临床常见的还有太阳少阳合病、阳明少阳合病、三阳合病等。

（2）并病　指一经的病证未罢，又出现别经证候。如太阳病发汗不彻而转属阳明，为太阳阳明并病。临床还常见少阳证未罢而已见阳明证的，为少阳阳明并病。

2. 传经　指病邪从外侵入，逐渐向里传变，由这一经的证候，转变为另一经的证候。传经与否，关键在于受邪的轻重、病体的强弱和治疗得当与否几个方面。如邪盛正衰，则易传变，正盛邪退，则病转愈；身体强者，病变多传三阳，身体弱者，病变易传三阴。传经的一般规律如下。

（1）循经传　即按六经的次序相传：太阳病→阳明病→少阳病→太阴病→少阴病→厥阴病

（2）越经传　即隔一经或隔两经相传。

（3）表里传　即相为表里的经相传。如太阳传入少阴，阳明传入太阴，少阳传入厥阴。

3. 直中　指病邪初起，不从阳经传入而直入阴经，表现出三阴经证候。

总之，六经病邪相传，大多自表而里，由阳而阴，由实而虚。此外，临床中还能见到病邪由里达表，由阴出阳，由虚转实，这是正气渐复、病情向愈的证候。

（三）六经病证

1. 太阳病证　又称太阳经证，是指太阳经受外邪侵袭，邪在肌表，经气不利而出现的临床证候。可分为太阳中风证和太阳伤寒证。

（1）太阳中风证　风邪侵于肌表，营卫不和，卫强营弱所表现的证候。本证具有自汗出、脉浮缓的特征，所以又称表虚证。

【临床表现】发热恶风，头项强痛，汗自出，有时可见鼻鸣干呕，苔薄白，脉浮缓。

【证候分析】为外感风邪所致，与猝然昏仆伴偏瘫之内伤中风不同。太阳主表，统摄营卫。卫为阳，主卫外，营为阴，有营养之功。风邪袭表，卫阳被遏，则恶风寒。卫受病则卫阳浮盛于外而发热。由于卫外不固，致营不内守而汗自出，汗出则营弱，更因汗出肌腠疏松，营阴受损，故脉浮而缓。风邪外袭太阳经，足太阳经脉从头走足，行于身之背后，故太阳经气不利而致头项强痛。鼻鸣干呕是风邪郁滞而影响肺胃之故。

【辨证要点】发热恶风、汗自出、脉浮缓。

（2）太阳伤寒证　寒邪袭表，卫阳被遏，营阴郁滞所致的证候。本证具有无汗、脉浮紧的特点，所以又称表实证。

【临床表现】恶寒发热，头项强痛，周身或骨节疼痛，无汗而喘，苔薄白，脉浮紧。

【证候分析】为外伤寒邪所致，与西医学中的伤寒病截然不同。寒邪侵犯太阳之表，卫阳被遏，肌肤失于温煦，则见恶寒。卫与邪争，故发热。寒为阴邪，其性凝滞，营阴凝涩则经气不利，故头身骨节疼痛。寒郁于表，腠理闭塞，故无汗。肺合皮毛，皮毛受邪，肺失宣降则作喘。正气欲向外而寒邪束于表，所以脉浮紧。

【辨证要点】恶寒发热、头项强痛、无汗、脉浮紧。

太阳中风证与太阳伤寒证统属于外感表证，均有发热、头项强痛、脉浮等。其区别在于有汗与无汗、脉浮缓与浮紧、表虚与表实的不同特征。

知识链接

太阳腑证

太阳主表，为诸经之藩篱。太阳经脉循行项背，统摄营卫之气。太阳之腑为膀胱，贮藏水液，经气化由小便排出。太阳腑证为太阳经证不解，病邪由太阳之表内传其膀胱所表现的证候。可分为太阳蓄水证和太阳蓄血证。

1. 太阳蓄水证

【临床表现】发热，恶寒，小便不利，少腹满，消渴，或水入即吐，脉浮或浮数。

【辨证要点】太阳经证与小便不利、少腹满并见。

2. 太阳蓄血证

【临床表现】少腹急结或满，小便自利，如狂或发狂，善忘，大便色黑如漆，脉沉涩或沉结。

【辨证要点】少腹急结、小便自利、其人如狂。

2. 阳明病证 指太阳病未愈，病邪逐渐亢盛入里，内传阳明或本经自病而起，邪热炽盛，伤津成实所表现出的临床证候。为外感病的极期阶段，以身热汗出，不恶寒，反恶热为基本特征。病位主要在肠胃，病性属里、热、实。根据邪热入里是否与肠中积滞互结，而分为阳明经证和阳明腑证。

（1）阳明经证 又称阳明热证，是邪热弥漫全身，充斥阳明之经，肠道尚无燥屎内结的证候。

【临床表现】身大热，大汗出，大渴引饮，面赤心烦，舌苔黄燥，脉洪大。

【证候分析】邪入阳明，燥热亢盛，蒸腾于阳明经脉，故周身大热。热迫津液外泄，故大汗出。热盛汗出而津伤，故大渴引饮。阳明之脉荣于面，热势上腾，故面赤。热迫心神则心烦。热盛津伤，则舌苔黄燥。阳明为多气多血之经，热充其经，故脉洪大。

【辨证要点】大热、大汗、大渴、脉洪大。

（2）阳明腑证 又称阳明实证，是指邪热传里与肠中糟粕相搏而成燥屎内结的证候。

【临床表现】日晡潮热，手足汗出，腹部胀满疼痛，大便秘结，甚则神志不清，循衣摸床，谵语，狂乱，微喘，舌苔黄燥或焦黄，舌边尖起芒刺，脉沉实或滑数，或沉迟有力。

【证候分析】阳明的经气旺于日晡（午后），而腑中实热弥漫于经，气盛热扰，正邪相争，故发潮热。阳明热盛则毛窍开泄，故手足汗出。热邪与肠中糟粕相结，阳明胃肠之气不通，故腹部胀满而痛，大便秘结。火热炽盛上蒸而熏灼心包，则见神志不清、循衣摸床、谵语、狂乱、微喘等危候。邪热内结，津液被劫，故舌苔黄燥或焦黄、舌起芒刺。燥热内结，脉见沉实；邪热迫急则脉滑数；脉道为邪热郁滞，则脉沉迟有力。

【辨证要点】日晡潮热、腹痛拒按、大便秘结、脉沉有力等"痞满燥实"的表现。

3. 少阳病证 又称为半表半里证，是邪气内侵，结于胆腑，邪正相争于表里之间的证候。

【临床表现】口苦，咽干，目眩，往来寒热，胸胁苦满，心烦喜呕，默默不欲饮食，苔白或薄黄，脉弦。

【证候分析】少阳之病，可由他经传来，也可从本经发病。病入少阳，邪热熏蒸，结于胆腑，胆热上腾则口苦，热灼津液则咽干。胆与肝合，目为肝胆之外候，少阳风火上腾，所以目眩。由于邪入少阳半表半里之间，正邪相争，正不胜邪则恶寒，正胜于邪则发热，所以寒热往来，此为少阳病的主要特征。胸胁为少阳之脉所布，热郁少阳，经气不利，故胸胁苦满。胆热犯胃，胃气上逆，则时时欲呕。木火上逆于心，则心中烦扰。胆热木郁，横逆犯胃，胃为热扰，故默默不欲饮食。邪热尚未入里，则苔白或薄黄。肝胆受病，气机郁滞，故脉弦。

【辨证要点】寒热往来、口苦、咽干、目眩、脉弦。

4. 太阴病证　指邪入阴经，表现为脾阳虚弱，寒湿内阻的证候。太阴病为外感病的中后期，邪由阳经转入阴经，正气开始衰弱的阶段。

【临床表现】腹满而吐，食不下，自利，时腹自痛，口不渴，舌淡苔白滑，脉缓弱。

【证候分析】可因三阳病治疗失当损伤脾阳，亦可因风寒外邪直接侵袭太阴脾经。脾土阳虚，寒湿阻滞，胃肠气机不利，升降失常，故腹满时痛，下利呕吐，食欲不振。病属虚寒，所以口不渴，舌淡白，脉缓弱。

【辨证要点】腹满时痛、食不下、自利不渴等脾虚寒证。

太阴病的性质属于里虚寒，阳明病属于里实热。由于脾与胃同居中焦，相为表里，所以两经之证，常可相互转化，如阳明病而中气虚即可转为太阴，太阴病而中阳渐复，亦可转为阳明，故有"实则阳明，虚则太阴"之说。太阴、阳明病的症状亦有相似之处，如二者都有腹满而痛，但却有虚实之别，太阴病之腹痛，为时痛时止、喜温喜按；阳明病则为腹满而痛、持续不减、拒按。

5. 少阴病证　指病入少阴，损及心肾，阳气衰弱，阴血不足，全身抗病功能明显下降，病情危重。由于心肾统水火二气，其证既可以从阴化寒，又可以从阳化热，因而在临床上有寒化、热化的两种证候。

（1）少阴寒化证　心肾阳气虚衰所表现的全身性虚寒证候。

【临床表现】畏寒蜷卧，精神萎靡，但欲寐，手足厥冷，下利清谷，欲吐，口不渴或渴喜热饮，舌淡苔白，脉沉微；或不恶寒，发热，面赤，脉微欲绝。

【证候分析】少阴阳衰，阴寒内盛。阳衰不能温煦形体，故畏寒蜷卧、四肢厥冷。心肾虚衰，正气不足，又为邪困，故精神萎靡、昏昏欲睡。肾为诸阳之本，肾阳不足，损及脾阳，不能腐熟水谷，运化精微，故下利清谷。阴寒之气上逆，胃失和降，故时有欲呕，阳虚阴盛，故口不渴，但也有下焦阳衰，不能化气行津以及下利较重，津伤过多而见口渴者，以喜热饮、饮量不多为特点。舌淡苔白、脉沉微均为阳衰阴盛之象。若阴寒极盛于内，将残阳格拒于外，即出现"内真寒而外假热"的现象，反见不恶寒而发热。亦有阴寒盛于下，格阳于上的"戴阳"证，而见面赤。但二者均有下利清谷、四肢厥逆、脉微欲绝等。

【辨证要点】精神萎靡、四肢厥冷、下利清谷、欲寐、脉微等心肾阳虚证。

（2）少阴热化证　少阴从阳化热呈现阴虚阳亢的证候。

【临床表现】心烦失眠，口燥咽干或咽痛，舌红少苔，脉细数。

【证候分析】多因邪热不解而耗伤真阴，或素体阴虚，邪入少阴，从阳化热，热灼真阴。肾水亏虚不能上济，心火独亢，水火失济，阴不敛阳，故心烦不得眠。阴虚津耗，故口干咽燥；虚火上炎则咽痛。舌红少苔、脉细数为阴虚阳亢之象。

【辨证要点】心烦失眠、舌红少苔、脉细数。

6. 厥阴病证　六经病证的最后阶段，病变表现寒热错杂。

【临床表现】消渴、气上冲心，心中疼热，饥不欲食，食则吐蛔。

【证候分析】为上热下寒，胃热肠寒证。上热，多指邪热犯于上焦，此处应包括胃，患者自觉热气上冲于脘部甚至胸部，时感灼痛，此属肝气夹邪热上逆。热灼津液，则口渴多饮。下寒，多指肠道虚寒，此处亦应包括胃。胃肠虚寒，纳化失职，则不欲食。蛔虫喜温而恶寒，肠寒则蛔动，逆行于胃或胆道，则可见吐蛔。

【辨证要点】口渴、心中疼热、饥不欲食等上热下寒证。

二、卫气营血辨证

（一）概述

卫气营血辨证的理论源于《黄帝内经》，它是在伤寒六经辨证的基础上发展起来的，弥补了六经辨证的不足。卫气营血辨证是清代叶天士创立的，运用于外感温热病的一种辨证方法。

卫气营血辨证，是将外感温热病发生和发展过程中所表现的证候，概括为卫分、气分、营分、血分四类，以阐明温热病病位的深浅、病情的轻重。卫分证是温热病的初期阶段，病情轻浅，病位在肺与皮毛；气分证主里，为温热病的极期阶段，病位在肺、胸、胆、胃、肠等脏腑；营分证是邪热内陷阶段，病位在心与心包络；血分证是病情深重的最后阶段，邪热已深入心、肝、肾，重在耗血、动血、生风。

（二）卫气营血证的传变规律

一般有顺传和逆传两种形式。顺传，即由浅入深，由表入里，由轻到重，病多从卫分开始，按照卫→气→营→血的次序传变，标志着邪气步步深入，病情逐渐加重，"卫之后方言气，营之后方言血"。逆传，是不循上述次序传变，而是邪入卫分后，不经过气分阶段而直接深入营、血分。逆传实际上是一种特殊类型，只不过病情急、重。因此，在温病发生、发展和变化过程中，卫气营血四个阶段不能截然分开，应根据其临床表现，具体情况具体分析，才能准确地进行辨证施治。

（三）卫气营血病证

1. 卫分证　温热病邪初袭肌表，肺卫功能失常所表现的证候，属于表热证。

【临床表现】发热，微恶风寒，舌边尖红，苔薄白或薄黄，脉浮数，常伴头痛，口干微渴，咳嗽，咽喉肿痛。

【证候分析】温热病邪，外袭肌表，卫气被郁，故发热、微恶风寒。温为阳邪，所以发热重，恶寒轻。温热在表，故舌边尖红、苔薄白或薄黄、脉浮数。阳热上扰清空，故头痛。肺合皮毛，与卫气相通，皮毛受邪，卫气被郁则肺气不宣，故咳嗽。邪热耗伤津液，故病初起即口干微渴。咽喉为肺之门户，温热袭肺，所以咽喉红肿疼痛。

【辨证要点】发热、微恶寒、苔薄黄、脉浮数等表热证。

卫分证与太阳伤寒证的鉴别要点，见表 10 - 12。

表 10 - 12　卫分证与太阳伤寒证的鉴别

证候	共同点	病因	受邪途径	病机	临床表现
卫分证	都有发热、恶寒及头痛等	温热之邪	从皮毛或口鼻而入，袭于手太阴肺经	易于伤阴	发热重，恶寒轻，伴头痛，口微渴，可有微汗，脉浮数
太阳伤寒证		风寒之邪	由皮毛而入，袭于足太阳膀胱经	易于伤阳	恶寒重，发热轻，伴头痛项强，口不渴，无汗，脉浮紧

2. 气分证　温热病邪内入脏腑，正盛邪实，正邪剧争，阳热亢盛的里热证候。为温热邪气由表入里，由浅入深的极盛时期，由于邪入气分及所在脏腑、部位的不同，可分热壅于肺、热扰胸膈、热在肺胃、热迫大肠等类型。

【临床表现】发热不恶寒反恶热，舌红苔黄，脉数，常伴有心烦、口渴、面赤等。若兼咳喘、胸痛、咯吐黄稠痰，为热壅于肺；若兼心烦懊㑽、坐卧不安，为热扰胸膈；若兼自汗，喘急、烦闷、渴甚，脉数而苔黄燥，为热在肺胃；若兼胸痞、烦渴、下利、谵语，为热迫大肠。

【证候分析】温热病邪，入于气分，正邪剧争，阳热亢盛，故发热而不恶寒、尿赤、舌红、苔黄、脉数。邪不在表，故不恶寒而反恶热。热甚津伤故口渴。热扰心神故心烦。热壅于肺，气机不利，故咳喘、胸痛。肺热炼液成痰，故痰多黄稠。热扰胸膈，郁而不达故烦闷懊恼、坐卧不宁。热在肺胃，肺热郁蒸，则自汗、喘急；胃热灼津，则烦闷、渴甚而脉数、苔黄燥。肺胃之热下迫大肠，肠热炽甚，热结旁流，则胸痞烦渴而下利、谵语。

【辨证要点】壮热、不恶寒、口渴、舌红苔黄、脉数等里热证。

3. 营分证　温热病邪内陷的深重阶段表现的证候。

【临床表现】身热夜甚，口渴不甚，心烦不寐，甚或神昏谵语，斑疹隐现，舌质红绛，脉象细数。

【证候分析】邪热入营，灼伤营阴，真阴被劫，故身热灼手、入夜尤甚、口干反不甚渴、脉细数。营分有热，热势蒸腾，故舌质红绛。若热窜血络，则可见斑疹隐隐。心神被扰，故心烦不寐、神昏谵语。

【辨证要点】身热夜甚、心烦不寐、舌绛、脉细数等营阴受损、心神被扰的症状。

4. 血分证　温热邪气深入阴分，损伤精血津液的危重阶段所表现出的证候，也是卫气营血病变最后阶段的证候。典型的病理变化为热盛动血，心神错乱。以血热妄行和血热伤阴多见，累及心、肝、肾三脏。

（1）血分实热　血分热盛，表现为动血、生风的证候。多由营分证传入，亦有由气分邪热直入血分而成。其病变多偏重于心、肝两经。

【临床表现】在营分证候的基础上，更见热盛动血和热盛动风的表现。①热盛动血：狂躁谵妄，斑疹透露，色紫或黑，吐血，鼻衄，齿衄，便血，尿血，舌质深绛或紫，脉细数。②热盛动风：四肢抽搐，颈项强直，角弓反张，两目窜视，牙关紧闭，脉弦数等。

【证候分析】血分证候较营分证候更为深重。营为血中之气，心主血脉属营，为神明所出，故热入营血，均有神志异常，但血分证更见狂躁谵妄。热迫营血，均可出现斑疹而舌绛，但营分证是斑疹隐现，舌仅红绛；血分证则斑疹透露，舌质深绛或紫。血分热极，迫血妄行，可出现出血症状，营分证则无此症。血分实热耗血伤阴，故脉见细数。肝藏血主风，血热内灼肝经，肝风内动，故见抽搐、颈项强直、角弓反张、窜视、牙关紧闭、脉弦数等。此为"热极生风"，不论气分、营血、血分，只要邪热炽盛，耗伤阴津营血，筋脉失养，均可引起肝风内动。

【辨证要点】热盛动血以斑疹透露及出血、舌深绛为辨证要点；热盛动风以高热后抽搐、强直、目窜视等为辨证要点。

（2）血分虚热　温热久羁血分，劫灼真阴，表现为阴虚阳亢以至虚风内动的证候。多由血分实热证演变而来，亦有从营分证转变、迁延而成者。其病变多偏重于肝肾两经。

【临床表现】①阴虚内热：持续低热，暮热朝凉，五心烦热，口干咽燥，神倦，耳聋，肢体干瘦，舌红少津，脉虚数。②虚风内动：手足蠕动等。

【证候分析】邪热久羁，劫灼肝肾之阴，阴虚而阳亢，故见低热、暮热朝凉、五心烦热、脉虚数。阴精耗伤不能上承清窍，故口干咽燥、舌红少津、耳聋失聪。阴精亏损，神失所养而神倦。阴精与营血俱亏，肢体失于滋润濡养，故干瘦。若真阴被灼，血不养筋，虚风内动，故见手足蠕动。

【辨证要点】阴虚内热证以低热、五心烦热、舌红少津、脉细数为辨证要点；虚风内动证以手足蠕动为辨证要点。

卫气营血各证的鉴别，见表10-13。

表 10 - 13 卫气营血证候鉴别

证候	症状	舌象	脉象
卫分证	发热，微恶风寒，口渴，头痛咳嗽，咽喉肿痛	舌边尖红	浮数
气分证	发热不恶寒反恶热，口渴甚，或咳喘痰黄，或心烦懊恼，或壮热大汗	舌红苔黄	数
营分证	身热夜甚，口渴不甚，心烦不寐，甚或神昏谵语，斑疹隐现	舌质绛	细数
血分证（血热妄行型）	烦热狂躁，谵妄，斑疹透露，吐衄，便血，尿血	舌质深绛或紫	细数
血分证（血热伤阴型）	低热、暮热朝凉、五心烦热、口干，神倦，耳聋、心烦不寐	舌体瘦小少津	虚细数

三、三焦辨证

（一）概述

三焦辨证是外感温热病辨证纲领之一，为清代医家吴鞠通所倡导。它是根据《黄帝内经》关于三焦所属部位的概念，并在《伤寒论》六经分证和叶天士卫气营血分证的基础上，结合温病的传变规律特点总结出来的，大体将人体躯干所隶属的脏器，划分为上、中、下三个部分。从咽喉至胸膈属上焦，主要包括肺和心包的病变；脘腹属中焦，主要为脾胃的病变；下腹及二阴属下焦，主要为肝和肾的病变。

（二）三焦证的传变规律

一般多始于上焦，次传中焦，终于下焦，此为顺传，标志着温病的病情由浅入深，由轻到重的病理进程，但也有病邪由肺卫传入心包者，称为逆传。有的又可自上焦传下焦。

（三）三焦病证

1. 上焦病证 温热之邪侵袭手太阴肺经和手厥阴心包经所表现的证候。温邪由口鼻而入，鼻通于肺，属于太阴，故温病常始见肺卫的症状。温邪犯肺以后，其传变有两种趋向，一是顺传至中焦，出现足阳明胃经的证候，二是逆传手厥阴心包经，出现邪陷心包的证候。

【临床表现】

（1）邪犯肺卫 上焦肺卫受邪的证候与"卫分证"相同，但若夹湿，则为午后身热，伴见头重如裹，肢体困重，面色淡黄，胸闷，不饥不渴，苔白微腻，脉濡细。

（2）逆传心包 神昏谵语，或昏愦不语，舌謇肢厥。

【证候分析】

（1）邪犯肺卫 肺合皮毛而统营卫，故邪袭肺卫出现的证候与"卫分证"相同。若兼夹湿邪，因午后属阴，湿为阴邪，旺于阴分，故午后身热较显，状若阴虚，但无颧红、口干咽燥、舌红少苔、脉细数之阴虚阳亢证候，与本证面色淡黄、口不渴、苔白微腻、脉濡细等湿象不同。湿邪郁于卫表，清阳被阻，则头胀痛如裹。湿性重着，客于肌表，所以肢体困重。湿阻于里，气机不畅，故胸闷不饥。

（2）逆传心包 逆传心包者，出现神昏谵语与"营分证"相似，但此为痰热阻闭心包络，故神志被蒙而神昏谵语，或昏愦不语。舌为心之苗，痰热阻于心窍，故舌謇而语言不利。邪热闭遏于内，所以身体灼热而四肢厥冷，此为热深厥深之征，而非阳虚阴盛之象。

【辨证要点】邪犯肺卫证以发热恶寒、咳嗽、口微渴、脉浮数为辨证要点；逆传心包证以昏愦肢厥为辨证要点。

2. 中焦病证 温热之邪侵袭中焦脾胃，邪从燥化或邪从湿化所表现的证候。上焦病不解传至中焦，则表现出脾胃之证，脾与胃同居中焦而相表里，而其特性各不相同。胃喜润恶燥，邪入阳明而从燥化，则出现阳明的燥热证候；脾喜燥恶湿，邪入太阴而从湿化，则出现太阴的湿热证候。

【临床表现】

（1）阳明燥热证　身热，便秘，腹满，口干，唇裂，饮不解渴，舌苔焦躁，脉沉实有力。

（2）太阴湿热证　身热不扬，有汗不解，头身重痛，胸闷不饥，小便不利，大便不爽或泄泻，舌苔黄腻，脉濡数。

【证候分析】

（1）阳明燥热证　本证病机、临床表现和六经辨证中的阳明病腑证基本相同，但温热之邪传变快，最易伤阴，故口干唇裂、饮不解渴、舌苔焦等津伤现象更为严重。

（2）太阴湿热证　因湿性黏滞，湿热之邪留恋气分不解，郁蒸肌表，故身热不扬，虽汗出而邪不易解，其热不退。湿性重着，故头身重痛。湿热困郁中焦，气机不畅，升降失常，则胸闷不饥。湿热阻滞中焦，脾运不健，气失通畅，故小便不利、大便不爽或泄泻。舌苔黄腻，脉象濡数均为湿遏热郁之象。

【辨证要点】阳明燥热证以壮热、便秘、腹满、苔燥、脉实为辨证要点；太阴湿热证以身热不扬、脘痞、苔腻、脉濡为辨证要点。

3. 下焦病证　温邪久留不退，劫灼下焦阴精，肝肾受损，而出现的肝肾阴虚证候。

【临床表现】身热面赤，手足心热甚于手足背，口干，舌燥，神倦耳聋，脉象虚大；或手足蠕动，心中颤颤大动，神倦脉虚，舌绛少苔，甚或欲脱。

【证候分析】温病后期，病邪深入下焦，真阴耗损，虚热内扰，则见身热面赤、手足心热甚于手足背、口干、舌燥等阴虚内热之象。阴精亏损，神失所养则神倦。阴精不得上荣清窍则耳聋。肝为刚脏，属风木而主筋，赖肾水以涵养。真阴被灼，水亏木旺，筋失所养而手足蠕动，甚或痉挛。阴虚水亏，虚风内扰则心中颤颤大动。脉虚、舌绛少苔、甚或欲脱均为阴精耗竭之虚象。

【辨证要点】身热面赤、手足蠕动、舌绛苔少。

目标检测

选择题

答案解析

1. 不是辨证应该明确的内容是（　　）

    A. 病位　　　　　　　　B. 病势　　　　　　　　C. 病名

    D. 病因　　　　　　　　E. 病性

2. 不属于实证范畴是（　　）

    A. 食积　　　　　　　　B. 内燥　　　　　　　　C. 气滞

    D. 水停　　　　　　　　E. 虫积

3. 不是表寒证的临床表现是（　　）

    A. 恶寒发热　　　　　　B. 头身疼痛　　　　　　C. 鼻流清涕

    D. 咽喉痒痛　　　　　　E. 腹痛喜按

4. 不属于虚证的表现是（　　）

    A. 五心烦热　　　　　　B. 舌嫩少苔　　　　　　C. 腹胀满不减

    D. 声低息微　　　　　　E. 怕冷喜加衣

5. 心气虚、心阳虚、心血虚、心阴虚的共同的临床表现是（　　）

    A. 心痛　　　　　　　　B. 心烦　　　　　　　　C. 失眠

    D. 健忘　　　　　　　　E. 心悸

6. 头痛，痛处固定，痛如针刺者属于（　　）

    A. 心脉痹阻证　　　　　B. 肝阳上亢证　　　　　C. 肝火上炎证

    D. 痰蒙清窍证　　　　　E. 瘀阻脑络证

7. 脾气虚、脾虚气陷、脾不统血的共同症状是（ ）

    A. 纳差乏力   B. 久泻不止   C. 畏寒肢冷

    D. 头晕目眩   E. 月经过多

8. 以腹痛、里急后重、下痢脓血为临床表现的是（ ）

    A. 食滞胃肠证   B. 大肠湿热证   C. 寒滞胃肠证

    D. 脾阳虚证   E. 脾虚气陷证

9. 亡阳证的典型舌脉是（ ）

    A. 舌淡胖嫩，脉沉迟   B. 舌淡白，脉虚细   C. 舌淡胖嫩，脉虚细

    D. 舌淡白，脉沉迟无力   E. 舌淡白苔白润，脉微欲绝

10. 面色淡白，头晕眼花，心悸多梦，舌淡脉细，其证候是（ ）

    A. 气虚证   B. 津亏证   C. 阴虚证

    D. 血虚证   E. 阳虚证

11. 咳喘不能平卧，咳吐清稀痰涎，舌苔白滑，脉弦，其证候是（ ）

    A. 痰证   B. 饮证   C. 水停证

    D. 血瘀证   E. 血寒证

12. 血瘀证的疼痛特点是（ ）

    A. 胀痛   B. 冷痛   C. 灼痛

    D. 刺痛   E. 酸痛

13. 少腹冷痛，前阴坠胀疼痛，舌淡脉沉紧，其证候是（ ）

    A. 肝胃不和证   B. 寒滞肝脉证   C. 肾阳虚证

    D. 寒滞肠胃证   E. 肠胃气滞证

14. 表证与里证最主要的鉴别点是（ ）

    A. 恶寒发热是否并见   B. 是否有汗   C. 舌苔是黄是白

    D. 是否头身疼痛   E. 是否咳嗽有痰

15. 头晕目眩，面白无华，视物模糊，舌淡脉细，证属（ ）

    A. 肝血虚证   B. 心血虚证   C. 心肝血虚证

    D. 心脾两虚证   E. 以上都不是

（蔡秋梅　王育虎）

书网融合……

| 重点小结 | 微课1 | 微课2 | 微课3 | 微课4 | 微课5 | 微课6 | 微课7 |

| 微课8 | 微课9 | 微课10 | 微课11 | 微课12 | 微课13 | 习题 |

第十一章 中医诊疗基础
——养生防治康复原则

学习目标

知识目标： 通过本章学习，应能掌握治病求本、扶正祛邪、调整阴阳、三因制宜等治疗疾病的基本原则；熟悉预防的主要内容；了解养生、康复的基本原则。

能力目标： 能运用治未病的思想和基本治疗原则指导人们养身保健和治疗疾病。

素质目标： 通过本章学习，培养居安思危、未雨绸缪的防患意识，养成健康的生活习惯，培养能抓住事物本质、分清主次、具体事物具体分析的能力。

情境导入

情境： 患者，女，71岁，因暑热于冷地趁凉，加之多食瓜果，突患吐泻，状似霍乱，腹部胀痛难忍，继而呕而不吐，泻而无物，身体微热，四肢厥冷，诊其脉象沉微，呼吸微弱。

分析： 患者年岁已高，暑热冷地，多食瓜果，突患吐泻，四肢厥冷，脉象沉微，为急性肠胃炎，吐泻脱水重症，中医属阳气暴脱，身体微热，为真寒假热，治疗当回阳救逆，即施以四逆汤（治病求本——反治）。

思考： 1. 什么是治病求本？

2. 中医常用的治则有哪些？

第一节 养 生

PPT

一、养生的概念

养生又称摄生、道生，生是生命、生存、生长之意；养即保养、调养、培养、补养、护养之意，养生就是根据生命发展的规律，采取各种方法保养身体、增强体质、预防疾病、增进健康，达到延缓衰老，延年益寿的目的。

中医养生学是在中医理论的指导下，探索和研究中国传统的颐养身心、增强体质、预防疾病、延年益寿的理论和方法，并应用这种理论和方法指导人们养生保健的学科。中医养生是中华民族优秀文化的一个重要组成部分，它历史悠久，揭示了人体生命的起源及生命活动规律，创立了系统的养生理论、养生方法，探求中医治未病的有效措施，为中华民族的繁衍昌盛作出了杰出的贡献。

知识链接

衰老

关于引起衰老的原因，中医认为，肾藏精，为元气之根，生命之本，脾主运化，为气血生化之源，后天之本，所以脾肾亏虚，精气衰竭，阴阳失调是衰老最根本的原因。另外脏腑虚损、气血失衡、气虚血瘀等也与衰老有关。衰老是一种自然规律，我们不可能违背这个规律。但是，当人们采用良好的生活习惯和养生保健措施，就可以有效地延缓衰老，降低衰老相关疾病的发病率，提高生活质量。

二、养生的基本原则

（一）顺应自然

整体观念告诉我们，人与自然是一个统一体，人与自然具有相通、相应的关系，不论四时气候、昼夜晨昏，还是日月运行、地理环境，各种变化都会对人体产生影响。养生必须顺应自然，顺应自然包括两个方面，一是遵循自然界正常的变化规律，二是谨防异常自然变化的影响。顺应四时气候变化规律，是养生保健的重要环节，要掌握自然变化的规律，以防御外邪的侵袭。人不仅可以认识自然，更可以利用、改造和保护自然，建立起更加有利于健康长寿的自然环境，造福于人类。

（二）形神共养

形神是一个整体，形神一体观于养生关键在于形神共养。形神共养指不仅要注意形体的保养，而且还要注意精神的调养，使形体健壮、精力充沛，二者相辅相成，相得益彰，从而身体和精神都得到均衡统一的发展。中医养生学的养生方法很多，但从本质来看，不外养神与养形两大部分，即所谓"守神全形"和"保形全神"。

（三）正气为本

正气是维护人体健康的脏腑生理功能和抵抗病邪的抗病能力的综合概括，人体疾病的发生和早衰的根本原因，就在于机体正气的衰弱。正气旺盛，是人体阴阳协调、气血充盈、脏腑经络功能正常、卫外固密的象征，是机体健壮的根本所在，故保养正气是养生的根本任务。保养正气，就是保养精、气、神，从人体生理功能特点来看，保养精、气、神的根本，在于护养脾肾。

（四）动静适宜

动和静是物质运动的两个方面或两种不同表现形式。人体生命活动始终保持着动静和谐的状态，维持着动静对立统一的整体性，从而保证了人体正常的生理功能活动。动静是相对而言的，动不等于无静，静亦不等于静止，而是动中包含着静，静中又蕴伏着动，动静相互为用，才促进了生命体的发生发展，运动变化。动以养形，静以养神，动静适宜是中医传统养生防病的重要原则。

（五）协调平衡

协调是指调节人体自身的生理功能状态，及其与外在环境之间的相互关系。平衡有两层含义：一是指机体自身各部分间的正常生理功能的动态平衡；二是指机体功能与自然界物质交换过程中的相对平衡。中医养生学从阴阳对立统一的观点出发，认为脏腑、经络、气血津液等必须保持相对稳定和协调，无论是精神、饮食、起居的调摄，还是自我保健或药物的使用，都离不开阴阳协调平衡，以平为期的宗旨。

（六）综合辨证、审因施养

针对人体的各个方面，采取多种调养方法审因施养，才能达到养生目的。中医养生一方面强调从自然环境到衣食住行，从生活爱好到精神卫生，从药饵强身到运动保健等，进行较为全面的、综合的防病保健；另一方面又十分重视按照不同情况区别对待，即综合辨证、审因施养。历代养生家都主张养生要因人、因时、因地制宜，全面配合。如因年龄而异，注意分段养生；顺应自然变化，四时养生；重视环境与健康长寿的关系，注意环境养生等。

（七）持之以恒

恒是持久、经常之意。养生保健不仅要方法合适，而且要坚持不懈地努力，持之以恒地进行调摄，才能不断改善体质。在人的一生中，各种因素都可能影响最终寿限，因此，养生必须贯穿人生的始终。中医养生保健的方法很多，要根据自己各方面的情况，合理选择，选定之后，就要专一、精练。养生重在生活化，提倡养生生活化，就是要积极主动地把养生方法融入到日常生活的各个方面。

三、养生的基本方法

（一）饮食调养

又称饮食养生，就是按照中医理论，调整饮食，注意饮食宜忌，合理地摄取食物，以达增进健康、益寿延年的养生方法。饮食养生的目的在于通过合理而适度地补充营养，以补益精气，并通过饮食调配，纠正脏腑阴阳偏颇，增进机体健康，抗衰延寿。饮食为人所必需，饮食不当又最易影响健康，故饮食养生是中医养生的重要组成部分。

（二）精神调养

又称精神养生，就是通过怡养心神、调摄情志、调剂生活等方法，保护和增强人的心理健康，达到形神高度统一，提高健康水平。不良情绪压抑在心中而不能充分疏泄，对健康有害，情志波动过于持久，过于剧烈，超越了常度，会引起机体多种功能紊乱而导致疾病，若能恰当而有目的、合理地使用情感，则有益于健康。所谓健康，不仅是没有疾病和虚弱现象，而且还要有良好的精神状态和社会适应能力。

（三）起居调养

又称起居养生，是指人日常生活起居作息等各个方面有一定的规律，并合乎自然界和人体的生理常度，这是强身健体、延年益寿的重要养生方法。起居调摄包含的内容很多，衣食住行、站立坐卧、苦乐劳逸等养生措施都属于起居养生的范畴。

（四）环境调养

又称环境养生，是阐明环境与疾病发生、发展变化规律的关系，掌握改善环境质量的一些基本方法，指导人们选择和创造适宜的生活环境，使其与人体生命活动规律协调一致，从而预防疾病，增强体质，保护人体健康的养生方法。中国人民历来重视人与自然的和谐关系。

（五）运动调养

又称运动养生，是运用传统的体育运动方式进行锻炼，以活动筋骨、调节气息、静心宁神来畅达经络、疏通气血、调和脏腑，以达到增强体质、延年益寿的养生方法，又称为传统健身术。运动养生形式多样，有带有竞技性质的锻炼方法，如拔河、摔跤、赛马、射箭等；有形成民间民俗的健身方法，如踩高跷、舞龙灯、跑旱船、赛龙舟等；也有自成套路的健身方法，如易筋经、心意拳、八段锦、太极拳等。

（六）房事调养

又称房事养生，房事又称为性生活，房事养生就是根据人体的生理特点和生命规律，采取健康的性行为，以防病保健，提高生活质量，从而达到健康长寿的养生方法。性行为是人类的一种本能，是人类生活的重要内容之一，故有人把性生活、物质生活和精神生活一起列为人类的三大生活。房事保健的根本任务，是研究人的性生理、心理等一系列活动规律，通过宣传教育，使人们掌握必要的性知识和性行为，培养高尚的性道德和性文明。

（七）针灸、按摩调养

针灸、按摩是中医学的重要组成部分，它不仅是中医治疗疾病的重要手段，也是中医养生的重要保健措施和方法，利用针灸、按摩进行保健强身，是中医养生法的特色之一。根据有关经络腧穴的理论，在一定的部位、穴位上运用针灸、按摩手法，能够调整经络气血，借以通达营卫、协调脏腑，达到增强体质、防病治病的目的。

（八）药物调养

又称药物养生，具有抗老防衰作用的药物，称为延年益寿药物，运用这类药物来达到延缓衰老、健身强身目的的方法，称为药物养生。用方药延年益寿，主要在于运用药物补偏救弊，调整机体阴阳气血出现的偏差，协调脏腑功能，疏通经络气血。应本着"虚则补之，实则泻之"的原则，予以辨证施药。千百年来，历代医家不仅发现了许多益寿延年的保健药物，而且也创造出不少行之有效的抗衰防老的方剂，积累了丰富的经验，为实现人类的健康长寿做出了巨大贡献。

第二节　预　防　[微课1]

PPT

预防，是指采取一定的措施，防止疾病的发生与发展。中医学历来重视疾病的预防，《素问·四气调神大论》曰："圣人不治已病治未病，不治已乱治未乱。""治未病"概念被提出，生动反映出防重于治的思想。所谓治未病，包括未病先防和既病防变两方面的内容。

一、未病先防

未病先防，指在疾病未发生之前，做好各项预防工作，避免各种致病因素，防止疾病的发生。未病先防须从两方面着手，一是增强体质，提高机体抗邪能力；二是防止病邪的侵害。

（一）增强体质，提高机体抗邪能力

1. 调摄情志　人的精神情志与疾病的发生密切相关。情志活动可影响机体气机的正常升降出入，突然强烈的精神刺激或长期反复的精神刺激，可使人体气机逆乱，气血失和，脏腑功能紊乱，阴阳失调；在疾病过程中，情绪波动也能使疾病恶化。故减少不良的精神刺激和过度的情志波动，可以提高机体的抗病能力而不致发病。

2. 加强锻炼　经常锻炼身体，通过运动，可使人体气机调畅，气血流通，关节疏利，增强体质，减少或防止疾病的发生。如汉代华佗模仿虎、鹿、熊、猿、鸟五种动物运动状态创立的"五禽戏"，太极拳、登山、跑步等都能增强体质，提高机体抗邪能力。

3. 顺应四时　人类生活在自然界中，与自然界息息相关。自然界的四时气候变化，必然会影响人体，使之发生相应的生理和病理反应。《素问·四气调神大论》说："阴阳四时者，万物之终始也，死生之本也。逆之则灾害生，从之则苛疾不起。"体现了"人与天地相应"的整体观，是预防疾病的重要措施和养生所必须遵循的重要原则。

4. 饮食起居有常　人的饮食要有规律和节制，生活起居必须遵循自然规律，适应自然的变化。《素问·上古天真论》曰："其知道者，法于阴阳，和于术数，饮食有节，起居有常，不妄作劳，故能形与神俱，而尽终其天年，度百岁乃去。"假若饮食起居没有规律，"以酒为浆，以妄为常，醉以入房，以欲竭其精，以耗散其真……起居无节，故半百而衰也"，说明饮食起居对人体的健康有很大的影响。

5. 药物预防及人工免疫　　《素问·遗篇·刺法论》有"小金丹……服十粒，无疫干也"的记载，表明我国很早就开始了药物预防工作。早在16世纪中叶我国就发明了人痘接种法预防天花，成为世界医学"人工免疫法"的先驱。近年来运用中药预防疾病的方法很多，如用贯众消毒饮水，板蓝根，大青叶等预防感冒，大蒜预防肠道疾病，茵陈、山栀预防肝炎等。

（二）防止病邪的侵害

病邪是导致疾病发生的重要条件。防止病邪侵害是指平时要讲究卫生，保护环境，使空气、水源和食物不受污染；注意气候的变化，提倡"虚邪贼风，避之有时"；注意患者的消毒隔离，以避其传染。

二、既病防变

既病防变，是指对已经发病的患者，应早期诊断、早期治疗，防止疾病的发展与传变。

（一）早期诊治

疾病初期，病情较轻，正气未衰，所以较易治愈。如不及时治疗，病邪就会由表入里，疾病由轻而重。《素问·阴阳应象大论》指出："故善治者治皮毛，其次治肌肤，其次治筋脉，其次治六腑，其次治五脏。治五脏者，半死半生也。"说明既病之后，就应及早诊治，防止疾病由轻变重，由局部发展到整体，做到防微杜渐。

（二）控制疾病的传变

传变，是指脏腑组织病变的转移变化，又称传化。不同的疾病有不同的传变途径与发展规律。如外感热病多以六经传变，卫气营血传变或三焦传变；而内伤杂病则多以五行生克制化规律传变，以及经络传变等。掌握了疾病的传变规律，在治疗时就应辨明首先被侵害的部位，采取适当的措施，将疾病控制在早期阶段，以防传变。如《金匮要略》"见肝之病，知肝传脾，当先实脾"，在治疗肝病时，配合健脾和胃的方法，使脾气旺盛而不受邪，防止肝病传脾。

第三节　治　则

PPT

治则，即治疗疾病的法则，是在整体观念和辨证论治理论指导下制订的，对中医临床治法、处方、用药具有普遍指导意义。治则与治法不同，治则是用以指导治疗方法的总则，治疗方法是在治则指导下，制订的治疗疾病的具体方法，治法从属于一定的治则。临床常用的治疗法则有治病求本、扶正祛邪、调整阴阳、三因制宜等。

一、治病求本 微课2

《素问·阴阳应象大论》记载"治病必求于本"，本，即本质、本原，治病求本是指在治疗疾病时，必须找出疾病的根本原因，抓住疾病的本质进行治疗。任何疾病的发生与发展，总是通过若干症状和体征表现出来。然显露于外的征象，并不等于疾病的本质。医生必须仔细地观察、综合分析，透过疾病的现象，抓住疾病的本质，亦即找出疾病发生的根本原因，然后针对其本质进行治疗。

临床运用治病求本这一法则时，必须正确掌握"治标与治本""正治与反治"，才能分清主次，正确处理原则性和灵活性的关系。

（一）治标与治本

标本是一个相对的概念，用以说明治疗疾病时的先后主次关系。标，指现象；本，指本质。但标本的含义是多方面的，以正邪而言，正气为本，邪气为标；就病因和症状而言，病因为本，症状为标；从病变部位来分，内脏为本，体表为标；以病程来说，旧病为本，新病为标。在复杂多变的病证中，标本和矛盾双方的主次关系，往往在不断地变化，标本理论对于正确分析病情，辨别病证的主次、轻重、缓急，予以正确的治疗，具有重要的指导意义。临床运用此法则可分为"急则治其标""缓则治其本"及"标本同治"三方面。

1. 急则治其标　指标病危急，若不先治其标病，就会危及患者生命或影响对本病的治疗，所采取的一种暂时急救措施，一般适用于急性病，且病情较重。例如大出血的患者，突然大量出血，气随血脱，阳气因而亡失，表现为大汗淋漓、四肢厥冷、精神淡漠、脉微欲绝，在这种情况下，出血为标，出血原因为本，应当首先止血以治其标，而后针对病因以治其本。急则治标的目的，是为治本创造条件。

2. 缓则治其本　与急则治其标相对而言，是在病情不急的情况下，针对疾病本质进行治疗的一个原则，一般适用于慢性病或急性病恢复期。临床上在治本的同时，标病也随之消失。例如：脾虚泄泻，脾虚为本，泄泻为标，采用健脾益气治本的方法，脾气健运，泄泻自止。

3. 标本同治　指标病与本病并重时，采用标本兼顾的一种治疗原则。如临床表现为身热、腹硬满痛、大便燥结、口干渴、舌燥苔焦黄，此属实热内结为本，阴液受伤为标，用增液承气汤标本兼顾治之，泻实热可以存阴，滋阴润燥有利于通下，达到标本同治的目的。

（二）正治与反治

一般而言，疾病的现象和本质是一致的，但有时也出现一些假象，即现象与本质相反的表现，如真热假寒，真寒假热等。因此，针对疾病的现象（包括假象）而言，就有正治与反治的区别。

1. 正治　指在疾病症状的性质与疾病本质相一致的情况下，逆其证候性质而治，又称逆治。逆，是指采用性质与疾病证候性质相反的方药治疗，如寒证用热药、热证用寒药、虚证用补药、实证用泻药，即"寒者热之""热者寒之""虚者补之""实者泻之"。

（1）寒者热之　指寒证出现寒象，用温热性质的方药来治疗，如表寒证用辛温解表法、里寒证用辛热温里法等。

（2）热者寒之　指热证出现热象，用寒凉性质的方药来治疗，如表热证用辛凉解表法、里热证用苦寒清里法等。

（3）虚者补之　指虚证出现虚象，用补益性质的方药来治疗，如阳气虚证用温阳益气法、阴血虚证用滋阴养血法等。

（4）实者泻之　指实证出现实象，用攻泻性质的方药来治疗，如食滞证用消导法、水饮停聚证用逐水法、血瘀证用活血化瘀法等。

2. 反治　指在疾病症状的性质与疾病本质相反的情况下，顺从疾病假象而治，又称从治。从，是指采用性质与疾病假象性质相顺从的方药治疗，如"热因热用""寒因寒用""塞因塞用""通因通用"。

（1）寒因寒用　用寒性药物治疗假寒症状的病证，适用于真热假寒证。如外感热病，里热极盛，格阴于外，热深厥深，出现四肢厥冷的假象时，依其在外的假象而用寒性药治疗。这种以寒治寒的方法，从疾病本质来讲，仍属于以寒药治热证。

（2）热因热用　用热性药物治疗假热症状的病证，适用于真寒假热证。如由于内脏虚寒，阴邪太盛，以致阳气上浮，反见面红等假热证候，顺从这种假热，用热性药治疗。从表面来看是以热治热，但从疾病本质来讲，仍属于以热药治寒证。

（3）塞因塞用　用补益的药物治疗闭塞不通的病证，适用于真虚假实证。如脾虚失运所致的腹胀满闷等症状，需用补脾益气的方法治疗，脾气健运，胀满自除；气血亏虚所致的经闭，用补气养血的方法治疗，气充血足，经血自来。

（4）通因通用　用通利的药物治疗有通泄症状之实证，适用于真实假虚证。如食积腹泻，治以消导泻下；瘀血崩漏，治以活血祛瘀，破除瘀血；湿热痢疾，用清热解毒，通利大便之法。

二、扶正祛邪

任何疾病的发生发展过程，都是正气与邪气矛盾双方相互斗争的过程。邪正之间的胜负，决定着疾病的进退；邪正之间的盛衰，决定着疾病的虚实变化。扶正祛邪是指导临床治疗的一个重要法则。

（一）扶正祛邪的概念

1. 扶正　即扶助正气，是使用扶助正气的药物，或其他疗法，并配合适当的营养和功能锻炼等辅助方法，以增强体质，提高机体的抗病力，从而驱逐邪气，以达到战胜疾病，恢复健康的目的。

2. 祛邪　即祛除邪气，是利用驱除邪气的药物，或其他疗法，以祛除病邪，达到邪去正复，恢复健康的目的。

扶正和祛邪是相互联系的两个方面，扶正是为了祛邪，通过增强正气的方法，驱邪外出，从而恢复健康，即所谓"正盛邪自祛"。祛邪是为了扶正，消除致病因素的损害而达到保护正气，恢复健康的目的，即所谓"邪去正自安"。

（二）扶正祛邪的应用

扶正与祛邪是相辅相成的两个方面。因此运用扶正祛邪的治则时，要仔细分析正邪力量的对比情况，分清主次，决定扶正或祛邪，或决定扶正祛邪的先后。

1. 扶正　适用于以正虚为主，而邪气不盛的虚证。如气虚证宜用补气益气法，血虚证宜用补血养血法，阳虚证宜补阳壮阳法，阴虚证宜用补阴滋阴法。

2. 祛邪　适用于以邪实为主，而正气未虚的实证。如临床上根据邪气的不同情况，采用汗法、吐法、下法、清热、利湿、消导、行气、活血等法，都是祛邪指导下制订的具体治法。

3. 先祛邪后扶正　适用于虽然邪盛、正虚，但正气尚可耐攻，以邪气盛为主要矛盾，若兼顾扶正反会助邪的病证。如瘀血所致的崩漏证，因瘀血不去，出血不止，故应先活血化瘀，然后再进行补血。

4. 先扶正后祛邪　适用于正虚邪实的虚实错杂证，而正气虚衰不耐攻的情况。此时先祛邪更伤正气，必须先用补法扶正，使正气渐渐恢复到能承受攻伐时再攻其邪。如臌胀病，当正气虚衰为主要矛盾，正气又不耐攻伐时，必须先扶正，待正气适当恢复，能耐受攻伐时再祛其邪，才不致发生意外事故。

5. 扶正与祛邪并用　又称攻补兼施，适用于正虚邪实的虚实夹杂病证。具体运用时必须区别正虚邪实的主次关系，灵活运用。如以正虚为主要矛盾，单纯用补法又恋邪，单纯攻邪又易伤正，此时则应以扶正为主兼祛邪。如气虚感冒，则应以补气为主兼解表。若以邪实为主要矛盾，单攻邪又易伤正，单补正又易恋邪，此时治当以祛邪为主兼扶正。

扶正与祛邪并用时，应以"扶正不致留邪，祛邪不致伤正"为原则，因扶正不当，易使邪气留恋；祛邪欠妥，易使正气耗伤，必须详辨证候，根据具体情况灵活应用。

三、调整阴阳

疾病的发生从根本上说，是机体阴阳的相对平衡遭到破坏，出现偏盛偏衰的结果。因此，调整阴阳，使之恢复相对平衡，是临床治疗的重要法则之一。正如《素问·至真要大论》所说："谨察阴阳所在而调之，以平为期。"调整阴阳主要包括损其有余和补其不足两方面。

（一）损其有余

适用于阴或阳一方过盛、有余的病证。阴或阳的一方偏盛，多因邪实所引起，实则泻之，故阳热亢盛的实热证，热者寒之，可以清泻其阳热；阴寒内盛的实寒证，寒者热之，可以温散其阴寒。

调整阴或阳偏盛时，应注意有没有相应的阳或阴偏衰情况的同时存在。如果已经引起了相对一方明显偏衰，应兼顾其不足，配合滋阴或扶阳之法。

（二）补其不足

适用于阴或阳的一方偏衰不足的病证，如阴虚不能敛阳，出现了阴虚阳亢的虚热证，应采用滋阴以制阳的方法治疗，即所谓"壮水之主，以制阳光"；若阳虚不能制阴，发生阳虚阴盛的虚寒证，应采用补阳以制阴的方法治疗，即所谓"益火之源，以消阴翳"。如阴阳互损引起阴阳两虚证，则应阴阳双补。在具体运用时，还应根据阴阳互根互用的理论，注意阳中求阴或阴中求阳，即在补阴时适当配合补阳药，补阳时适当配合补阴药，故《景岳全书·新方八略》中说："善补阳者必于阴中求阳，则阳得阴助而生化无穷；善补阴者必于阳中求阴，则阴得阳升而泉源不竭。"

四、三因制宜 e 微课3

疾病的发生发展，受时令气候、地理环境和患者情况等因素的影响。因此，治疗疾病时，要因时、因地、因人制宜，根据当时的季节、环境、人的体质、性别、年龄等实际情况，制订出适宜的治疗方法。

（一）因时制宜

根据不同的季节气候特点，来指导治疗用药的原则。因气候寒温变化，对人体的生理和病理均有重要影响。如人体腠理夏季疏松，冬季致密，同为风寒外感，夏天就不宜过用辛温，以防发汗太过，损伤阴液，而冬天则可重用辛温解表，以使邪从汗解；又如暑季多雨，气候潮湿，病多夹湿，治疗也应适当加入化湿、渗湿的药物；秋季气候干燥，故治病慎用香燥之剂。

（二）因地制宜

根据不同的地理环境，来指导治疗用药的原则。不同地区，其环境、气候、生活习俗、生活条件等各不相同，因而人的生理活动和病理变化的特点也不尽相同。如西北地高气寒少雨，病多燥、寒，治宜辛润，寒凉之剂多应慎用；东南地低气温多雨，病多温热或湿热，治宜清热化湿。

（三）因人制宜

根据患者年龄、性别、体质、生活习惯等，来指导治疗用药的原则。

1. 年龄　年龄不同，生理功能及病变特点亦不同，老年人气血衰少，脏腑功能减退，患病多虚证或正虚邪实，治疗虚证宜补，而邪实须攻者亦应注意避免损伤正气；小儿生机旺盛，但气血未充，脏腑娇嫩，且婴幼儿生活不能自理，多病饥饱不匀，寒温失调，故治疗小儿，当慎用峻剂和补剂，用药剂量亦必须根据年龄加以区别。

2. 性别　男女性别不同，各有其生理特点，特别是对妇女有经期、妊娠、产后等情况，治疗用药尤须加以考虑。如妊娠期，禁用或慎用峻下、破血、滑利、走窜伤胎或有毒药物。产后又应考虑气血亏虚及恶露情况等。

3. 体质　在体质方面，由于每个人的先天禀赋和后天调养不同，个体素质不仅有强弱之分，而且还有偏寒偏热以及素有某种慢性疾病等不同情况，所以虽患同一疾病，治疗用药亦当有所区别。如阳盛之体慎用温热，阴盛之体慎用寒凉。

4. 其他 如患者的情志因素、生活习惯、职业及工作条件等也与某些疾病的发生有关，在诊治时也应该注意。

知识链接

中医治则的哲学思想

中医治则是以中医思维中整体观、恒动观、动态平衡观、对立统一观等为指导的，其哲学核心是"以平为期"，恢复机体阴阳平衡和内环境稳态是最终目的。具体治则，如"治病求本"反映认识事物的本质；"标本论治"反映抓住事物的主要矛盾和矛盾的主要方面；"三因制宜"反映具体事物具体分析；"反治"反映透过现象看本质，这些都反映出中医治则的哲学思想。

总之，因时，因地、因人制宜，是要求在诊治疾病时，不能孤立地看待病证，必须看到人的整体和不同特点，以及自然环境对人体的影响。因时、因地，因人制宜的治疗法则，充分体现了中医治病的整体观念和辨证论治在实际应用上的原则性和灵活性。

第四节　康复的基本原则

PPT

康复，又称平复、康健、康强等，即恢复平安或健康之意。古代医籍中的"康复"含义有三：一是指疾病的治愈和恢复；二是指精神情志的康复；三是指正气的复原。随着社会的发展，中医康复的内涵也发生了变化。中医康复学，是指在中医理论指导下，通过方药或中医特有康复方法及手段，减轻残疾者、老年病、慢性病及急性病缓解期患者功能障碍及病痛，使患者身体功能和精神状态最大限度恢复健康的学科。康复的目的，旨在促进和恢复病伤残者的身心健康，其基本原则包括：整体康复、辨证康复、综合康复。

一、整体康复

中医认为人体是一个有机的整体，脏腑之间、经络之间、脏腑经络与肢体之间都存在着生理功能或结构上的多种联系，其特点是以五脏为中心，配合六腑，联系五体、五官九窍等组织器官。肢体、官窍局部的功能障碍常常与人体其他部位甚至全身的脏腑功能状态有关，因此，在康复过程中，对局部的功能障碍也应从整体出发，采取全面的康复措施。

二、辨证康复

中医治疗疾病离不开辨证论治，同样，机体功能康复也离不开辨证论治。辨证是康复的前提和依据，在中医康复临床过程中，辨证包含了对内在生理功能障碍的辨识，而内在生理功能障碍与外在形体及功能障碍有因果关系，通过辨证论治，改善造成各种功能障碍的内在原因，使外在形体功能障碍得以改善，体现了中医治病求本和整体康复的原则，也是中医康复学的一个特色。

三、综合康复

中医学在漫长的发展过程中，经过历代医家的发展和完善，创造了多种多样的治疗和康复的方法及手段。各种方法具有不同的治疗康复范围和优势，将这些办法综合起来，发挥各自的优势、以取得好的疗效是中医学的特色之一。综合康复又体现在以下几个方面。

（一）形体康复与精神调摄相结合

形神结合是人体身心健康的基本要求，中医认为人体错综复杂的疾患，大多是形神失调的结果，因此，康复医疗必须使形体康复（养形）与精神调摄（调神）相结合。养形，一是重在补益精血，滋养形体；二是注意适当运动，以促进气血运行，增强抗御病邪的能力。调神，主要是通过语言疏导、娱乐等方法，使患者消除不良情绪，保持乐观开朗、心平气和的精神状态，积极配合康复治疗。通过养形与调神，使形体安康，精神健旺，二者相互协调，就能达到形与神俱，身心整体康复的目的。

（二）内治法与外治法相结合

内治法，主要指药物、饮食等内服的方法；外治法，则包括针灸、推拿、气功、传统体育、药物外用等多种方法。人体是一个有机的整体，通过经络系统的联系，气血的运行贯通，上下内外各部分之间都保持着相互协调的关系。康复医疗应掌握并利用这种关系，将内治与外治法灵活结合运用。内治法可调整脏腑阴阳气血，恢复和改善脏腑组织的功能活动；外治法能通过经络的调节作用，疏通体内阴阳气血的运行，故内外结合并用，综合调治，能促进患者的整体康复。一般来说，病在脏腑者，以内治为主，配合外治；病在经络者，以外治为主，配合内治；若脏腑经络同病者，则内治与外治并重。如高血压病常以药物内治为主，配合针灸、推拿、磁疗等外治之法；颈椎病则多以牵引、针灸、推拿等外治法为主，再配合药物进行内治。

（三）药物治疗与饮食调养相结合

药物治疗与饮食调养相结合，即药食结合。药物治疗具有康复作用强、见效快的特点，是康复医疗的主要措施。但恢复期的患者大多病情复杂，病程较长，服药时间过久，既难以坚持，又可能会损伤脾胃功能，还可能出现一些副作用。饮食虽不能直接祛邪，但能通过调节脏腑功能以补偏救弊，达到调整阴阳、促进疾病康复的目的。而且饮食与日常生活相融合，制作简单，味道鲜美，易被患者接受，便于长期服用。因此以辨证论治为基础，有选择地服用某些食物，做到药物治疗与饮食调养相结合，不仅能增强疗效，相辅相成，发挥协同作用，也可减少药量，预防药物的副作用，缩短康复所需的时间。

（四）自然康复与治疗康复相结合

自然康复是借助自然因素对人体的影响，来促进人体身心健康的逐步恢复。大自然中存在着许多有利于机体康复的因素，如日光、空气、温泉、花草、高山、岩洞、森林等。不同的自然因素会对人体产生不同的影响，例如空气疗法可使人头脑清新、心胸开阔，增强神经系统的调节功能；日光疗法可温养体内的阳气，改善血液循环，加速新陈代谢；热砂疗法有温经祛湿之功，适宜于风寒湿痹证；花卉疗法则可美化环境，使人心情舒畅愉悦等。因此在运用药物、针灸、气功等治疗康复方法的同时，可以有选择性和针对性地结合自然康复法，利用这些自然因素对人体不同的作用，以提高康复的效果。

····　目标检测

答案解析

选择题

1. 不是治未病的内容是（　　）

　A. 调摄精神　　　　　　B. 加强锻炼　　　　　　C. 审因论治

　D. 人工免疫　　　　　　E. 早期诊治

2. 见肝之病，先实其脾气，这种治疗属于（　）

    A. 治病求本　　　　　　B. 缓则治本　　　　　　C. 早期治疗

    D. 扶正祛邪　　　　　　E. 既病防变

3. 属治则的有（　）

    A. 滋阴　　　　　　　　B. 温阳　　　　　　　　C. 扶正

    D. 发汗　　　　　　　　E. 清热

4. "虚则补之，实则泻之"是（　）

    A. 反治法　　　　　　　B. 逆治法　　　　　　　C. 从治法

    D. 治标法　　　　　　　E. 治本法

5. "通因通用"适用的病证是（　）

    A. 肠虚滑脱　　　　　　B. 寒湿泄泻　　　　　　C. 脾虚泄泻

    D. 食积泄泻　　　　　　E. 湿热泄泻

6. 正虚邪实而不耐攻伐的患者，应采用（　）

    A. 扶正为主　　　　　　B. 先扶正后祛邪　　　　C. 扶正与祛邪兼用

    D. 先祛邪后扶正　　　　E. 祛邪为主

7. 素体阳虚感受寒邪用助阳解表法治疗属（　）

    A. 急则治其标　　　　　B. 因时制宜　　　　　　C. 缓则治其本

    D. 标本兼治　　　　　　E. 因人制宜

8. 扶正祛邪兼用的原则是（　）

    A. 扶正不留邪，祛邪不伤正　　　　　　　　　B. 先祛邪后扶正

    C. 先扶正后祛邪　　　　　　　　　　　　　　D. 扶正为主，兼以祛邪

    E. 祛邪为主，兼以扶正

9. 治疗阴阳偏盛应（　）

    A. 调整阴阳　　　　　　B. 热者寒之　　　　　　C. 寒者热之

    D. 补其不足　　　　　　E. 损其有余

10. 以下均属因人制宜除了（　）

    A. 因性格不同而用药　　　　　　　　　　　　B. 因年龄不同而用药

    C. 因性别不同而用药　　　　　　　　　　　　D. 因体质不同而用药

    E. 因职业不同而用药

（李　森）

书网融合……

重点小结　　　微课1　　　微课2　　　微课3　　　习题

实　训

实训一　舌诊实训

【实训目的】

（1）掌握望舌的主要内容，常见病理舌象及临床意义。

（2）熟悉舌诊仪的使用方法。

（3）能够通过望舌来识别常见舌象，及了解临床意义。

【实训内容】

一、舌诊资料收集

（1）观看舌诊教学PPT，舌象模型。

（2）望舌神、舌色、舌形、舌态，苔质、苔色。

二、舌象采集及分析训练

1. 舌质的神、色变化　荣、枯、淡白、淡红、红、绛、紫。

2. 舌形的变化　老、嫩、胖大、瘦薄、裂纹、齿痕。

3. 舌态的变化　僵硬、萎软、歪斜、短缩、吐弄、颤动。

4. 苔质的变化　厚薄、润燥、腐腻、剥落、真假。

5. 苔色的变化　白、黄、灰、黑。

【实训准备】

舌诊仪、舌象模型、多媒体投影仪、舌诊多媒体课件等。

【实训步骤】

一、舌诊资料收集

（1）集体观看舌诊教学PPT，重点观看望舌的主要内容。

（2）2人一组，观看舌象模型，分析讨论舌象模型中每一种舌象的舌质、舌苔及临床意义。

二、舌象采集及分析训练

（1）教师讲解舌诊仪的使用方法、原理及注意事项。

（2）教师示教舌诊仪的使用。

（3）教师讲解望舌的方法及注意事项。

（4）2人一组，相互观察并分析舌象。

（5）相互采集舌象，结合舌象分析软件，再对舌象进行辨证分析。

【实训要求】

（1）态度端正，严肃认真。复习望舌的内容，掌握正常舌象和各种病理舌象及临床意义。

（2）在教师指导下互相望舌象、互相纠错。

（3）望舌需在自然光下进行，面向光亮处，避开有色光源。

（4）望舌时，先望舌质，再看舌苔的厚薄、润燥等。

【实训任务】

一、常人舌诊资料收集

完成常人舌诊实训报告，将常人舌象内容填入实训表1。

实训表1　常人舌诊

项目	内容		
舌质	舌神：	舌色：	舌态：
舌苔			

二、舌象采集及分析训练

（1）收集舌诊资料，完成实训报告。

（2）分析实训过程中哪些因素可影响舌诊的准确性。

【参考舌象】

临床中常见的舌象描述及其临床意义见实训表2。

实训表2　临床常见舌象描述及意义

舌象		描述	临床意义
舌质	舌苔		
淡红舌	薄白	淡红舌，薄白苔	健康人；风寒表证；病势轻浅
	白腻	舌淡红，苔白腻	湿浊内停；食积；寒湿痹证
	黄腻	舌淡红，苔黄腻	痰饮；食积化热
淡白舌	无苔	淡白舌，无苔	久病阳虚，气血俱虚
	白厚	淡白舌，白厚苔	阳气不足，气血亏虚
	白腻	淡白舌，白腻苔	脾胃虚弱，痰湿停聚
鲜红舌	白而干燥	红舌，白干苔	邪热入里伤阴
	黄腻	舌红，苔黄腻	湿热内蕴，痰热互结
绛红舌	无苔	绛舌，无苔	热入血分，阴虚火旺
青紫舌	黄而干燥	青紫舌，黄干苔	热盛津枯
	白润	青紫舌，白润苔	阳衰寒盛；气血凝滞

实训二　脉诊实训

【实训目的】

（1）掌握脉诊操作基本规范及常见脉象指下感觉。

（2）熟悉常见脉象特征及临床意义，脉诊仪的使用方法。

【实训内容】

一、脉诊操作基本规范

（1）观看脉诊教学PPT，重点观看脉诊操作规范的讲解。

（2）教师演示脉诊操作规范，包括体位、布指、气息、指力、指法、脉诊时间等。

二、在脉诊仪上体会各种脉象

1. 正常脉象　通过脉诊仪体会正常脉象的形态特征。

2. 常见病脉　通过脉诊仪体会浮脉类、沉脉类、迟脉类、数脉类、虚脉类、实脉类等脉象的形态特征。

【实训准备】

诊疗桌、椅、脉枕、指甲剪、投影仪、多媒体课件、脉诊仪等。

【实训步骤】

一、脉诊操作基本规范

（1）集体观看脉诊教学 PPT，重点观看脉诊操作规范讲解。

（2）教师演示脉诊操作规范，包括体位、布指、气息、指力、指法、脉诊时间等。

（3）2 人一组，其中一人进行脉诊操作，另一人配合，操作完成后互换角色。

二、脉诊仪上体会各种脉象

（1）教师讲解脉诊仪的使用方法、原理及注意事项。

（2）教师示教脉诊仪的使用。

（3）教师讲解脉诊的原理、部位与方法及注意事项。

（4）2 人一组，根据脉诊操作基本规范在脉诊仪下识别常脉和病脉。

【实训要求】

（1）态度端正，严肃认真；复习脉诊内容。

（2）在教师指导下互相进行诊脉练习、互相纠错。

（3）诊脉时周围环境尽量安静，要仔细体会寸、关、尺不同部位和轻、中、重三种不同指力的感觉。

（4）诊脉时要聚精会神，注意调息、平心静气，一次切脉不少于 1 分钟。

【实训任务】

一、脉诊操作基本规范

完成常人脉诊实训报告，将常人脉诊内容填入实训表3。

实训表 3　常人脉诊

项目	内容		
脉诊	环境：		体位：
	布指：		指力：
脉诊	时长：		脉象形态特点：

二、在脉诊仪上体会各种脉象

根据脉诊操作规范，体会各种脉象指下感觉。

【参考脉象】

临床常见脉象特征及临床主病见实训表4。

实训表 4　临床常见脉象特征及主病

名称	脉象特征	主病
浮脉	轻取即得，重按稍减而不空	表证，虚阳外越证
沉脉	轻取不应，重按始得	里证
迟脉	脉来迟慢，一息不足四至	寒证
数脉	脉率增快，一息脉来五至以上	热证

续表

名称	脉象特征	主病
虚脉	三部脉举之无力，按之空虚	虚证，多为气血两虚
实脉	三部脉举按均有力	实证
滑脉	往来流利，如珠走盘，应指圆滑	痰饮，食积，实热

实训三　病情采集实训

【实训目的】

（1）学会综合运用四诊（望、闻、问、切）手段收集临床病情资料。

（2）能够体会常人的四诊表现，初步运用中医临床思维指导四诊。

（3）提高与患者交流沟通的能力。

【实训内容】

一、常人四诊资料收集

1. 问诊　问一般情况、个人生活史、既往史和家族史。

2. 望诊　望全身情况和局部情况等。

3. 闻诊　听声音和嗅气味。

4. 切诊　脉诊和按诊。

二、模拟患者四诊资料收集

1. 问诊　问一般情况、主诉、现病史、个人生活史、既往史和家族史。

2. 望诊　望全身情况和局部情况等。

3. 闻诊　听声音和嗅气味。

4. 切诊　脉诊和按诊。

【实训准备】

诊疗桌、治疗床、脉枕、指甲剪、多媒体课件等。

【实训步骤】

一、常人四诊资料收集

1. 分组　2人一组，其中一人进行诊法操作，另一人配合，操作完成后互换角色。

2. 准备　操作者着装整洁，修剪指甲，洗手。

3. 操作步骤

（1）问诊　着重问个人生活史及既往史。

（2）望诊　望全身情况（包括神、色、形、态等）、望局部情况（包括皮肤、毛发、头颅、五官、颈项、四肢）、望舌（包括舌质、舌苔等）。

（3）闻诊　听语声强弱，呼吸的快慢、节律、强弱、清浊及有无异常声音；嗅口气、汗气及其他异常体味。

（4）切诊　包括按诊和脉诊。

1）按诊　体会触、摸、按、叩四种手法；辨别肌肤的寒热、润燥；体会虚里的搏动；体会脘腹部的冷热、软硬度等情况；体会肺俞、足三里的按法。

2）脉诊　掌握切脉的部位、布指，轻、中、重三种指力的取法；体会脉象的脉位、脉率、脉长、脉宽、脉力、脉律、紧张度、流利度八个要素。

二、模拟患者四诊资料收集

1. 分组　2人一组，其中一人模拟医生，另一人模拟患者，操作完成后互换角色。

2. 准备　医生着装整洁，修剪指甲，洗手。根据病情选择患者合适体位。

3. 操作步骤

（1）问诊　包括一般情况、主诉、现病史、个人生活史、既往史和家族史。

（2）望诊　望全身情况（包括神、色、形、态等）、望局部情况（包括皮肤、毛发、头颅、五官、躯干、四肢、分泌物、排泄物等）、望舌（包括舌质、舌苔等）。

（3）闻诊　通过听声音和嗅气味采集与疾病相关的临床资料。

（4）切诊　包括按诊和切脉。

1）按诊　按肌肤、胸腹、手足。

2）切诊　掌握正常切脉方法、位置，寸关尺定位，轻、中、重三种指力的取法；识别常脉和病脉以及病脉与主症的关系。

（5）做好实训后的整理工作。

（6）做好实训记录，分析实训结果。

【实训要求】

（1）态度端正，严肃认真；复习诊法内容。

（2）望诊需在自然光下进行。常人望诊时可多观察几个搭档的面色，以体会不同人常色间的区别；望舌时，先望舌质，再看舌苔的润燥、颜色、质地。

（3）模拟病例问诊时要有条理，根据中医临床思维，围绕主诉进行全面、细致的询问，详实记录。

（4）切脉时周围环境尽量安静，要仔细体会寸、关、尺不同部位和轻、中、重三种不同指力的感觉。

【实训任务】

一、常人四诊资料收集

将常人四诊内容填入实训表5。

实训表5　常人四诊

项目	内容			
望诊	全身望诊		局部望诊	
	神：　　色：　　形：　　态：			
闻诊	听声音		嗅气味	
	语言：　　呼吸：　　其他：		口气：　　汗气：　　其他：	
切诊	脉诊		按诊	

二、模拟患者四诊资料收集

（1）收集四诊资料，完成实训报告。

（2）分析实训过程中哪些因素可影响病情采集过程中资料的准确性。

【参考病案】

患者，女，31岁，未婚。主诉双侧乳房胀痛3个月。试根据四诊内容，收集与疾病相关的临床资料。

1. 问诊

（1）主诉　自觉双侧乳房胀痛 3 个月，可扪到乳房内有大小不等的包块数个。

（2）现病史　3 个月前开始有轻微乳房胀痛，于经期前加重，经期后稍缓解，可扪到乳房内有大小不等的包块数个。经西医诊断为"乳腺小叶增生""黄体功能不足"。服用药物（具体药名不详）后无好转。患者自诉抑郁易怒，睡眠正常，二便正常。舌体薄、舌质红苔少，脉细微涩。双侧乳房外上象限可触到片状及条索状小包块、压痛明显，活动无粘连、质稍硬。

（3）既往史　健康。

（4）个人史　从事文职工作，压力较大，未婚。

（5）家族史　父母健康。

2. 望诊　精神尚可，面色微红，形体瘦小，舌体薄、质红苔少。

3. 闻诊　呼吸顺畅，语音清晰，口及鼻涕无特殊臭气。

4. 切诊　双侧乳房外上象限可触到片状及条索状小包块、压痛明显，活动无粘连、质稍硬，脉细微涩。

实训四　八纲辨证实训

【实训目的】

（1）加深对八纲辨证方法、各自特点及相互关系的领会。

（2）能够根据八纲辨证理论与方法，对常见病证进行简单的分析与判断。

【实训内容】

一、典型病案分析

运用八纲辨证的理论与方法对所提供的病案进行辨证和分析。

二、模拟病情资料收集和八纲辨证分析

情境模拟，收集患者资料，记录病情。

1. 问诊　问一般情况、主诉、现病史、个人生活史、既往史和家族史。

2. 望诊　望全身情况和局部情况等。

3. 闻诊　听声音和嗅气味。

4. 切诊　脉诊和按诊。

病情资料收集完成后，用八纲辨证的理论与方法，对病证进行简单的分析与判断。

【实训准备】

诊疗桌、治疗床、脉枕、指甲剪、多媒体课件等。

【实训步骤】

一、典型病案分析

（1）复习八纲辨证的辨证要点及注意事项。

（2）5 人 1 组进行实训。

（3）选择 1~2 例典型病例，分小组开展讨论，加强临床技能训练。

（4）教师对典型病案进行四诊及八纲辨证分析。

二、模拟病情资料收集和八纲辨证分析

1. 分组　5 人 1 组，选其中一人模拟医生，另一人模拟患者，其余观察并记录。

2. 准备 操作者着装整洁，修剪指甲，洗手。

3. 操作步骤

（1）询问病史 包括一般情况、主诉、现病史、个人生活史、既往史和家族史。

（2）运用四诊合参方法全面了解疾病情况。

1）望诊 望全身情况（包括神、色、形、态等）、望局部情况（包括皮肤、毛发、头颅、五官、躯干、四肢、分泌物、排泄物等）、望舌（包括舌质、舌形、舌苔等）。

2）闻诊 通过听声音和嗅气味采集与疾病相关的临床资料。

3）切诊 掌握切脉方法、位置，寸关尺定位；识别常脉和病脉以及病脉与主证的关系。

（3）诊察完毕，将患者推出病房。

（4）在教师的指导下，进行小组讨论。

（5）应用八纲辨证，对疾病做出初步诊断。

【实训要求】

（1）态度端正，严肃认真；复习八纲辨证的内容，掌握各证的临床表现和辨证要点。

（2）模拟病例问诊时要有条理，根据中医临床思维，围绕主诉进行全面、细致的询问，详实记录。

（3）望诊需在自然光下进行。

（4）切脉时周围环境尽量安静。

【实训任务】

一、典型病案分析

可参考后文的病案进行分析和讨论。

二、模拟病情资料收集和八纲辨证分析

将病情和辨证分析内容填入实训表6。

实训表6　八纲辨证病情收集

项目	内容			
望诊	全身望诊			局部望诊
	神：　　色：　　形：　　态：			
闻诊	听声音			嗅气味
	语言：　　呼吸：　　其他：			口气：　　汗气：　　其他：
切诊	脉诊			按诊
问诊	主诉：			现病史：
	既往史：			家族史：
	个人史：			
辨证	八纲诊断：			证候分析：

【参考病案1】

患者，女，26岁，于1998年4月1日就诊。

1. 问诊

（1）主诉 恶寒发热，头痛，肢体酸痛2天。

（2）现病史 昨日受凉后突然出现恶寒发热，头痛、鼻塞、流涕，随即出现恶寒重，发热轻，无汗，头痛，肢体酸痛，鼻塞声重，咳痰稀色白等症状，故来就诊。查体：体温 37.5℃，脉搏 75 次/分，呼吸 20 次/分。

(3) 既往史　体健。

(4) 个人史　从事公司促销导购工作，已婚。

(5) 家族史　父母体健。

2. 望诊　神志清，精神可。面部红润，咽部充血，扁桃体不大，舌苔薄白而润。

3. 闻诊　双肺呼吸音清，未闻及干湿啰音。语音清晰，口、痰及鼻涕无特殊臭气。

4. 切诊　头部按揉则痛缓解，肢体酸痛，脉浮紧。

要求写出：八纲证候、辨证分析。

【参考病案 2】

患者，女，39 岁，2010 年 4 月 2 日就诊。

1. 问诊

(1) 主诉　咳嗽加重 2 天。

(2) 现病史　2 天前因气候突变，出现恶风寒、发热、无汗、咳痰清稀等。就诊前日体温升至 39.5℃。胸闷，口渴思饮，小便短黄，大便干燥。

(3) 既往史　平素身体健康。

(4) 个人史　工人，已婚。

(5) 家族史　父母年纪大，身体健康。

2. 望诊　神志清，精神可，烦躁不安，面部微红，舌红苔黄腻。

3. 闻诊　咳喘，语音清晰，痰多色黄而黏，无特殊臭气。

4. 切诊　身痛明显，拒按，脉滑数。

要求写出：八纲证候、辨证分析。

【参考病案 3】

患者，女，30 岁，1997 年 3 月 2 日就诊。

1. 问诊

(1) 主诉　白带量多半年。

(2) 现病史　神倦乏力，少气懒言，纳少便溏，腹胀，带下量多色白质稀，无臭味。

(3) 既往史　因工作繁忙，近半年来出现白带绵绵不断，曾服清热除湿方药 10 余剂，未效。

(4) 个人史　平素生活平淡，每年单位体检均正常，月经正常，未婚。

(5) 家族史　父母体健。

2. 望诊　带下量多色白质稀，面色萎黄，舌淡苔白。

3. 闻诊　带下无臭味。

4. 切诊　脉缓弱。

要求写出：八纲证候、辨证分析。

【参考病案 4】

患者，男，38 岁，2012 年 6 月 12 日就诊。

1. 问诊

(1) 主诉　心悸明显、胸闷 2 个月。

(2) 现病史　形寒肢冷，心悸，腹部胀满，下肢浮肿，腰膝酸冷，小便短少。

(3) 既往史　3 年前始见眼睑、面部浮肿，因未及时治疗，病情迁延，逐渐出现下肢反复水肿。

（4）个人史　公务员，居住环境较阴冷潮湿，已婚。

（5）家族史　父母体健。

2. 望诊　精神不振，体形较胖，面色苍白，舌淡胖，苔白滑。

3. 闻诊　双肺呼吸音清，未闻及干湿啰音。语音清晰，口、痰及鼻涕无特殊臭气。

4. 切诊　双下肢浮肿，按之凹陷，脉沉迟无力。

要求写出：八纲证候、辨证分析。

【参考病案5】

患者，女，19 岁，2003 年 4 月 4 日就诊。

1. 问诊

（1）主诉　身热，恶风寒，头痛，咽痛 2 天。

（2）现病史　就诊前日淋雨后，头痛鼻塞，咽喉干痛，微恶风寒，曾服"百服宁"，效果不显。就诊当天，见身热，微恶风寒，头痛，略有汗出，咽喉干痛。查体温 38.5℃。

（3）既往史　身体健康。

（4）个人史　学生，未婚。

（5）家族史　父亲有脾胃病史，母亲体弱易感冒。

2. 望诊　舌边尖稍红，咽红，扁桃体未见肿大，苔薄白。

3. 闻诊　双肺呼吸音清，未闻及干湿啰音。语音清晰，口、痰及鼻涕无特殊臭气。

4. 切诊　脉浮数。

要求写出：八纲证候、辨证分析。

实训五　脏腑辨证实训

【实训目的】

（1）掌握脏腑辨证方法、各自特点及相互关系。

（2）训练围绕主诉对患者进行边诊边辨的逻辑思维。

（3）能够根据脏腑辨证理论与方法，对常见病证进行简单的分析与判断。

【实训内容】

一、典型病案分析

用脏腑辨证的理论与方法对所提供的病案进行辨证和分析。

二、模拟病情资料收集和脏腑辨证分析

情境模拟，收集患者资料，记录病情。

1. 问诊　问一般情况、主诉、现病史、个人生活史、既往史和家族史。

2. 望诊　望全身情况和局部情况等。

3. 闻诊　听声音和嗅气味。

4. 切诊　脉诊和按诊。

收集的病情资料后，用脏腑辨证的理论与方法，对病证进行简单的分析与判断。

【实训准备】

诊疗桌、治疗床、脉枕、指甲剪、多媒体课件等。

【实训步骤】

一、典型病案分析

（1）复习脏腑辨证的辨证要点及注意事项。

（2）5人1组完成实训任务。

（3）选择1~2例典型病例，分小组开展讨论，加强临床技能训练。

（4）对典型病例进行四诊及辨证分析。

二、模拟病情资料收集和脏腑辨证分析

1. 分组 5人1组，其中选一人模拟医生，另一人模拟患者，其余观察并记录。

2. 准备 操作者着装整洁，修剪指甲，洗手。

3. 操作步骤

（1）询问病史 内容包括一般情况、主诉、现病史、个人生活史、既往史和家族史。

（2）运用四诊合参方法全面了解疾病情况

1）望诊 望全身情况（包括神、色、形、态等）；望局部情况（包括皮肤、毛发、头颅、五官、躯干、四肢、分泌物、排泄物等）；望舌（包括舌质、形态、舌苔等）。

2）闻诊 通过听声音和嗅气味采集与疾病相关的临床资料。

3）脉诊 注意正常切脉方法、位置，寸关尺定位，识别病脉。

（3）诊察完毕 推患者出病房。

（4）进行小组讨论。

（5）应用脏腑辨证，对疾病作出初步诊断。

【实训要求】

（1）态度端正，严肃认真。复习脏腑辨证的内容，掌握各证的临床表现和辨证要点。

（2）模拟病例问诊时要有条理，根据中医临床思维，围绕主诉进行全面、细致询问，详实记录。

（3）望诊需在自然光下进行。

（4）切脉时周围环境尽量安静。

【实训任务】

一、典型病案分析

可参考文后的病案进行分析和讨论。

二、模拟病情资料收集和脏腑辨证分析

将收集的资料填入实训表7。

实训表7 脏腑辨证病情收集和脏腑辨证分析

项目	内容		
望诊	全身望诊		局部望诊
	神: 色: 形: 态:		
闻诊	听声音		嗅气味
	语言: 呼吸: 其他:		口气: 汗气: 其他:
切诊	脉诊		按诊

续表

项目	内容		
问诊	主诉：		现病史：
	既往史：		家族史：
	个人史		
辨证	证候诊断：		证候分析：

【参考病案1】

患者，男，38岁，2001年5月2日就诊。

主诉：胃脘部疼痛2年，加重数天。

现病史：数天前因与邻居争吵后，出现胃脘部灼热疼痛，痛势甚，伴泛酸嘈杂不适，口苦口渴，便干。查体：T 36.2℃，P 81次/分，R 18次/分，BP 110/70mmHg。实验室检查：血常规 WBC 5.6 × 10^9/L，中性粒细胞50%。胃镜检查示：黏膜充血，水肿，红白相间。

既往史：平素急躁易怒，胃脘部疼痛2年，每因饮酒或情志不遂而加重或复发。先后服用快胃片，胃苏冲剂，暂时缓和。

个人史：工人，平素饮食不定时，已婚。

家族史：父母健在，身体无大碍。

望诊：神志清，面色淡白，体瘦，舌体薄、质红苔黄。

闻诊：呼吸顺畅，语音清晰，口及鼻涕无特殊臭气。

切诊：胃脘部疼痛明显，拒按，脉弦。

请给出证候诊断并进行辨证分析。

【参考病案2】

患者，男，58岁，2012年3月5日就诊。

主诉：头痛，眩晕6年，加重数月。

现病史：6年前因工作不遂而出现头痛，眩晕，日渐加重，曾在多所医院诊治，疗效不显，近月病情加剧。眩晕耳鸣，头胀痛，口苦咽干，失眠多梦。

个人史：从事教师工作，平时性情急躁易怒。

望诊：神志清，精神差。腰膝酸软，步履不稳。面红目赤，舌红少苔。

闻诊：呼吸顺畅，语音清晰，无异常。

切诊：脉弦细数而有力。

请给出证候诊断并进行辨证分析。

【参考病案3】

患者，女，40岁。2010年1月1日就诊。

主诉：经前少腹疼痛数日。

现病史：近半年来经前数日感少腹疼痛难忍，曾服中药效不显。症见经前少腹胀痛，胸胁、乳房作胀，月经量少、淋漓不畅，血色紫暗有块。

个人史：遇事忧郁，情志不遂，月经不调。

望诊：神志清，面苦，舌质微暗，边有瘀点。

闻诊：呼吸顺畅，语音清晰，语声洪亮，双肺呼吸音无异常。

切诊：少腹拒按，脉沉弦涩。

请给出证候诊断并进行辨证分析。

【参考病案4】

患者，女，60岁，1999年12月4日就诊。

主诉：咳嗽，痰多1月。

现病史：反复咳嗽20余年，每于秋凉后开始发作，咳嗽气急痰多而稀，但无哮鸣声，本次发作已1月，现咳嗽痰多，色白易出，气短乏力，胃纳欠佳，口淡不渴，小便清长，大便时溏。

个人史：退休职工，平时体虚易感。

望诊：形体消瘦，面色淡白，舌质淡胖有齿印，苔白腻。

闻诊：咳嗽，气急。

切诊：按压四肢，未发现水肿，脉滑缓。

请给出证候诊断并进行辨证分析。

【参考病案5】

患者，男，31岁，2011年9月2日就诊。

主诉：咳嗽2年，咳痰，痰中有血丝3个月。

现病史：2年前开始咳嗽，时轻时重，缠绵不愈，近3个月来咳嗽加剧，出现声音嘶哑，咳痰量少痰中带有血丝，伴见口燥咽干，午后潮热，颧红，盗汗，腰酸，梦遗，大便干结，小便短赤。

个人史：未婚。

家族史：素体身体健康。

望诊：面色微红，舌体瘦小，舌质红少苔。

闻诊：咳嗽，声音嘶哑。

切诊：脉细数。

请给出证候诊断并进行辨证分析。

实训六　病历书写实训

【实训目的】

（1）掌握中医病历书写的基本格式、书写要求。

（2）学会运用规范的医学术语对临床病情资料进行归纳与提炼。

（3）能够按照门诊初诊记录的基本格式书写病历。

【实训内容】

一、学习书写中医病历

学习中医病历的基本格式、书写要求及注意事项，重点学习、讨论门诊初诊记录。

二、书写门诊初诊记录

通过典型病例，训练运用规范的医学术语对临床病情资料进行归纳、提炼，书写门诊初诊记录。

【实训准备】

诊疗桌椅、多媒体课件、规范的中医门诊病历空白纸、蓝黑水笔或圆珠笔等。

【实训步骤】

一、学习书写中医病历

（1）讲解中医病历的基本格式、书写要求及注意事项。

（2）5人1组进行实训。

（3）小组讨论：对中医病历书写中重点难点开展讨论。

（4）教师总结，强调运用规范的医学术语对临床病情资料进行归纳、提炼。

二、书写门诊初诊记录

1. 分组　5人1组，每组获取一个简要病例。

2. 准备　规范的中医门诊病历空白纸、蓝黑水笔或圆珠笔。

3. 操作步骤

（1）在教师的指导下，对病例进行小组讨论。

（2）运用规范术语归纳总结病历内容，包括主诉、病史、体格检查、辅助检查、诊断及处理。

（3）书写完整的门诊初诊记录。

（4）教师就练习中出现的问题及时纠正讲解。

【实训要求】

（1）态度端正，严肃认真。

（2）归纳、提炼病历内容时使用规范的医学术语。

（3）内容全面，表达准确，字迹清楚，书面整洁。

【实训任务】

（1）学习中医病历的基本格式、书写要求，重点学习门诊初诊记录。可参考后文的病历基本格式、书写要求进行分析和讨论。

（2）根据简要病例，书写门诊初诊记录。可参考后文简要病例，进行分组训练。

【参考病历书写要求及内容】

一、门诊初诊记录

年　　月　　日　　时　　　　科别

姓名　　　　性别　　　　　年龄　　　　职业

主诉：患者就诊的主要症状、体征及持续时间。要求重点突出，高度概括，简明扼要。

现病史：主症发生的时间、病情的发展变化、诊治经过及重要的既往史、个人史和过敏史等。

体格检查：记录生命体征、中西医检查阳性体征及具有鉴别意义的阴性体征。特别要注意舌象、脉象。

辅助检查：记录就诊时已获得的有关检查结果。

诊断：

中医诊断：包括病、证诊断。

西医诊断：

处理：

（1）中医论治：记录治法、方药、用法等。

（2）西医治疗：记录具体用药、剂量、用法等。

（3）进一步的检查项目。

（4）饮食起居宜忌、随诊要求、注意事项。

医生签名：

二、复诊记录

年　月　日　　　　　　　　科别：

记录以下内容：

（1）前次诊疗后的病情变化、简要的辨证分析、补充诊断、更正诊断。

（2）各种诊疗措施的改变及其原因。

（3）同一医生守方超过 3 次后需要重新誊写处方。

（4）3 次没有确诊或疗效不佳者，需要有上级医生的会诊意见，如实详细地加以记录且要有上级医生签名。

医生签名：

【参考病例】

患者，男，42 岁。2016 年 8 月 20 日 11 时来诊。2016 年 8 月 16 日，彻夜加班，次日下午出现小便急迫、次数增多，并且下腹胀痛，腰部有疼痛不适感。自己在家煲草药服 2 天症状没有明显缓解。现症见尿频、尿急、尿痛，腰酸痛，少腹胀，口干多饮，大便正常，无畏寒、发热等。长期从事高温工作。以往体健，否认药物食物过敏史。体温 36.3℃，脉搏 78 次/分，呼吸 18 次/分，血压 118/90mmHg。神志清楚，精神不振，面色红。语言清晰，呼吸均匀。营养中等，诊查合作。舌体大小适中，活动灵活，舌质红，舌苔薄黄而腻，舌底脉络未见迂曲，脉滑数。各浅表淋巴结未发现异常。腹部平坦，无压痛、反跳痛及肌紧张，肝脾未触及，墨菲征阴性，肾区无叩击痛，移动性浊音阴性，肠鸣音正常。肛门及外生殖器未见异常；双下肢无水肿，生理反射存在，病理反射未引出。

辅助检查结果如下。血常规：白细胞 10.6×10^9/L，血红蛋白 123g/L，中性粒细胞百分比 62.8%，淋巴细胞百分比 33.0%。尿常规：潜血（－），蛋白（－），白细胞（＋＋）。镜检：白细胞 5 个/高倍视野。

要求：依照门诊初诊记录的格式和要求书写一份门诊初诊记录。

（曹志远）

答案解析

附 录 中医体质分类与判定

一、判定方法

回答《中医体质分类与判定表》中的全部问题，每一问题按 5 级评分，计算原始分及转化分，见附表 1~附表 9，依标准判定体质类型，计算公式如下。

原始分 = 各个条目分值相加

转化分数 = ［（原始分 - 条目数）/（条目数 ×4）］×100

附表 1　平和质（A 型）

请根据近一年的体验和感觉，回答以下问题	没有（根本不）	很少（有一点）	有时（有些）	经常（相当）	总是（非常）
1. 您精力充沛吗？	1	2	3	4	5
2. 您容易疲劳吗？ *	1	2	3	4	5
3. 您说话声音低弱无力吗？ *	1	2	3	4	5
4. 您感到闷闷不乐、情绪低落吗？ *	1	2	3	4	5
5. 您比一般人耐受不了寒冷（冬天的寒冷，夏天的冷空调、电扇等）吗？ *	1	2	3	4	5
6. 您能适应外界自然和社会环境的变化吗？	1	2	3	4	5
7. 您容易失眠吗？ *	1	2	3	4	5
8. 您容易忘事（健忘）吗？ *	1	2	3	4	5
判断结果：□是　　　□基本是　　　□否					

注：标有 * 的条目需先逆向计分，即：1→5，2→4，4→2，5→1，再用公式转化分。

附表 2　气虚质（B 型）

请根据近一年的体验和感觉，回答以下问题	没有（根本不）	很少（有一点）	有时（有些）	经常（相当）	总是（非常）
1. 您容易疲乏吗？	1	2	3	4	5
2. 您容易气短（呼吸短促、接不上气）吗？	1	2	3	4	5
3. 您容易心慌吗？	1	2	3	4	5
4. 您容易头晕或站起时晕眩吗？	1	2	3	4	5
5. 您比别人容易患感冒吗？	1	2	3	4	5
6. 您喜欢安静、懒得说话吗？	1	2	3	4	5
7. 您说话声音低弱无力吗？	1	2	3	4	5
8. 您活动量稍大就容易出虚汗吗？	1	2	3	4	5
判断结果：□是　　　□基本是　　　□否					

附表 3　阳虚质（C 型）

请根据近一年的体验和感觉，回答以下问题	没有（根本不）	很少（有一点）	有时（有些）	经常（相当）	总是（非常）
1. 您手脚发凉吗？	1	2	3	4	5
2. 您胃脘部、背部或腰膝部怕冷吗？	1	2	3	4	5
3. 您感到怕冷、衣服比别人穿得多吗？	1	2	3	4	5
4. 您冬天更怕冷、夏天不喜欢吹电扇、空调吗？	1	2	3	4	5

请根据近一年的体验和感觉，回答以下问题	没有 （根本不）	很少 （有一点）	有时 （有些）	经常 （相当）	总是 （非常）
5. 您比别人容易患感冒吗？	1	2	3	4	5
6. 您吃（喝）凉的东西会感到不舒服或者怕吃（喝）凉的吗？	1	2	3	4	5
7. 您受凉或吃（喝）凉的东西后，容易腹泻、拉肚子吗？	1	2	3	4	5

判断结果：□是　　□基本是　　□否

附表 4　阴虚质（D 型）

请根据近一年的体验和感觉，回答以下问题	没有 （根本不）	很少 （有一点）	有时 （有些）	经常 （相当）	总是 （非常）
1. 您感到手足心发热吗？	1	2	3	4	5
2. 您感觉身体、脸上发热吗？	1	2	3	4	5
3. 您皮肤或口唇干吗？	1	2	3	4	5
4. 您口唇的颜色比一般人红吗？	1	2	3	4	5
5. 您容易便秘或大便干燥吗？	1	2	3	4	5
6. 您面部两颧潮红或偏红吗？	1	2	3	4	5
7. 您感到眼睛干涩吗？	1	2	3	4	5
8. 您感到口干咽燥、总想喝水吗？	1	2	3	4	5

判断结果：□是　　□基本是　　□否

附表 5　痰湿质（E 型）

请根据近一年的体验和感觉，回答以下问题	没有 （根本不）	很少 （有一点）	有时 （有些）	经常 （相当）	总是 （非常）
1. 您感胸闷或腹部胀满吗？	1	2	3	4	5
2. 您感到身体沉重不轻松或不爽快吗？	1	2	3	4	5
3. 您腹部肥满松软吗？	1	2	3	4	5
4. 您有额部油脂分泌多的现象吗？	1	2	3	4	5
5. 您上眼睑比别人肿（上眼睑轻微隆起的现象）吗？	1	2	3	4	5
6. 您嘴里有黏黏的感觉吗？	1	2	3	4	5
7. 您平时痰多，特别是感到咽喉部总有痰堵着吗？	1	2	3	4	5
8. 您舌苔厚腻或有舌苔厚的感觉吗？	1	2	3	4	5

判断结果：□是　　□基本是　　□否

附表 6　湿热质（F 型）

请根据近一年的体验和感觉，回答以下问题	没有 （根本不）	很少 （有一点）	有时 （有些）	经常 （相当）	总是 （非常）
1. 您面部或鼻部有油腻感或者油光发亮吗？	1	2	3	4	5
2. 您脸上容易生痤疮或皮肤容易生疮疖吗？	1	2	3	4	5
3. 您感到口苦或嘴里有异味吗？	1	2	3	4	5
4. 您大便黏滞不爽、有解不尽的感觉吗？	1	2	3	4	5
5. 您小便时尿道有发热感、尿色浓（深）吗？	1	2	3	4	5
6. 您带下色黄（白带颜色发黄）吗？（限女性回答）	1	2	3	4	5

续表

请根据近一年的体验和感觉，回答以下问题	没有 （根本不）	很少 （有一点）	有时 （有些）	经常 （相当）	总是 （非常）
7. 您的阴囊潮湿吗？（限男性回答）	1	2	3	4	5

判断结果：□是　　□基本是　　□否

附表7　血瘀质（G型）

请根据近一年的体验和感觉，回答以下问题	没有 （根本不）	很少 （有一点）	有时 （有些）	经常 （相当）	总是 （非常）
1. 您的皮肤在不知不觉中会出现青紫瘀斑（皮下出血）吗？	1	2	3	4	5
2. 您的两颧部有细微红丝吗？	1	2	3	4	5
3. 您身体上有哪里疼痛吗？	1	2	3	4	5
4. 您面部晦暗或容易出现褐斑吗？	1	2	3	4	5
5. 您会出现黑眼圈吗？	1	2	3	4	5
6. 您容易忘事（健忘）吗？	1	2	3	4	5
7. 您口唇颜色偏暗吗？	1	2	3	4	5

判断结果：□是　　□基本是　　□否

附表8　气郁质（H型）

请根据近一年的体验和感觉，回答以下问题	没有 （根本不）	很少 （有一点）	有时 （有些）	经常 （相当）	总是 （非常）
1. 您感到闷闷不乐、情绪低沉吗？	1	2	3	4	5
2. 您精神紧张、焦虑不安吗？	1	2	3	4	5
3. 您多愁善感、感情脆弱吗？	1	2	3	4	5
4. 您容易感到害怕或受到惊吓吗？	1	2	3	4	5
5. 您胁肋部或乳房胀痛吗？	1	2	3	4	5
6. 您无缘无故叹气吗？	1	2	3	4	5
7. 您咽喉部有异物感，且吐之不出、咽之不下吗？	1	2	3	4	5

判断结果：□是　　□基本是　　□否

附表9　特禀质（I型）

请根据近一年的体验和感觉，回答以下问题	没有 （根本不）	很少 （有一点）	有时 （有些）	经常 （相当）	总是 （非常）
1. 您没有感冒也会打喷嚏吗？	1	2	3	4	5
2. 您没有感冒也会鼻塞、流鼻涕吗？	1	2	3	4	5
3. 您有因季节变化、温度变化或异味等原因而咳喘的现象吗？	1	2	3	4	5
4. 您容易过敏（药物、食物、气味、花粉、季节交替时、气候变化等）吗？	1	2	3	4	5
5. 您的皮肤起荨麻疹（风团、风疹块、风疙瘩）吗？	1	2	3	4	5
6. 您的皮肤因过敏出现过紫癜（紫红色瘀点、瘀斑）吗？	1	2	3	4	5
7. 您的皮肤一抓就红，并出现抓痕吗？	1	2	3	4	5

判断结果：□是　　□基本是　　□否

二、判断标准

正常体质为平和质，其他八种体质为偏颇体质，判断标准见附表10。

附表 10 体质类型判断标准

体质类型	条件	判断结果
平和质	转化分≥60 分	是
	其他八种体质转化分均 <30 分	
	转化分≥60 分	基本是
	其他八种体质转化分均 <40 分	
	不满足上述条件者	否
偏颇体质	转化分≥40 分	是
	转化分 30～39 分	倾向是
	转化分 <30 分	否

示例 1

某人各体质类型转化分如下：平和质 75 分，气虚质 56 分，阳虚质 27 分，阴虚质 25 分，痰湿质 12 分，湿热质 15 分，血瘀质 20 分，气郁质 18 分，特禀质 10 分。根据判定标准，虽然平和质转化分≥60 分，但其他 8 种体质转化分并未全部 <40 分，其中气虚质转化分≥40 分，故此人不能判定为平和质，应判定为气虚质。

示例 2

某人各体质类型转化分如下：平和质 75 分，气虚质 16 分，阳虚质 27 分，阴虚质 25 分，痰湿质 32 分，湿热质 25 分，血瘀质 10 分，气郁质 18 分，特禀质 10 分。根据判定标准，平和质转化分≥60 分，且其他 8 种体质转化分均 <40 分，可判定为基本是平和质。同时，痰湿质转化分在 30～39 分之间，可判定为应判定为痰湿质倾向。故此人最终体质判定结果是平和质，有痰湿质倾向。

参考文献

[1] 郑洪新，杨柱. 中医基础理论 [M]. 北京：中国中医药出版社. 2021.

[2] 陈刚. 中医基础理论 [M]. 北京：人民卫生出版社，2020.

[3] 孙广仁，郑洪新. 中医基础理论 [M]. 北京：中国中医药出版社，2012.

[4] 李向荣，周少林. 中医学基础 [M]. 天津：天津科学技术出版社，2012.

[5] 李其忠. 中医基础理论纵横解析论 [M]. 北京：人民卫生出版社，2006.

[6] 李德新. 中医基础理论 [M]. 北京：人民卫生出版社，2001.

[7] 吴敦序. 中医基础理论 [M]. 上海：上海科学技术出版社，1995.

[8] 朱文峰. 中医诊断学 [M]. 上海：上海科学技术出版社，1995.

[9] 何晓辉. 中医基础学 [M]. 北京：学苑出版社，2005.

[10] 奚中和. 中医学概要 [M].3 版. 北京：人民卫生出版社，2004.

[11] 秦智义. 中医学概要 [M]. 北京：中国中医药出版社，2002.

[12] 王琦. 中医体质学说 [M]. 北京：中国中医药出版社，2022.

[13] 梁繁荣，王华. 针灸学 [M]. 北京：中国中医药出版社，2021.

[14] 沈雪勇，刘存志. 经络腧穴学 [M]. 北京：中国中医药出版社，2021.

[15] 黄元御，秦悦. 黄元御四圣医书 [M]. 北京：中国医药科技出版社，2011.

[16] 中华中医药学会. 中医体质分类与判定 [M]. 北京：中国中医药出版社，2009.

[17] 陈潮祖. 中医治法与方剂 [M].5 版. 北京：人民卫生出版社，2009.

[18] 田合禄，田峰. 周易真原：中国最古老的天学科学体系 [M]. 太原：山西科学技术出版社，2004.

[19] 孙中堂. 尤在泾医学全书 [M]. 北京：中国中医药出版社，2002.